全国医药中等职业教育药学类"十四五"规划教材（第二轮）

供药剂专业使用

药理学与药物治疗学基础 （第2版）

主　编　邱建波

副主编　程斯珍　巫　玮　邵　璟

编　者　（以姓氏笔画为序）

　　　　王　丽（四川省食品药品学校）

　　　　王　攀（江苏省常州技师学院）

　　　　毛秀华（东莞职业技术学院）

　　　　刘　敏（江西省医药学校）

　　　　巫　玮（广东省食品药品职业技术学校）

　　　　邱建波（广东省食品药品职业技术学校）

　　　　邵　璟（江苏省常州技师学院）

　　　　程斯珍（广东省新兴中药学校）

　　　　谭冬萌（广东省湛江卫生学校）

　　　　颜　涛（湘潭医卫职业技术学院）

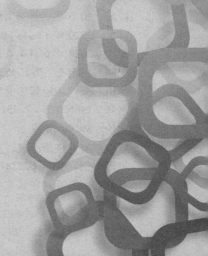

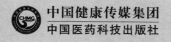
中国健康传媒集团
中国医药科技出版社

内 容 提 要

　　本教材为"全国医药中等职业教育药学类'十四五'规划教材（第三轮）"之一。本教材结合中等职业教育药学类专业的特点和医药行业对从业人员的要求，考虑现阶段中等职业教育学生的认知水平和理解能力，吸收近年来药学类中等职业教育改革的新成果编写而成。本教材具有专业针对性强、紧密结合新时代行业要求和社会用人需求、与职业技能鉴定相对接等特点；内容主要包括传出神经系统药、麻醉药、中枢神经系统药、心血管系统药等全身各系统用药的药理学和药物治疗学的相关内容。本教材为书网融合教材，即纸质教材有机融合电子教材、教学配套资源（PPT、微课、视频等）、题库系统、数字化教学服务（在线教学、在线作业、在线考试），使教学资源更加多样化、立体化。

　　本教材主要供全国医药中等职业院校三年制药剂专业及同层次相关专业学生使用，也可作为"3＋2"五年制药学类专业教材，并可供药学从业人员进修参考之用。

图书在版编目（CIP）数据

药理学与药物治疗学基础/邱建波主编.—2 版.—北京：中国医药科技出版社，2020.12

全国医药中等职业教育药学类"十四五"规划教材.第三轮

ISBN 978－7－5214－2131－6

Ⅰ.①药…　Ⅱ.①邱…　Ⅲ.①药理学－中等专业学校－教材②药物疗法－中等专业学校－教材　Ⅳ.①R96②R453

中国版本图书馆 CIP 数据核字（2020）第 236466 号

美术编辑　陈君杞
版式设计　友全图文

出版　**中国健康传媒集团** | 中国医药科技出版社
地址　北京市海淀区文慧园北路甲 22 号
邮编　100082
电话　发行：010－62227427　邮购：010－62236938
网址　www.cmstp.com
规格　787mm×1092mm $^1/_{16}$
印张　21
字数　466 千字
初版　2015 年 2 月第 1 版
版次　2020 年 12 月第 2 版
印次　2024 年 6 月第 5 次印刷
印刷　三河市万龙印装有限公司
经销　全国各地新华书店
书号　ISBN 978－7－5214－2131－6
定价　**59.00** 元

获取新书信息、投稿、为图书纠错，请扫码联系我们。

出版说明

2011 年，中国医药科技出版社根据教育部《中等职业教育改革创新行动计划（2010—2012 年）》精神，组织编写出版了"全国医药中等职业教育药学类专业规划教材"；2016 年，根据教育部 2014 年颁发的《中等职业学校专业教学标准（试行）》等文件精神，修订出版了第二轮规划教材"全国医药中等职业教育药学类'十三五'规划教材"，受到广大医药卫生类中等职业院校师生的欢迎。为了进一步提升教材质量，紧跟职教改革形势，根据教育部颁发的《国家职业教育改革实施方案》（国发〔2019〕4 号）、《中等职业学校专业教学标准（试行）》（教职成厅函〔2014〕48 号）精神，中国医药科技出版社有限公司经过广泛征求各有关院校及专家的意见，于 2020 年 3 月正式启动了第三轮教材的编写工作。

党的二十大报告指出，要办好人民满意的教育，全面贯彻党的教育方针，落实立德树人根本任务，培养德智体美劳全面发展的社会主义建设者和接班人。教材是教学的载体，高质量教材在传播知识和技能的同时，对于践行社会主义核心价值观，深化爱国主义、集体主义、社会主义教育，着力培养担当民族复兴大任的时代新人发挥巨大作用。在教育部、国家药品监督管理局的领导和指导下，在本套教材建设指导委员会专家的指导和顶层设计下，中国医药科技出版社有限公司组织全国60 余所院校300 余名教学经验丰富的专家、教师精心编撰了"全国医药中等职业教育药学类'十四五'规划教材（第三轮）"，该套教材付梓出版。

本套教材共计 42 种，全部配套"医药大学堂"在线学习平台。主要供全国医药卫生中等职业院校药学类专业教学使用，也可供医药卫生行业从业人员继续教育和培训使用。

本套教材定位清晰，特点鲜明，主要体现如下几个方面。

1. 立足教改，适应发展

为了适应职业教育教学改革需要，教材注重以真实生产项目、典型工作任务为载体组织教学单元。遵循职业教育规律和技术技能型人才成长规律，体现中职药学人才培养的特点，着力提高药学类专业学生的实践操作能力。以学生的全面素质培养和产业对人才的要求为教学目标，按职业教育"需求驱动"型课程建构的过程，进行任务分析。坚持理论知识"必需、够用"为度。强调教材的针对性、实用性、条理性和先进性，既注重对学生基本技能的培养，又适当拓展知识面，实现职业教育与终身学习的对接，为学生后续发展奠定必要的基础。

2. 强化技能，对接岗位

教材要体现中等职业教育的属性，使学生掌握一定的技能以适应岗位的需要，具有一定的理论知识基础和可持续发展的能力。理论知识把握有度，既要给学生学习和掌握技能奠定必要的、足够的理论基础，也不要过分强调理论知识的系统性和完整性；注重技能结合理论知识，建设理论－实践一体化教材。

3. 优化模块，易教易学

设计生动、活泼的教学模块，在保持教材主体框架的基础上，通过模块设计增加教材的信息量和可读性、趣味性。例如通过引入实际案例以及岗位情景模拟，使教材内容更贴近岗位，让学生了解实际岗位的知识与技能要求，做到学以致用；"请你想一想"模块，便于师生教学的互动；"你知道吗"模块适当介绍新技术、新设备以及科技发展新趋势、行业职业资格考试与现代职业发展相关知识，为学生后续发展奠定必要的基础。

4. 产教融合，优化团队

现代职业教育倡导职业性、实践性和开放性，职业教育必须校企合作、工学结合、学作融合。专业技能课教材，鼓励吸纳1～2位具有丰富实践经验的企业人员参与编写，确保工作岗位上的先进技术和实际应用融入教材内容，更加体现职业教育的职业性、实践性和开放性。

5. 多媒融合，数字增值

为适应现代化教学模式需要，本套教材搭载"医药大学堂"在线学习平台，配套以纸质教材为基础的多样化数字教学资源（如课程PPT、习题库、微课等），使教材内容更加生动化、形象化、立体化。此外，平台尚有数据分析、教学诊断等功能，可为教学研究与管理提供技术和数据支撑。

编写出版本套高质量教材，得到了全国各相关院校领导与编者的大力支持，在此一并表示衷心感谢。出版发行本套教材，希望得到广大师生的欢迎，并在教学中积极使用和提出宝贵意见，以便修订完善，共同打造精品教材，为促进我国中等职业教育医药类专业教学改革和人才培养作出积极贡献。

数字化教材编委会

主　编　邱建波

副主编　程斯珍　巫　玮　邵　璟

编　者　（以姓氏笔画为序）

王　丽（四川省食品药品学校）

王　攀（江苏省常州技师学院）

毛秀华（东莞职业技术学院）

刘　敏（江西省医药学校）

巫　玮（广东省食品药品职业技术学校）

邱建波（广东省食品药品职业技术学校）

邵　璟（江苏省常州技师学院）

程斯珍（广东省新兴中药学校）

谭冬萌（广东省湛江卫生学校）

颜　涛（湘潭医卫职业技术学院）

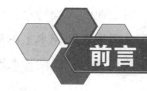

本教材按照全国医药中等职业教育药学类规划教材建设方案的要求，结合中等职业教育药学类专业的特点和医药行业对从业人员的知识、技能结构需要，考虑现阶段中等职业教育学生的认知水平和理解能力，吸收近年来药学类中等职业教育教学改革的新成果编写而成。

本课程教材是药剂专业一门重要的专业核心课教材，承担培养学生具有药物应用基本知识和用药指导基本能力的重任，为胜任问病荐药、用药咨询等工作岗位奠定基础。本课程教材包括药理学和药物治疗学基础两部分，其中，药理学的主要内容是药物的作用和作用原理，是药物治疗学的理论基础；药物治疗学是利用药理学的基础知识，来阐述药物治疗疾病的理论和方法。本教材在编排上仍然以药理学通用的药物分类法为主干，融入药物治疗学所特有的疾病分类法，并结合实际需要，编写了"中枢神经系统疾病的药物治疗学基础""临床部分科室常用药物""社区合理用药""处方及处方分析"等独立章节，层次清楚，融会贯通。本教材为书网融合教材，即纸质教材有机融合电子教材、教学配套资源（PPT、微课、视频等）、题库系统、数字化教学服务（在线教学、在线作业、在线考试），使教学资源更加多样化、立体化。

本教材由全国 8 所院校从事教学一线的教师、学者悉心编写，按 90 学时安排，由巫玮（第一、三章）、程斯珍（第二章）、邱建波（第四章）、王攀（第五、六章）、谭冬萌（第七、八、九章）、颜涛（第十、二十、二十一章）、毛秀华（第十一、十二、十三章）、邵璟（第十四章）、王丽（第十五、十六、十七章）、刘敏（第十八、十九章）10 位教师共同完成。建议在具体使用时根据实际情况对内容做适当增减取舍。

本次编写过程中参阅并引用了部分教材和有关著作，从中借鉴了许多有益的内容，在此向原作者及出版社深表敬意和感谢！同时，本教材的编写得到了各位编者所在学校及同行的热情鼓励和大力支持，在此一并致谢！为了体现中等职业教育药剂专业的课程特色，本书在编写上做了一些尝试，虽然字斟句酌，并反复审核，但由于编者知识水平的局限性，疏漏之处在所难免，恳请各位同行、广大师生读者赐教和指正，以便再版时修订。

编　者

2020 年 10 月

目录

1. 掌握药物、药理学、药物治疗学的基本概念，药理学的主要研究内容；药物的基本作用及作用方式；药物不良反应的概念和类型；受体机制；药物的体内过程及影响因素；首关消除、半衰期及其意义和稳态血药浓度；影响药物作用因素及各因素具体内涵。

2. 熟悉药物效应动力学和药物代谢动力学的主要内容；药酶诱导药、药酶抑制药的作用；量－效关系曲线。

1. 掌握传出神经系统受体的类型、分布与生理效应；毛果芸香碱、新斯的明、阿托品、肾上腺素、去甲肾上腺素、异丙肾上腺素的药理作用、临床应用和不良反应。

2. 熟悉常见的传出神经系统递质、作用方式及药物分类；胆碱酯酶复活药的特点；山莨营碱、东莨菪碱、多巴胺、麻黄碱、间羟胺、酚妥拉明和 β 受体阻断药的作用特点、临床应用及不良反应。

● 1. 掌握常用局麻药的作用、临床应用和不良反应。

● 2. 熟悉常用全麻药的作用特点，不同麻醉方法选用药物原则及注意事项。

● 1. 掌握氯丙嗪、左旋多巴、吗啡、哌替啶、阿司匹林、对乙酰氨基酚的药理作用、临床应用、不良反应和用药指导。

● 2. 熟悉苯二氮䓬类药的作用特点及临床应用；抗癫痫药的分类及常用抗癫痫药；其他抗精神病药；抗躁狂症药和抗抑郁症药；其他抗帕金森病药；其他阿片受体激动药；其他解热镇痛抗炎药；中枢兴奋药；常见中枢神经系统疾病的药物治疗。

1. 掌握高效能和中效能利尿药的药理作用、临床应用和不良反应。
2. 熟悉各利尿药的临床用药指导。

1. 掌握抗高血压药的分类；一线抗高血压药的药理作用、临床应用及不良反应；抗心力衰竭药的分类；强心苷类药和血管扩张药的药理作用、作用机制、临床应用、中毒的防治措施和用药指导；硝酸甘油、硝苯地平、普萘洛尔抗心绞痛药物的药理作用、临床应用及主要不良反应；他汀类药物的药理作用、临床应用及主要不良反应。

● 2. 熟悉可乐定、硝普钠、利血平及其他常用药物的抗高血压作用特点及主要不良反应；利尿药、β 受体阻断药的作用特点及应用；抗心律失常药的分类和奎尼丁的药理作用、临床应用及主要不良反应；烟酸等抗动脉粥样硬化药物的药理作用特点。

● 1. 掌握抗贫血药铁制剂、止血药维生素 K、抗凝血药的药理作用、临床应用、不良反应和用药指导。

● 2. 熟悉纤维蛋白溶解药的药理作用、临床应用、不良反应。

1. 掌握常用 H₁受体阻断药的作用特点、临床应用、不良反应和用药指导。
2. 熟悉钙剂的作用特点、临床应用、不良反应和用药指导。

1. 掌握常用抗消化性溃疡药的作用环节、不良反应和用药指导。
2. 熟悉泻药作用及临床应用、不良反应和用药指导。

1. 掌握沙丁胺醇、氨茶碱的药理作用、临床应用、不良反应和用药指导。
2. 熟悉克伦特罗、异丙托溴铵、色甘酸钠、酮替芬、倍氯米松的作用特点及应用。

1. 掌握缩宫素的作用特点、临床应用及不良反应。

2. 熟悉麦角新碱、前列腺素的作用特点、临床应用及不良反应。

1. 掌握激素类药物的药理作用、临床应用、不良反应和用药指导。

2. 熟悉激素类药物的种类、用法和疗程。

- 1. 掌握维生素类药的分类；常用维生素的作用、临床应用及不良反应。
- 2. 熟悉维生素的概念。
- 1. 掌握抗生素、抗菌谱、抑菌药、杀菌药、耐药性的基本概念；青霉素类、头孢菌素类、大环内酯类及喹诺酮类的药理作用、临床应用、不良反应和用药指导。
- 2. 熟悉抗菌作用机制；其他β-内酰胺类、氨基糖苷类、四环素类、氯霉素类、磺胺类、甲硝唑、甲氧苄啶的药理作用、临床应用、不良反应；一线抗结核药异烟肼、利福平、链霉素、乙胺丁醇等的药理作用、临床应用、不良反应和用药指导；常用抗真菌药、抗病毒药的药理作用和临床应用。

1. 掌握常用抗疟药的临床应用及特点；甲硝唑的临床应用及不良反应。

2. 熟悉抗蠕虫病药的抗虫谱；常用驱蠕虫药物。

1. 掌握抗肿瘤药的分类及常见的不良反应，常用抗恶性肿瘤药的代表药物。

2. 熟悉周期非特异性抗肿瘤药与周期特异性抗肿瘤药的作用机制及抗肿瘤药物的用药指导。

熟悉免疫抑制药和免疫增强药的代表药物、临床作用及不良反应等内容。

1. 掌握有机磷酸酯类中毒的解毒药阿托品、

解磷定的解毒作用机制和作用特点。

2. 熟悉氰化物中毒的解毒药、重金属及类金属中毒的解毒药的解毒作用及用药指导。

1. 掌握皮肤科、五官科常见疾病的用药指导

2. 熟悉皮肤科、五官科常用药物的应用

1. 掌握社区合理用药的重要性。

2. 熟悉社区合理用药原则。

1. 掌握处方的基本知识及处方中常用外文缩写及中文含义。

2. 熟悉处方的调配程序

和处方审核、调配的
注意事项。

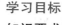

第一章 总 论

学习目标

知识要求

1. **掌握** 药物、药理学、药物治疗学的基本概念；药理学的主要研究内容；药物的基本作用及作用方式；药物不良反应的概念和类型；受体机制；药物的体内过程及影响因素；首关消除、半衰期概念及其意义和稳态血药浓度；影响药物作用因素及各因素具体内涵。

2. **熟悉** 药物效应动力学和药物代谢动力学的主要内容；药酶诱导药、药酶抑制药的作用；量–效关系曲线。

3. **了解** 药物的跨膜转运；药物时量效关系；药物的其他作用机制；合理用药的原则。

能力要求

1. 学会应用药理学与药物治疗学基本概念及原理简单解释临床用药相关问题，掌握药剂岗位任务技能。

2. 初步具备尊重患者、热爱药学工作、完成岗位任务的基本素养。

第一节 概 述

PPT

实例分析

实例 患者，男性，68岁，因患有高血压、高脂血症等多种疾病，医生所开具药种类较多且用药方法、给药时间不一，向医生及临床药师提出疑问。

问题 1. 多种药物同时服用有没有问题？服药时需要注意忌口等问题吗？

2. 为何有的药在饭前服，有的药在餐后或餐时服？

一、药理学与药物治疗学的概念

药物（Drug）是指作用于机体，用以预防、治疗、诊断疾病的物质，来源于自然界和人工制备（包括仿生药物），分为天然药物和人工制造（包括人工合成）药物。依据《中国药典》将药物分为中药、化学药品和生物制品。中药系指以中国传统医药理论指导采集、炮制、制剂，说明作用机制，指导临床的药物。化学药品指用化学合成方法制得的药品。生物制品系指以微生物、寄生虫、动物毒素、生物组织作为起始材料，采用生物学工艺或分离纯化技术制备，并以生物学技术和分析技术控制中间产物和成品质量制成的生物活性制剂。

　　药理学（Pharmacology）是研究药物与机体（包括病原体）相互作用的规律及其机制的科学，是在生理学、病理学、生物化学等基础医学知识和药物化学等药学知识的基础上研究药物作用，并为临床合理用药、开展用药指导等工作提供理论依据。因而，药理学既是医学与药学的交叉学科，又是基础医学与临床医学之间的桥梁学科。药理学的主要研究内容为药物效应动力学（Pharmacodynamics，简称药效学）和药物代谢动力学（Pharmacokinetics，简称药动学）。药物之所以能用于预防、治疗或诊断疾病，就在于药物与机体接触后，两者之间可以相互作用而产生特定的影响，包括药物对机体（含病原体）的作用和机体对药物的作用；前者在药理学上属于药效学范畴，而后者属于药动学范畴。因而，药物与机体的相互作用就成为药物治疗的药理学基础。药效学研究药物对机体的作用及作用机制，包括药物的药理作用、作用机制、临床应用和不良反应等；药动学研究机体对药物的影响及规律，包括药物的体内过程及药物在体内随时间而变化的动态规律，阐明药物在体内吸收、分布、生物转化和排泄等体内过程。

　　药物治疗学（Pharmacotherapeutics）是研究药物预防、治疗疾病基本理论和方法的一门学科，主要包括药物治疗的一般原则、基本过程及常见疾病的药物治疗方案和用药注意事项等。其任务是运用药理学、生物药剂学等相关学科的基本知识，针对疾病的病因和临床发展过程，依据患者的个体特征，制订及实施合理的治疗方案，以获得最佳治疗效果，最大程度降低治疗风险。

二、药理学与药物治疗学的内容和任务

　　药理学和药物治疗学在研究内容及方法上既有交叉又各有侧重，互为依托与补充，涵盖了药物治疗疾病的主要过程，有助于医师和药师开展合理用药和用药指导工作。药理学侧重于药物作用的理论研究，着重从药物角度研究药物治疗疾病的作用、机制及影响因素，为药物治疗学制订治疗方案提供理论依据；而药物治疗学则是药理学在临床的实际应用，着重从疾病角度研究药物治疗方案、合理用药原则及注意事项，是药理学的具体化和综合化，是药理学与临床医学之间的桥梁课程。

　　药理学和药物治疗学均是药剂等专业的重要专业技能课程，共同承担培养学生具备药物应用基本知识和用药指导基本能力的重任，帮助其全面掌握及理解药物的作用、临床应用、不良反应及用药监护等内容，以便在防治疾病、维护健康的过程中能够做到药物选择得当，给药方案和指导措施合理，避免或减少药物不良反应的发生，确保患者用药安全有效，提高治疗效果和生活质量。

三、药理学与药物治疗学的发展简史

　　药理学与药物治疗学伴随着人类对疾病和药物的认识不断加深而不断发展壮大，其发展史是人类医药发展史的重要组成部分。远古时代人类在认识自然和改造自然的实践活动中，逐渐认识到某些天然物质对病痛有缓解和治疗作用，这些物质被有目的地使用，便是药物的起源。日积月累，这些实践经验被人们流传、集成，形成萌芽状

态的医药学，也是现代医药科学的共同鼻祖。世界各文明古国均有发达的医药文明史。我国医药起源很早，古代就有"伏羲氏尝味百草""神农尝百草"的传说。中国古代称医药知识的典籍为"本草"。公元前 1~2 世纪成书的《神农本草经》是我国现存最早的药物学专著，收载药物 365 种，其中大部分药物沿用至今，如大黄导泻、麻黄止喘等，说明我国当时已经具有很高的天然药物应用水平。此后许多朝代均编修本草，公元 657 年，唐代苏敬等人历时两年编撰《新修本草》，正文实际载药 850 种，是中国第一部由政府颁布的药物学权威著作，被认为是世界上第一部国家药典。明代伟大的医药学家李时珍于公元 1596 年编著完成的医药学巨著《本草纲目》，全书 52 卷，约 190 万字，收载药物 1892 种，插图 1160 帧，药方 11000 余条，是对中国古代药物学的概括与总结，已被译成日、朝、德、英、法、俄及拉丁等文字，传播到世界各地，成为世界性经典药物学文献，为人类医药学发展做出了巨大贡献。此外，古埃及的《埃伯斯医药籍》、古希腊医生狄奥斯库莱底斯编著的《古代药物学》、古罗马医生盖林编著的《药物学》等著作，在医药学发展史上也都产生了巨大的推动作用。

药理学与药物治疗学从以应用天然药物为代表的传统药物学中逐渐形成独立的学科体系与现代科学技术的发展密切相关。18 世纪，工业革命的兴起，为自然科学的发展创造了物质条件，而化学和生理学的飞速进步为药理学的发展奠定了科学基础。意大利生理学家 F. Eontana（1720~1805）通过动物实验对千余种药物进行了毒性测试，得出了天然药物的作用是其内在的活性成分选择性作用于机体而产生的特定反应的客观结论，破除了药物治疗疾病的神秘色彩，拉开了药理学科学研究的序幕。这一结论于 1804 年被德国化学家 F. W. Serturner（1783~1841）首先从阿片中提取出吗啡等生物碱并通过动物实验证明了其镇痛作用而证实，标志着药理学基本研究方法的确立，随后奎宁、阿托品、士的宁等一系列植物有效成分的药理学研究成果推动了药理学科的迅速发展。19 世纪，世界上第一位药理学教授——德国人 R. Buchheim（1820~1879）建立了世界上第一个药理实验室，编写了第一本药理学教科书，从此药理学作为独立的学科从药学中分离出来。其学生 Schmiedeberg（1838~1921）继续发展了实验药理学，开始研究药物的作用部位，称为器官药理学。1878 年，英国生理学家 J. N. Langley（1852~1925）在研究阿托品与毛果芸香碱对猫唾液腺分泌的作用时发现，药物的作用不是通过作用于神经或腺体，而是通过作用于体内某些"接受物质"而起效的，并且认为药物必须先与之结合才能产生效应，提出了受体概念，为阐述受体学说奠定了基础，也使药理学阐述药物作用机制水平上了一个新台阶。进入 20 世纪后，开始了人工合成新药，如德国微生物学家 P. Ehrlich 从近千种有机砷化合物中筛选出治疗梅毒有效的砷凡纳明（606），德国病理学家、细菌学家 Domagk（1895~1964）于 1935 年发现了治疗细菌感染的磺胺类药物，英国的 Florey 和 Chain 于 1940 年在 Fleming 研究的基础上，成功提纯出可以临床使用的青霉素，药理学在新药研究的推动下也完成了自身发展，学科理论体系日臻完善，并出现了生化药理学、临床药理学、时辰药理学、免疫药理学、遗传药理学、护理药理学等众多分支学科。随着新药和新的治疗方案不断涌现，合理、安全、经济地用药成为进一步提高药物治疗水平的关键，迫切需要在药理学和临床医学之间建立起纽带性学科——药物治疗学，借以推动临床药物治疗水平的提高。药物治疗学从药理学中分离出来，成为独立学科体系。

近年来，随着分子生物学等生命科学新浪潮的涌现，药理学进入分子水平研究阶段。应用 DNA 重组技术产生了大量基因工程药物，为治疗恶性肿瘤、病毒性疾病、遗传性疾病提供了有力武器。另一方面，应用更加微观的研究手段也将更加准确、细致地揭示药物的作用机制，为阐明药物分子与生物大分子的相互作用规律奠定了基础，也是未来药理学与药物治疗学发展的方向。

四、学习药理学与药物治疗学的意义和方法

未来药学岗位要求药学专业技术人员凭借丰富的药理学和药物治疗学专业知识和技能向患者、医师、护士和公众提供用药科学指导，解答用药疑问，提供合理用药信息，以树立良好的职业形象。此外，在药品营销及流通运营中，推介药品、编写药讯、制订药店宣传策略、解读药品说明书，利用新媒体网络平台拓展药学服务内容也需要相关知识、技能。通过学习本门课程，学生可以掌握相应知识和技能，为将来的岗位工作打下坚实的基础。

学习药理学与药物治疗学，首先要掌握本课程的特点。《药理学与药物治疗学基础》课程内容并非按照临床的内、外、妇产、儿科来分类，而是按照人体解剖系统、药物作用机制及化学结构进行分类，是从"药"的角度将基础医学与临床医学、药学、护理学知识联系起来，主要介绍常用药物的药理作用、作用机制、临床应用、不良反应、禁忌证及药物相互作用等，最终结合到药物的临床应用。因而，学生在学习过程中，应注意复习前面所学的基础课，并与专业课学习相联系。其次，掌握本课程的基本框架。《药理学与药物治疗学基础》课程内容具有由共性到个性的规律，即先通过总论介绍基本概念和普遍规律，再具体到各类药物中的代表药物，其他药物则主要介绍特点和其间区别。学生应把握规律，灵活运用比较、归纳、总结等学习方法，提升学习效果。其三，掌握药理学与药物治疗学的认知规律。本课程不仅药名多、知识点多，还容易遗忘和混淆。学习过程中应注意及时归纳总结、分类记忆、强化训练。同时坚持理论联系实际，充分利用辅学部分提供的"实例分析""请你想一想""你知道吗"等内容，积极思考、拓宽思路、注重条理、突出重点、边学边练，牢固掌握知识和技能，提高学习效率。

第二节　药物效应动力学

PPT

一、药物的作用

药物的作用是药物对机体的初始表现，即药物与机体细胞大分子物质结合的作用，

是药效学研究的主要内容，也是药物防治疾病的依据。药物效应是药物作用的结果，即继发于药物作用后引起的机体生理功能、生化反应或病理的变化。如毛果芸香碱与虹膜括约肌上的 M 受体相互作用，导致瞳孔缩小、眼压减低等。

（一）药物的基本作用

药物的基本作用是指药物对机体原有生理功能或状态的影响。根据药物作用结果，分为兴奋作用和抑制作用。

1. 兴奋作用 能使机体的组织器官原有生理功能水平或状态增强或提高的作用。如中枢兴奋药尼可刹米使呼吸加深加快。

2. 抑制作用 能使机体的组织器官原有生理功能水平或状态减弱或降低的作用。如镇静催眠药地西泮的镇静催眠作用。

同一药物对不同组织器官可以产生不同的作用，如阿托品对心脏起兴奋作用（心率加快），而对胃肠平滑肌则起抑制作用（平滑肌舒张）。由于药物剂量的增减，兴奋作用和抑制作用在一定条件下可以相互转化，过度兴奋可以转为衰竭性抑制，如使用吸入性麻醉药时，随着剂量的增加先表现为中枢兴奋，后表现为中枢抑制。

> **请你想一想**
> 刚刚大学毕业参加工作的小张参加同学新年聚会，刚开始饮酒的他显得比较兴奋、话多，到后来则显得反应越来越迟钝，最后趴在酒桌上处于昏睡状态，请问这是什么原因？

（二）药物作用的选择性

药物作用的选择性是指在一定剂量下药物对某些组织器官产生特别明显的作用，而对其他组织器官不明显或无作用的现象。出现选择作用的主要原因是机体各组织器官对药物的敏感性不同或者药物在不同组织器官间的分布有明显差异。药物作用的选择性使药物有不同的适应证和不良反应，是药物分类的依据和选择用药的基础。选择性决定药物对机体产生效应的范围。选择性高的药物作用专一，作用范围窄，大多数药理活性较高，用药时针对性强，无关效应相对较少，如尼可刹米治疗剂量时，可选择性兴奋延髓呼吸中枢。而选择性低的药物，通常作用较广泛，用药的针对性不强，不良反应较多，如抗肿瘤药物。在治疗疾病过程中，应尽可能选用选择性高的药物。同时也应注意药物作用的选择性是相对的，与用药剂量有关。随给药剂量加大，其选择性可能逐步下降，作用范围逐渐扩大，甚至出现毒性反应，如尼可刹米剂量增大时，可广泛兴奋中枢神经系统，甚至导致惊厥。因而，临床用药时，既要考虑药物的选择性，同时也应考虑给药剂量。

（三）药物的作用方式

1. 局部作用和吸收作用 根据药物作用的范围，可将药物作用分为局部作用和吸收作用。局部作用是指药物被吸收入血之前，在用药部位出现的作用，如乙醇与碘酊对皮肤黏膜表面的消毒作用、局麻药的局部麻醉作用等。吸收作用是指药物进入血液循环，分布到机体相应组织器官后发生的作用，又称全身作用，如口服阿司匹林后产生解热、镇痛等作用。药物产生局部作用还是吸收作用与给药方式有关，两者主要区别在于是否吸收入血，如口服硫酸镁导泻是局部作用，而注射硫酸镁抗惊厥就是吸收作用。

2. 直接作用和间接作用　根据药物作用的方式，可将药物作用分为直接作用和间接作用。直接作用指药物在其所分布的组织器官直接产生作用。间接作用指由药物的直接作用通过机体的反射机制或生理调节而引发的其他作用。如强心苷类药物增强心肌收缩力，增加心排血量，同时反射性兴奋迷走神经，使心率减慢。前者为直接作用，后者为间接作用。

（四）药物作用的两重性

药物作用既具有防治作用又具有不良反应，两者同时存在，这是药物作用的两重性。临床用药主要发挥药物的防治作用，同时尽量避免或减轻药物的不良反应。

1. 防治作用　指符合用药目的、能达到防治疾病效果的作用，分为预防作用和治疗作用。

（1）预防作用　指提前用药以防止疾病或症状的发生，如某些无菌手术前给予抗生素以避免术后感染、小儿注射卡介苗预防结核病等。

（2）治疗作用　指药物针对治疗疾病的需要所呈现的作用，根据用药目的的不同分为对因治疗和对症治疗。凡能消除或对抗致病原因的治疗作用称为对因治疗（治本），如用抗微生物药治疗细菌感染性疾病。凡能缓解或消除疾病症状的治疗作用称为对症治疗（治标），如发热患者服用解热镇痛药阿司匹林。对症治疗的用药目的在于改善症状，虽然不能根除病因，但对于一些诊断未明、病因不清或暂时无法根治的疾病，严重危及患者生命的症状却是必不可少的，如休克、高热、剧痛、惊厥、心力衰竭时，对症治疗可能比对因治疗更为重要。因此，应坚持"急则治标，缓则治本，标本兼治"的原则。

2. 不良反应（adverse drug reaction，ADR）　药物不良反应是指合格药品在正常用法用量下出现的与用药目的无关并给患者带来不适、痛苦或损害的反应。多数不良反应是药物固有反应，其发生的危害程度还与剂量、给药方法、个体差异等有关。常见不良反应主要有以下几种。

（1）副作用（side reaction）　是指药物在治疗剂量时出现的与治疗目的无关的作用。副作用是由于药物选择性低，涉及多个效应器官，当某一作用作为治疗目的时，其他效应就成为副作用。例如阿托品用于解除胃肠痉挛时，将会引起口干、心悸、便秘等副作用。副作用一般对机体危害轻，而且是可以恢复的功能性变化。随着用药目的的不同，副作用和治疗作用可以相互转化，如阿托品用于严重流涎主要就是利用其抑制腺体分泌作用。

（2）毒性反应（toxic reaction）　指用药剂量过大、疗程过长或消除器官功能低下时药物蓄积过多引起的对机体有明显损害的反应。因服用剂量过大而立即出现的称急性毒性反应，多损害循环、呼吸及神经系统功能；因长期用药后逐渐发生的称慢性毒性反应，多损害肝、肾、骨髓、内分泌等器官、系统功能。介于两者之间的称亚急性毒性反应。

另外，有些药物会损伤细胞遗传物质引起特殊毒性，即致癌、致畸、致突变反应，简称"三致"反应。因为属于慢性毒性反应，隐蔽性强，危害大，用药时应格外注意。

（3）后遗效应（after effect） 指停药后血药浓度已降至最低有效浓度以下时残留的药物效应。例如，服用巴比妥类药物催眠，次晨仍有困倦、乏力、嗜睡等反应。

（4）停药反应（withdrawal reaction） 又称撤药反应、反跳现象，是指长期应用某些药物，突然停药使原有疾病症状迅速重现或加剧的现象。例如，长期服用普萘洛尔降血压，突然停药可出现血压剧烈回升。

（5）继发反应（secondary reaction） 也叫治疗矛盾，是指药物在发挥治疗作用时，由治疗作用带来的不良后果，是药物治疗作用引起的间接结果。如二重感染就是长期使用广谱抗菌药物，破坏了肠道正常菌群的共生平衡，造成新的感染。

（6）变态反应（allergy reaction） 亦称过敏反应，是指药物作为抗原或半抗原引发机体产生病理性免疫反应，引起生理功能障碍或组织损伤。不可预知，常见于过敏体质患者。反应性质与药物原有作用无关，反应严重程度差异很大，与剂量也无关，从轻微的皮疹、发热到造血系统抑制、肝肾功能损害、休克等。致敏物质可能是药物本身，也可能是其代谢产物或药物制剂中的杂质。为预防变态反应，临床用药前常做皮肤过敏试验，阳性反应者禁用，但仍有少数假阳性或假阴性反应。

（7）特异质反应（idiosyncratic reaction） 是由药物引起的一类遗传性异常反应，发生在有遗传性药物代谢或反应变异的个体。由于先天遗传异常导致此类患者机体对某些药物反应特别敏感，反应性质也异于常人，但与药物固有药理作用基本一致。大多是因机体缺乏某种酶，使药物在体内代谢受阻所致。即使很小剂量也会发生，其反应严重程度与剂量成正比，药理性拮抗药救治可能有效。特异质反应通常是有害的，甚至是致命的，如葡萄糖-6-磷酸脱氢酶缺乏的患者使用磺胺类药物可致溶血性贫血。

（8）药物依赖性（drug dependence） 包括精神性和生理性依赖（即习惯性及成瘾性），都有主观需要连续用药的愿望。习惯性是由于停药引起的主观上不适的感觉，精神上渴望再次连续用药；成瘾性是指使用麻醉药品（如吗啡）后，产生欣快感，停药后出现严重戒断症状，即生理功能紊乱。按国际禁毒公约规定，依赖性药物分为麻醉药品（如吗啡、大麻等，可产生生理依赖性），精神药品（如镇静催眠药、中枢兴奋药、致幻药等）及其他（烟草、酒精等，可产生心理依赖性）。

二、药物的作用机制

药物的作用机制主要是研究药物为什么能起作用及如何发挥作用。药物的作用是药物与机体细胞或靶位点结合而发挥作用的。通过药物作用机制的研究，有助于阐明药物防治作用和不良反应的本质，为提高药物疗效、避免或减少不良反应发生提供理论依据。药物的作用机制繁多而复杂，其中最重要的是受体作用机制。

（一）药物与受体结合——受体作用机制 e 微课

1. 受体和配体的概念　受体是存在于细胞膜、细胞质或细胞核中，能识别、结合特异性配体并通过信息传递引起特定生物效应的大分子蛋白质。配体是指能与受体结合的特异性物质，分为内源性和外源性两类。内源性配体如神经递质、激素等，外源性配体是与内源性配体结构相似的药物或毒物。

2. 受体的特点　受体与配体结合具有特定条件，主要表现为以下特性：①特异性，指受体与其结构相适应的配体特异性结合。②敏感性，指受体能与低微浓度的配体结合并产生显著效应。③饱和性，指受体的数目是一定的，受体与配体的结合具有最大限度，作用于同一受体的配体之间存在竞争现象。④可逆性，指受体与配体的结合是可逆的，受体与配体结合物可以解离，解离后可得到原来的配体而非代谢物。⑤多样性，指同一类型受体可广泛分布在不同的细胞并产生不同的效应，受体多样性是受体亚型分类的基础。

3. 受体与药物　受体机制认为药物是通过与相应受体结合而发挥作用或效应的。

药物与受体结合产生效应，必须具备两个条件：①亲和力，即药物与受体结合的能力，该条件决定了药物作用的强度（或效价）。②内在活性（又称效应力），即药物与受体结合后，激活受体产生特异性药理效应的能力，该条件决定了药物作用的效能。

根据药物与受体结合的情况，可将药物分为以下三类。

（1）受体激动药（又称受体兴奋药）　指与受体既有较强的亲和力又有较强的内在活性（效应力）的药物。它们通过结合并激动受体而发挥药物作用或效应。

（2）受体拮抗药（又称受体阻断药）　指与受体有较强的亲和力但无内在活性（效应力）的药物。它们通过占据受体，阻断激动药与受体结合而发挥药物作用或效应。分为竞争性阻断药（能与激动药互相竞争与受体结合，这种结合是可逆的）和非竞争性阻断药（与受体结合非常牢固，分解很慢或是不可逆转）。

（3）受体部分激动药或受体部分拮抗药　指与受体虽有较强亲和力，但仅有较弱内在活性的药物。单独应用时可产生较弱的激动效应，如与受体激动药合用时，则呈现对抗激动药的作用。这类药物具有激动药与拮抗药的双重特性，其内在活性（效应力）介于拮抗药和激动药之间。

4. 受体的调节　受体虽是遗传获得的固有蛋白，但并不是固定不变的，其数量、亲和力、内在活性经常因受到药物、疾病等因素的影响而发生变化，称为受体的调节。主要包括两种形式：①向下调节，如长期使用受体激动药，使受体数目减少、亲和力减弱或内在活性（效应力）减弱，这是造成某些药物产生耐受性的原因，如哮喘患者久用β受体激动药异丙肾上腺素治疗可出现疗效降低。②向上调节，如长期使用受体拮抗药，使受体数目增多、亲和力增大或内在活性（效应力）增强，这是某些药物突然停药而出现撤药反应或反跳现象的原因，如高血压患者应用β受体拮抗药普萘洛尔过程中突然停药可引起反跳现象。

（二）其他作用机制

1. 改变细胞周围环境的理化性质 某些药物能使机体细胞及其周围体液的 pH、渗透压等发生改变而发挥药理作用，如口服氢氧化铝、三硅酸镁等抗酸药中和胃酸以治疗胃溃疡；甘露醇在肾小管内提高渗透压而利尿等。

2. 参与或干扰机体代谢过程 某些药物通过补充生命代谢物质，参与机体代谢过程，治疗机体相应物质缺乏症，如铁制剂补充治疗贫血、胰岛素补充治疗糖尿病等。

3. 影响物质转运过程 许多物质在体内的转运需要载体参与，某些药物通过干扰载体转运产生药理效应。如利尿药通过抑制肾小管 $Na^+ - K^+$、$Na^+ - H^+$ 交换而发挥排钠利尿作用。细胞膜上有许多离子通道，无机离子 Na^+、K^+、Ca^{2+}、Cl^- 等可以通过这些通道进行跨膜转运，有些药物可以直接作用于这些通道，而影响细胞功能，如利多卡因阻滞 Na^+ 通道治疗室性心律失常。

4. 影响体内活性物质的合成、释放或储存 如麻黄碱通过促进肾上腺素能神经末梢释放去甲肾上腺素而发挥升压作用。

5. 影响酶的活性 机体的许多功能和代谢过程是在酶的催化下进行的，某些药物通过改变酶的活性而发挥药理作用，如毒扁豆碱就是通过抑制胆碱酯酶，减少乙酰胆碱的水解而发挥拟胆碱作用。

6. 影响核酸代谢 多数抗癌药物是通过干扰癌细胞核酸（DNA 和 RNA）的代谢过程而发挥作用的。如 5 - 氟尿嘧啶结构与尿嘧啶相似，掺入癌细胞 DNA 和 RNA 后，干扰蛋白质合成而发挥抗癌作用。不少抗菌药物如喹诺酮类药物，也是通过作用于细菌核酸代谢发挥作用。

第三节 药物代谢动力学

PPT

药物代谢动力学（简称药动学）主要是研究机体对药物的处置过程，也称药物的体内过程，指药物在机体内的吸收、分布、代谢、排泄的过程，其中吸收、分布、排泄过程可合称药物转运，代谢过程又称生物转化，当连续给药时，可将吸收、分布合称为药物的蓄积，代谢、排泄合称为药物的消除。通过药动学研究，阐述药物在体内的动态变化规律，为临床合理用药提供依据。

一、药物的跨膜转运

药物的转运是其在体内发挥作用的基础，药物的吸收、分布、排泄均需通过体内各种生物膜，称为跨膜转运，主要有被动转运和主动转运两种方式。

（一）被动转运

药物由高浓度一侧向低浓度一侧进行转运的形式称为被动转运（下山转运）。其特点是不耗能，顺浓度差方向转运，转运速度与膜两侧浓度差成正比。大多数药物按这种方式在体内转运，有以下三种类型。

1. 简单扩散　是最主要的被动转运方式，绝大部分小分子、高脂溶性药物采取此方式，转运过程不需要载体，也不消耗能量，无饱和现象且不同药物之间无竞争抑制现象，当膜两侧浓度达平衡时转运保持在动态稳定水平。

影响药物简单扩散的因素有药物相对分子质量、溶解度、解离度等。一般相对分子质量小、脂溶性大、解离度小的药物易进行简单扩散。

药物多为有机弱酸类或有机弱碱类，在一定的 pH 环境下可发生解离，解离型药物脂溶性较低，不易跨膜转运，而非解离型药物脂溶性较高，容易通过简单扩散方式进行跨膜转运。

影响弱酸性药物或弱碱性药物解离的因素主要是体液的 pH。在酸性环境中，弱酸性药物解离度低，脂溶性高，易进行跨膜转运；而弱碱性药物则解离度高，脂溶性低，不易进行跨膜转运。在碱性环境中，两者恰好相反。因此，临床上可以通过改变体液的 pH，使药物解离程度发生改变，从而影响药物的吸收和分布。

2. 膜孔转运（滤过）　药物在生物膜两侧流体静压或渗透压差的作用下通过膜孔的扩散过程。水溶性小分子药物一般以此方式进行跨膜转运，如药物经肾小球的滤过。

3. 易化扩散　包括载体转运和离子通道转运两种类型。前者受生物膜两侧浓度差的影响，后者转运受生物膜两侧电位差的影响。易化扩散不消耗能量，但需要转运的载体或离子通道，故有饱和现象，当两种药物由同一载体转运时，两者之间可出现竞争性抑制现象，采取此种转运的药物较少。

（二）主动转运

药物由低浓度一侧向高浓度一侧进行转运的形式被称为主动转运，也称上山转运。转运过程逆浓度差、需要特异性载体、需要消耗能量、具有饱和现象，且不同药物之间存在竞争性抑制现象。转运的载体又称泵，如转运钠离子的 Na^+,K^+-ATP 酶又称钠泵，由 ATP 提供能量。

二、药物的体内过程

（一）吸收

药物自给药部位进入血液循环的过程称为吸收。该过程直接影响药物起效的快慢、作用的强弱和持续时间的长短。影响药物吸收的因素主要有给药途径、药物理化性质、制剂类型等。

1. 给药途径　这是影响吸收的首要因素。常规给药途径分为消化道给药和非消化道给药两种形式，前者主要有口服、舌下、直肠给药；后者主要有注射（皮下、皮内、肌内、静脉注射等）、呼吸道、皮肤黏膜给药等。

不同给药方法对药物吸收的影响各不相同。按药物吸收速度由快到慢依次为：吸入＞舌下＞直肠＞肌内注射＞皮下注射＞口服＞黏膜＞皮肤；按药物吸收程度，吸入、肌内注射、皮下注射、舌下、直肠给药吸收较完全，口服次之，少数脂溶性大的药物可以通过皮肤、黏膜吸收。

（1）口服给药 是最常用、最安全、最简便的给药途径。由于胃的吸收面积较小，排空较快，因而除少数弱酸性药物可在胃内部分吸收外，绝大多数口服药物主要在小肠吸收。小肠内 pH 接近中性、黏膜吸收面广、缓慢蠕动增加药物与黏膜的接触、血流丰富等特点，有利于大多数药物的溶解和吸收。

药物从胃肠道吸收后，通过门静脉进入肝脏，再进入血液循环。有些药物口服后在经过肠黏膜及肝脏时被代谢（生物转化）而灭活，使进入体循环的药量明显减少，药物效应明显下降，这种现象称为首关消除，又称首过效应或第一关卡效应。首关效应明显的药物如硝酸甘油等不宜口服给药，可选用其他给药途径。

（2）舌下给药 药物从舌下静脉迅速吸收进入血液循环，可避开首关效应，仅适用于用量小、脂溶性高、需要迅速起效的药物。

（3）直肠给药 直肠给药吸收面积小，吸收量较小，在一定程度上可避免首关效应，仅用于少数刺激性强的药物（如水合氯醛）或不能口服给药的患者（如小儿、严重呕吐者、昏迷患者）。

（4）注射给药 药物的吸收效果与选择的注射部位和药物的剂型有关。静脉注射没有吸收过程，起效最快；肌肉组织血管分布和血流量都比皮下组织好，故肌内注射比皮下注射吸收好；水溶性高的注射剂吸收较快，而油剂、混悬剂等则吸收较慢。

（5）呼吸道给药 肺泡表面积较大且血流丰富，一般小分子、脂溶性高、易挥发性液体或气雾剂均可从支气管黏膜和肺泡上皮细胞迅速吸收进入血液循环。吸入给药也能用于鼻咽部疾病的局部治疗。

（6）皮肤黏膜给药 完整皮肤吸收能力较差，多发挥药物局部作用，如在制剂中增加透皮吸收促进剂（氮酮等）可明显增加吸收效果。同样条件下，黏膜吸收要好于皮肤。

2. 药物的理化性质 大多数情况下，药物的分子越小，脂溶性越高，解离度越小，越容易被吸收；反之则很难吸收。由于生物膜的两性特点，完全水溶性和完全脂溶性的药物很难吸收，通过改变吸收环境的 pH、调节药物的脂溶性可以改变吸收效果。

3. 药物的制剂与生物利用度 药物的不同制剂其吸收速度和程度也不尽相同。一般规律是液体制剂吸收好于固体制剂，在给药部位分散度好的剂型吸收也好。

生物利用度是反映药物制剂被机体吸收速度和程度的一种度量。同一种药物的不同剂型、不同批号，其生物利用度可能不同。因此在使用药物时，应注意生物利用度对药物吸收和作用的影响。其计算公式为：F(生物利用度) = A(进入血液循环药量)/D(服药剂量)×100%。

4. 吸收环境 给药部位的生理状态和解剖结构影响吸收效果。口服给药时，胃的排空功能、肠蠕动的快慢、pH、肠内容物的多少和性质均可影响药物的吸收。

（二）分布

药物吸收后，经血液循环转运到靶组织、靶器官的过程称为分布。受多种因素影响，药物在体内的分布并不均匀，因此药物对各组织的作用强度也不相同，这直接影响药物的选择性和具体作用。影响药物分布的因素如下。

1. 血浆蛋白结合率　指血液中的药物与血浆蛋白结合的百分率。大多数药物进入血液循环后，可不同程度地与血浆中的可溶性蛋白（白蛋白、珠蛋白等）结合。药物与血浆蛋白结合的特点：①结合是可逆的。②结合后药理活性暂时消失。结合型药物由于分子量变大，不易跨膜转运，暂时不分布，储存在血液循环中，不被代谢或排泄。当血中游离型药物减少时，结合型药物可解离为游离型药物，发挥药理作用。因此，血浆蛋白结合率高的药物处于储存形式的多，分布慢，起效慢，体内消除较慢，作用时间较长；反之则起效快，作用时间较短。③结合具有饱和性。血浆蛋白结合点有限，当血药浓度过高，结合达饱和时，血浆中游离型药物浓度可骤升，作用可增强，甚至出现毒性。④结合具竞争性。药物与血浆蛋白结合特异性低，两种药物结合同一种血浆蛋白时，结合能力强的药物可将另一种药物置换下来，使后者的血药浓度突然增高，甚至出现中毒。

2. 组织的亲和力和局部器官血流量　人体各组织器官的血流量差别很大，血流量大的组织器官药物分布得较多，药物一般在上述组织器官达到分布的动态平衡后，再向血流量少的组织转移。在肝、肾、肺等高血流灌注器官，药物分布得快且多。另一方面，有些药物与某些组织有较高的亲和力，使药物在该组织中浓度较高，如碘浓集于甲状腺中，氯喹则在肝中浓度高于血液中数百倍。

3. 体液 pH 和药物的理化性质　弱酸性或弱碱性药物在体内的分布受体液 pH 影响。在生理情况下，细胞内液 pH（约为 7.0）较细胞外液 pH（约 7.4）略低，弱碱性药物在细胞外液中解离少，易进入细胞内液，故在细胞内液中浓度略高；弱酸性药物在细胞外液中解离多，不易进入细胞内液，故在细胞外液中浓度略高。据此，临床上可通过碱化体液，促弱酸性药物由组织细胞内向血液转运，也可使肾小管重吸收减少，加速药物自尿中排出。如弱酸性药物苯巴比妥中毒时，用碳酸氢钠碱化血液及尿液，可使脑细胞中药物向血浆转移并加速其从尿中排泄，使中毒症状减轻。

一般脂溶性高或分子量小的水溶性药物易透过毛细血管壁进入靶组织和靶器官，而脂溶性低、分子量大的药物，特别是解离型药物，较难分布。

4. 体内特殊屏障　体内的某些组织结构对药物的转运有选择性，主要是以下三种特殊屏障。

（1）血-脑屏障　脑是血流量较大的器官，但药物在脑组织中的浓度一般较低，是由于血-脑屏障所致。一般对中枢神经系统有作用的药物都要能通过血-脑屏障，分子质量小、脂溶性高的药物相对容易通过，炎症能增加血-脑屏障的通透性，如青霉素在一般情况下即使大剂量注射也难以进入脑脊液，只有在脑膜炎患者的脑脊液中可达有效浓度。

（2）胎盘屏障 指子宫血窦与胎盘绒毛之间的屏障。由于母亲与胎儿间交换营养成分与代谢废物的需要，其通透性与一般毛细血管无显著差别，几乎所有药物都能穿透胎盘屏障进入胚胎循环，因而在妊娠期间应禁用对胎儿发育有影响的药物。

（3）血-眼屏障 指循环血液与眼球内组织液之间的屏障。大部分药物不易通过血-眼屏障，全身给药时药物在眼球内难以达到有效浓度，因此大部分治疗眼病的有效药物是局部给药，多采用滴眼、结膜下或球后注射等方法，提高药物浓度。

（三）药物的生物转化

药物的生物转化又称药物的代谢，指药物在体内发生化学结构和药理活性改变的过程，生物转化是大多数药物在体内消除的主要方式。

1. 生物转化的方式 生物转化主要在肝中进行，是由相关酶催化的一系列生化反应，一般分两个时相进行：①非结合型反应（Ⅰ相反应）。包括氧化、还原、水解等化学反应，主要改变药物结构和活性（经Ⅰ相反应后，大部分药物转变成药理活性降低或消失的代谢物，称为灭活；少部分药物转变成药理活性增强的代谢物，称为活化）。②结合型反应（Ⅱ相反应）。药物及代谢物与葡萄糖醛酸、甘氨酸、硫酸等结合，转化为高水溶性的结合物，利于从肾排泄。

2. 生物转化的酶 大多数药物的生物转化在肝脏中进行，部分药物在其他组织进行。药物的生物转化需要酶的参与，主要分为两大类：①特异性酶。针对特定底物代谢的酶，如胆碱酯酶、单胺氧化酶。②非特异性酶。肝微粒体酶是存在于肝细胞内质网上的细胞色素 P450 酶系，由百余种同工酶组成，能够催化绝大多数药物的生物转化，是促进药物生物转化的主要酶系统，简称肝药酶。

肝药酶的活性决定药物生物转化的速度，从而影响药物的作用强度和维持时间。许多药物或化合物可以调节肝药酶的活性，凡能增强肝药酶活性或诱导肝药酶合成的药物或化合物称为药酶诱导药，能加速相关药物的生物转化，降低其作用，这是产生快速耐受性的原因之一。凡能降低肝药酶活性或抑制肝药酶合成的药物或化合物称为药酶抑制药，能使相关药物代谢减慢，增强其作用，甚至出现毒性反应。

表 1-1 常见药酶诱导药和药酶抑制药

类别	药物名称
药酶诱导药	巴比妥类、保泰松、苯妥英钠、利福平、卡马西平、乙醇等
药酶抑制药	异烟肼、氯霉素、西咪替丁、甲硝唑、别嘌呤醇、MAO 抑制药等

（四）排泄

药物原型或其代谢产物经排泄器官由体内排至体外的过程称为排泄。肾是药物排泄的主要器官，某些药物也可经胆囊、肺、乳腺、唾液腺等排泄。

1. 肾排泄 大多数游离药物及其代谢产物通过肾小球过滤排泄，少数药物在近曲小管经载体主动分泌到肾小管腔中。经肾小球滤过的药物在肾小管中重吸收程度与药物的脂溶性、解离度、尿液的 pH 有关。

通过增加肾小球滤过，使尿量增加，降低尿液中药物浓度，可加快药物排泄。改变尿液的 pH 对弱碱性或弱酸性药物的重吸收影响较大。酸化尿液使弱碱性药物在尿中解离，碱化尿液则使弱酸性药物在尿中解离，从而减少药物在肾小管重吸收，加速其排泄。临床利用改变尿液 pH 的办法加速药物的排泄以治疗药物中毒。经肾小管分泌时，需要同一个载体的两个药物之间可发生竞争性分泌抑制，如丙磺舒与青霉素合用时，丙磺舒可抑制青霉素从肾小管分泌，从而延长青霉素作用维持时间。

2. 胆汁排泄　药物可通过胃肠道自血浆内以简单扩散的方式排入胃肠腔内，有些药物及代谢物可经胆汁主动排泄，进入肠腔后随粪便排出，如利福平、红霉素等由胆汁排泄多，有益于胆道感染治疗。有些药物从肝脏经胆汁排入肠腔，在肠道内又被重吸收进入血液循环，这种肝脏、胆汁、小肠间的循环称为肝肠循环。经肝肠循环的药物半衰期长，药效持久，如洋地黄毒苷。临床上可采用导泻等方法促进有肝肠循环的药物排泄。

3. 其他排泄途径　挥发性药物如吸入性麻醉药可以通过呼吸道排出，通过增加通气量可以加快这类药物的排泄。

部分弱碱性药（如吗啡、阿托品等）可经被动转运方式从乳汁中排泄，故哺乳妇女应谨慎使用，避免使哺乳儿出现不良反应。

有些药物也可以从汗腺和唾液腺排出，如利福平等。

三、药物的速率过程

药物在体内的过程是吸收、分布、代谢、排泄同时进行的动态过程，体内的药量或血药浓度始终随时间变化而变化，故称为药物的速率过程。药动学参数的计算可以定量反映药物在体内的这种动态变化规律，是临床制订和调整给药方案的重要依据。

（一）时 – 量关系和时 – 效关系

药物的速率过程表现为体内药量或血药浓度及作用强度与时间成函数关系，具体可用时 – 量关系和时 – 效关系表示。时 – 量关系描述的是体内药量或血药浓度随时间变化的动态规律，时 – 效关系描述的是药物作用强度或效应随时间变化的动态规律。以时间为横坐标，分别以剂量或效应为纵坐标，可以描绘出时 – 量关系曲线和时 – 效关系曲线，便于研究速率过程，确定最适当的给药剂量和给药间隔时间，拟定合理的治疗方案。由于血药浓度与药物效应成正相关，时 – 效关系曲线的形态和意义与时 – 量关系曲线相似，又因血药浓度的变化易于监测，所以时 – 量曲线更为常用。

以非静脉一次给药为例，药物的时 – 量关系和时 – 效关系要经历三个时期（图 1 – 1）。

1. 潜伏期　指用药后至开始出现确切疗效的时间，该期主要反映药物的吸收和分布过程。

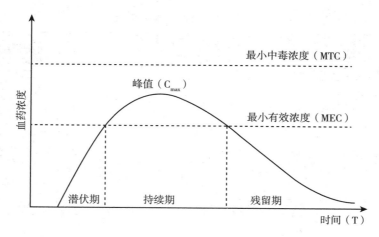

图 1 - 1 非静脉给药的时 - 量（效）关系曲线

2. 持续期 指维持有效浓度或基本疗效时间，该期与药物的吸收和消除速率有关。

3. 残留期 指体内药物降至最小有效浓度以下到完全消除的时间，该期与药物的消除速率有关。

（二）药物的消除与蓄积

1. 消除 药物经生物转化和排泄，血药浓度逐渐降低的过程为消除，包括药物在体内的代谢和排泄过程。药物消除方式主要有以下两种类型。

（1）恒比消除 又称一级动力学消除，是指单位时间内药物按恒定比例消除。其特点是药物的消除速率随血药浓度的下降而降低，大多数药物的消除属于此种方式。

（2）恒量消除 又称零级动力学消除，是指单位时间内药物按恒定数量消除。其特点是药物的消除速率是恒定值，多数药物当剂量过大、超过恒比消除能力极限时，机体以恒量消除的形式进行消除。

2. 半衰期（$t_{1/2}$） 一般指血浆半衰期，即血浆中药物浓度下降一半所需要的时间，反映药物在体内的消除速率。恒比消除的药物其半衰期是恒定值，不受血药浓度、给药途径等因素的影响，但当肝、肾功能不全时，药物的半衰期明显延长。

半衰期在临床用药中具有非常重要的意义。

（1）半衰期是药物分类的依据 依据半衰期的长短将药物分为短效类、中效类、长效类。

（2）可依据半衰期确定给药间隔及次数 一般按照半衰期或其倍数确定给药间隔及次数。

（3）半衰期可预测达到稳态血药浓度的时间和药物从体内消除的时间 根据半衰期确定给药间隔，分次恒量给药，4 ~ 5 个半衰期后，可达稳态血药浓度（表 1 - 2）。药物从最后一次给药后，经 4 ~ 5 个半衰期后，可视为从体内完全消除。

表 1 – 2　恒比消除药物的消除与积累关系表

半衰期数	一次给药		连续恒速恒量给药后体内累积药量（%）
	消除药量（%）	体存药量（%）	
1	50	50	50
2	75	25	75
3	87.5	12.5	87.5
4	93.8	6.2	93.8
5	96.9	3.1	96.9
6	98.4	1.6	98.4
7	99.2	0.8	99.2

3. 稳态血药浓度（C_{ss}）　以半衰期或其倍数为给药间隔，连续恒量给药，经 4 ~ 5 个半衰期后，药物的吸收与消除速率达到平衡，血药浓度基本稳定，此时血药浓度称为稳态血药浓度（C_{ss}），又称坪值。稳态血药浓度的大小取决于给药剂量，剂量大则稳态血药浓度高，剂量小则低。单位时间内给药总量相等，改变给药次数，坪值不变，但给药间隔时间缩短，血药浓度变化幅度减小，有利于安全用药，一般连续静脉滴注给药的血药浓度波动最小。如病情需要迅速达到坪值时，可采取首次剂量加倍，然后改为常用量的方法，此法在一个半衰期内即能达坪值，但仅适用于安全范围大的药物（图 1 – 2）。

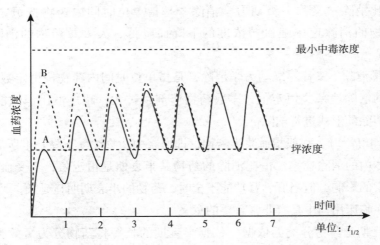

图 1 – 2　连续恒量血管外给药的血药浓度时间曲线
A. 剂量 D，间隔时间 $t_{1/2}$　B. 首次剂量 2D，后用 D，间隔时间 $t_{1/2}$

4. 蓄积　连续多次给药时，当药物消除速率低于给药速率时，体内药物不能及时消除，血药浓度逐渐升高的现象称为蓄积。药物蓄积是达到稳态血药浓度的前提，药物达到稳态血药浓度后的蓄积，则会使血药浓度超过安全范围，引起蓄积性中毒。临床上可利用药物的蓄积使血药浓度达到有效水平，然后再长期维持，如强心苷的全效量给药方法即是。

第四节 影响药物作用的因素

PPT

药物在体内产生的药理作用是药物和机体相互作用的结果，受药物和机体等多种因素的影响，导致药物作用增强或减弱，乃至产生质的变化。因此，只有充分考虑各种因素对药物作用的影响，才能制定出合理的给药方案，让患者获得最佳治疗效果的同时减少不良反应的发生。

一、药物方面的因素

药物方面的影响因素主要有药物的结构和理化性质、剂量与剂型、给药途径、给药时间和次数等。

（一）药物的结构

药物的化学结构是其产生药理作用的物质基础。一般来说，化学结构相似的药物具有相似的作用机制，引起相似的药理作用，称为构效关系，同时也是药物分类的主要依据。习惯上将结构和作用均相似的药物称为拟似药。有些药物结构虽相似，但药理作用相反，一般称为阻断药，例如华法林与维生素 K 结构相似，但前者为抗凝血药，后者为促凝血药。另外，有些药物结构相同但互为光学异构体，其作用不同，如奎尼丁与奎宁互为光学异构体，奎尼丁是抗心律失常药，奎宁是抗疟疾药。

（二）药物的剂型

同一药物不同剂型其生物利用度不同，致使血药浓度出现较大差异，影响药物的疗效。一般来说，注射剂比口服制剂吸收快；口服给药时，溶液剂吸收最快，颗粒剂次之，片剂和胶囊剂较慢。吸收快的剂型，药物血药浓度峰值较高，起效快，作用强，维持时间短。反之，吸收慢的剂型，起效慢，作用较弱，维持时间相对较长。

（三）药物的剂量

用药剂量是影响药物作用的主要因素。一般来说，药物作用的强度取决于体内的药物浓度，而体内药物的浓度又取决于给药剂量。在一定范围内，剂量越大，血药浓度越高，作用也就越强。但超过一定范围，则会出现质的变化，引起毒性反应，甚至导致死亡。因此，临床用药时，必须注意药物剂量与作用之间的关系，严格掌握用药剂量，发挥较好疗效的同时，避免出现毒性反应。

根据量－效关系示意图（图 1－3）可知，在无效量时，因用药剂量过小，在体内达不到有效浓度，不出现药理作用，随剂量加大，则开始出现治疗作用，此时的剂量为"最小有效量"。继续加大剂量，直至出现最大治疗作用，此时的剂量为"最大治疗量"，又称"极量"。

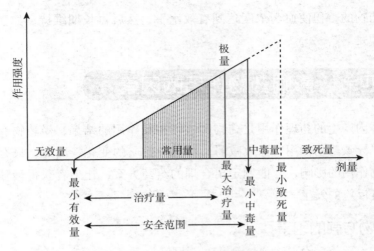

图1-3　药物量-效关系示意图

（1）治疗量　从最小治疗量到极量之间的剂量。

（2）中毒量　超过极量，引起毒性反应的剂量。最后导致死亡的剂量称为"致死量"。

（3）常用量　临床具体用药时，需要确定某种药物对大多数人有效而安全的剂量，通常采用最小有效量和极量之间的某一段剂量范围。

（4）安全范围　评价药物安全性时，多考察药物的安全范围，即指最小有效量和最小中毒量之间的范围。一般安全范围越大，用药越安全，反之越不安全。

（5）治疗指数（TI）　是用于评价药物安全性的指标，指药物半数致死量（LD_{50}）和半数有效量（ED_{50}）的比值。半数有效量是能引起50%阳性反应的剂量。一般来说，治疗指数越大，药物的安全性就越高。

（四）给药途径

不同给药途径主要影响药物作用的强弱和快慢，少数药物也影响药物作用的性质，如口服硫酸镁，出现导泻和利胆作用，静脉注射则出现降血压、抗惊厥作用。临床用药时，应在熟悉各种给药方法特点的基础上，根据病情需要和药物性质确定给药方案。常用给药方法特点见表1-3。

表1-3　常用给药方法特点比较

给药方法	优点	缺点
口服	安全、简便、应用广	吸收慢，干扰因素多，首关消除明显药物不宜
舌下给药	起效快，无首关消除	刺激性药物不宜，吸收面积小，吸收量少
直肠给药	起效快，无首关消除	使用不便，吸收面积小，吸收量少
皮下注射	剂量准确，作用时间较长	用量小，刺激性药物不宜
肌内注射	剂量准确，作用较快、较强	有局部刺激，操作较复杂

续表

给药方法	优点	缺点
静脉注射或滴注	可准确调整剂量，无吸收过程，立即起效	操作复杂，严格无菌，技术性高，费用较高
椎管注射	直接注入脊髓蛛网膜下隙，发挥中枢作用	技术要求最高，有一定风险，费用较高
吸入法	起效快，维持时间短，适于气体或挥发性液体药物	呼吸道刺激，剂量不易控制
皮肤、黏膜给药	局部作用，给药方便	吸收最慢且不规则

（五）给药时间和次数

1. 给药时间 是决定药物能否发挥其应有作用的重要因素。一般口服药物饭前给药吸收较好，起效较快；饭后给药则吸收较差，起效慢。刺激性药物一般饭后服用，催眠药物则应在睡前服用。驱肠虫药宜空腹服用，以便迅速入肠，并保持较高浓度。研究表明，机体对药物的敏感性还呈现昼夜节律性变化。长期服用糖皮质激素的患者，应根据其分泌的昼夜节律性于上午 8 时左右给药。

2. 给药次数或给药间隔 一般根据病情需要和药物的消除速率（半衰期等）来确定。在体内消除快的药物，其半衰期短，应增加给药次数；消除慢的药物，其半衰期长，则应延长用药的时间间隔。有时是根据有效血药浓度而定，如红霉素的消除半衰期约为 2 小时，但有效血药浓度可维持 6～12 小时，故红霉素一般 6 小时给药一次。

3. 反复用药 机体在反复使用药物后，相应的生理生化功能常会发生一定的变化和适应性调整，影响药物的疗效，反复使用具有致依赖性的药物会带来各种不良反应和社会危害。

（六）药物的相互作用

临床上为增强疗效，减少不良反应，延缓耐药性的产生，通常采用联合用药的方法。联合用药是指两种或两种以上的药物同时或先后使用，又称配伍用药。联合用药后出现的作用称为药物的相互作用，可以发生在体外或体内，前者称配伍禁忌，是指药物在体外配伍时发生物理或化学变化而影响药物的疗效，也包括应用后发生疗效降低、不良反应增大的现象。体内的相互作用包括药动学或和药效学两方面。药动学的相互作用指药物在吸收、分布、代谢、排泄过程中被其他药物干扰，导致有效血药浓度改变，药物的效应增强或减弱，如青霉素与丙磺舒合用，后者可使前者排泄减慢而使其作用增强。药效学的相互作用是指药物作用之间的相互影响，其结果有两种：协同作用（联合用药后使药物作用增强，如吗啡与阿托品合用治疗胆绞痛，前者具有镇痛作用，后者可解除胆道痉挛，合用使疗效增强）和拮抗作用（联合用药后使药物作用减弱，如沙丁胺醇与普萘洛尔合用，前者的扩张支气管作用可被普萘洛尔拮抗而减弱）。临床上一般配伍具有协同作用的药物来增强疗效，配伍具有拮抗作用的药物来降低不良反应。不恰当的联合用药往往由于药物间相互作用而使疗效降低或出现意外的毒性反应。

二、机体方面的因素

（一）年龄与体重

药物的常用量是适用于成年人（18~65 岁）的平均剂量，不同年龄的人，其生理特点不同，对药物的反应也有所不同。在正常体重范围内，血药浓度差异不大；体重过高或过低的，其脂肪含量则会有明显差异，影响药物的消除与蓄积，产生不同的血药浓度。因此，用药时应根据年龄、体重情况，合理选择药物并调整给药剂量。

1. 老年人　一般把 65 岁以上者称为老年人，由于老年人器官功能减退，药物的吸收和消除能力均下降，各种药物的半衰期均有不同程度的延长，故用药剂量一般为成人剂量的 3/4 左右，老年人血浆蛋白含量较低，故药物与血浆蛋白结合率偏低，作用时间发生改变；老年人心血管系统的顺应性降低，对影响血压、心率的药物比较敏感，对尿潴留、大便秘结等不良反应的耐受能力差。另外，某些老年人记忆力减退，用药依从性较差，应注意合理选择服用方法。

2. 儿童　尤其是早产儿和新生儿，各种生理功能和自身调节功能尚未充分发育，体重等生理指标与成人有很大差别，对药物的反应一般比较敏感。新生儿肾功能仅有成年人的 20%，使用庆大霉素时半衰期长达 18 小时，为成年人（2 小时）的 9 倍。因此，应根据儿童的年龄和发育情况及所用药物的特点，考虑可能影响药物作用的因素，并采用合适的计算方法，拟定给药方案。目前小儿用药剂量常用以下方法计算。

（1）**按体重计算**　这是最常用的计算方法，可算出每天或每次需用量：

每天（次）剂量 = 患儿体重（kg）× 每天（次）每千克体重所需药量

患儿体重应以实际测得值为准，年长儿按体重计算如已超过成人剂量则以成年人量为上限。

若不能直接称体重时可按年龄推算：

1~6 个月体重（kg）= 月龄（足月）×0.7 + 出生体重

7~12 个月体重（kg）= 月龄（足月）×0.5 + 出生体重

1~14 岁体重（kg）= 年龄（周岁）×2 + 8

（2）**按成人剂量折算法**　是在没有药物的单位体重剂量情况下，用成人剂量来推算小儿剂量：

小儿剂量 = 成人剂量 × 小儿体重（kg）/50

此方法仅限于一般药物。

（3）**体表面积计算法**　此法比按体重计算更准确，考虑了基础代谢、肾小球滤过率等生理因素，但由于方法烦琐，缺乏可操作性，未能广泛应用。

小儿体表面积计算公式：

体重 ≤30kg，小儿体表面积（m²）= 体重 ×0.035 + 0.1

体重 >30kg，小儿体表面积（m²）=（体重 −30）×0.020 + 1.05

每天（次）剂量 = 患儿体表面积（m²）× 每天（次）每平方米体表面积所需药量

（二）性别

除性激素外，不同性别对药物的反应通常无明显差别，但女性的月经期、妊娠期、分娩期、哺乳期等特殊生理期，对药物的反应较一般情况有所不同，用药时应适当考虑。妇女月经期不宜服用泻药和抗凝药，以免盆腔充血月经增多。对已知的致畸药物如锂盐、华法林、苯妥英钠及性激素等在妊娠 3～12 周胎儿器官发育期内应严格禁用。此外，妊娠晚期及哺乳期还应考虑药物通过胎盘及乳汁对胎儿及乳儿发育的影响。

（三）个体差异和种族差异性

1. 个体差异 大多数人在年龄、体重、性别等基本条件相同的情况下，对药物的反应是相似的，但少数人表现不同，称为个体差异。具体表现有量的差异，也有质的不同。

（1）量的差异 少数个体对药物特别敏感，较小剂量就可产生明显作用的现象，称为高敏性。反之，少数个体对药物特别不敏感，需要较大剂量才能产生明显作用的现象，称为耐受性。另外，病原生物或肿瘤细胞对药物不敏感的现象称为耐药性。因此，临床用药时必须采取个体化给药方案，才能达到预期的治疗效果而又减少不良反应。

（2）质的不同 主要是特异质反应，是指少数个体由于遗传因素所致的对某些药物的反应特别敏感，很小剂量即可产生超出常人的异常反应。特异质反应与遗传有关，常因体内缺少某些代谢酶所致，如缺乏葡萄糖–6–磷酸脱氢酶的患者，使用磺胺药或吃新鲜蚕豆时易发生急性溶血反应，出现溶血性贫血或黄疸。

2. 种族性差异 药物反应具有种族差异，其原因包含遗传和环境两个方面。不同种族具有不同遗传背景，导致一些药物的代谢和反应存在种族差异。如在乙醇代谢方面，黄种人体内生成的乙醛血浆浓度比白种人高，更易出现面红和心悸。

（四）病理状态

疾病能改变机体处理药物的能力，并影响机体对药物反应的敏感性，因此，病理状态下，药物对机体产生的效应会发生一定的变化。如解热镇痛药物只对发热患者具有退热作用，对正常体温则无影响。阿托品正常极量为 5～10mg，而有机磷农药中毒患者对阿托品高度耐受，抢救剂量远超过此剂量。肝脏病变时药物的半衰期延长，作用增强，毒性增加，应避免使用或慎用在肝脏代谢，经肝胆系统排泄或对肝脏有损害的药物。肾功能不全时，主要经肾脏排泄的药物消除速度减慢，半衰期延长。如果使用不当，药物或其代谢产物在体内蓄积可引起中毒，乃至死亡。因此，肾功能不全患者用药时，应根据药物的代谢过程、排泄途径和毒性大小适当调整用药剂量。

（五）心理因素

患者的精神状态与药物疗效密切相关，人体的生理功能受到心理和精神活动的调节和影响。保持积极、乐观的心理状态，主动配合治疗，就能更好地发挥药物的治疗作用。因此，应运用心理辅导、心理治疗等手段帮助患者解除精神压力，恢复心理平衡，以取得较好的治疗效果。

目标检测

一、单项选择题

1. 属于药动学研究范畴的是
   - A. 药物作用机制
   - B. 药物不良反应
   - C. 药物体内过程
   - D. 药物临床应用

2. 相对于药理学，关于药物治疗学的正确论述是
   - A. 着重研究合理用药原则及注意事项
   - B. 侧重于药物作用的理论研究
   - C. 着重从药物角度研究药物治疗疾病的作用
   - D. 主要研究药物治疗疾病的机制及影响因素

3. 中国第一部由政府颁布的药物学权威著作，被认为是世界上第一部国家药典的是
   - A.《神农本草经》
   - B.《新修本草》
   - C.《本草纲目》
   - D.《药物学》

4. 药效学是研究
   - A. 药物对机体的作用机制和规律
   - B. 机体对药物的处置科学
   - C. 药物临床用量
   - D. 机体对药物的反应

5. 药物的吸收过程是指
   - A. 药物与作用部位结合
   - B. 药物随血液分布到各组织器官
   - C. 药物从给药部位进入血液循环
   - D. 药物进入胃肠道

6. 药物副作用是指
   - A. 治疗剂量下所产生的与治疗目的无关的作用
   - B. 长期用药或剂量过大产生的不良反应
   - C. 机体对药物的耐受性低所产生的
   - D. 机体对药物的敏感性过高引起的不良反应

7. 服用巴比妥类药物催眠，次晨仍有困倦、乏力、嗜睡等反应是
   - A. 治疗作用
   - B. 副作用
   - C. 后遗效应
   - D. 继发反应

8. 药物的肝肠循环可影响
   - A. 药物的体内分布
   - B. 药物的代谢
   - C. 肝肾功能
   - D. 药物作用持续时间

9. 受体激动药是
   - A. 与受体有较强的亲和力，又有较强内在活性的药物
   - B. 与受体有较强的亲和力，无内在活性的药物
   - C. 与受体无亲和力，有较强内在活性的药物

D. 与受体有亲和力，又有较弱内在活性药物

10. 下列关于与药物有关的描述，错误的是
    A. 药物只有治疗作用
    B. 临床用药均有一定的剂量范围
    C. 多数药物作用于受体
    D. 维生素也有一定不良反应

11. 弱酸性药在碱性尿液中特点是
    A. 解离多，再吸收多，排泄快
    B. 解离少，再吸收少，排泄快
    C. 解离多，再吸收多，排泄慢
    D. 解离多，再吸收少，排泄快

12. 药物产生副作用的原因是
    A. 半数致死量较小
    B. 半数有效量较小
    C. 药物的选择性较低
    D. 机体对药物过于敏感

13. 药物的过敏反应与下列哪项有关
    A. 剂量大小
    B. 药物毒性大小
    C. 性别
    D. 个体差异

14. 药物作用开始的快慢取决于
    A. 药物的转运方式
    B. 药物吸收的快慢
    C. 药物排泄的快慢
    D. 药物的血浆半衰期

15. 连续给药后，药物需经过几个半衰期达稳态血药浓度
    A. 1 个
    B. 3 个
    C. 5 个
    D. 7 个

16. 下列哪项可称为首关消除
    A. 苯巴比妥钠肌内注射后被肝药酶代谢，使血中药物浓度降低
    B. 硝酸甘油舌下给药，自口腔黏膜吸收，经肝代谢后药效降低
    C. 青霉素口服后被胃酸破坏，使吸收入血的药量减少
    D. 普萘洛尔口服，经肝代谢，使进入体循环的药量减少

17. 经肝药酶代谢的药物与肝药酶诱导药合用一段时间后，其效应可能
    A. 无变化
    B. 减弱
    C. 消失
    D. 增强

18. 关于零级动力学消除，下列论述错误的是
    A. 体内药物按恒量消除
    B. 无稳态血药浓度
    C. $t_{1/2}$ 是不恒定的
    D. 单位时间消除量与血药浓度无关

19. 关于药物与血浆蛋白结合后的正确叙述是
    A. 结合型受血浆蛋白含量影响
    B. 结合后药理活性增强
    C. 是一种不可逆结合
    D. 结合后可通过生物膜转运

20. 某药 $t_{1/2}$ 为 8 小时，一天给药 3 次，达稳态血药浓度的时间是
    A. 16 小时
    B. 24 小时
    C. 40 小时
    D. 50 小时

二、多项选择题

21. 药物的基本作用包括
    A. 选择作用
    B. 抑制作用

  C. 防治作用   D. 兴奋作用

  E. 吸收作用

22. 下列哪些给药途径存在吸收过程

  A. 口服给药   B. 肌内注射

  C. 静脉注射   D. 皮肤给药

  E. 直肠给药

23. 下列有关过敏反应的叙述，正确的是

  A. 致敏原可能是药物本身或其代谢产物

  B. 与用药剂量有关

  C. 症状轻重相差悬殊

  D. 给药前做过敏试验，阴性者不出现过敏

  E. 也称变态反应

三、简答题

1. 简述影响药物作用的因素。

2. 简述药物作用的两重性。

书网融合……

   微课   划重点   自测题

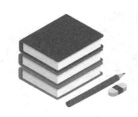

第二章 传出神经系统药

学习目标

知识要求

1. **掌握** 传出神经系统受体的类型、分布与生理效应；毛果芸香碱、新斯的明、阿托品、肾上腺素、去甲肾上腺素、异丙肾上腺素的药理作用、临床应用和不良反应。

2. **熟悉** 常见的传出神经系统递质、作用方式及药物分类；胆碱酯酶复活药的特点；山莨菪碱、东莨菪碱、多巴胺、麻黄碱、间羟胺、酚妥拉明和 β 受体阻断药的作用特点、临床应用及不良反应。

3. **了解** 传出神经系统递质（乙酰胆碱和去甲肾上腺素）的合成与代谢；其他胆碱类药物、肾上腺素类药物的作用特点及临床应用。

能力要求

1. 熟练掌握根据患者所患传出神经系统相关的疾病推荐合适药品的技能。

2. 学会指导患者正确使用传出神经系统药，并交代用药注意事项。

3. 会运用传出神经系统药的理论知识，解决患者的合理用药咨询。

第一节 概 述

PPT

一、传出神经的分类

（一）传出神经按解剖学分类

1. 自主神经（植物神经） 包括交感神经和副交感神经，自中枢发出后在神经节更换神经元，然后到达所支配的效应器，故有节前纤维与节后纤维之分，主要支配心脏、平滑肌、腺体等效应器。大部分内脏器官及其组织一般都接受交感神经和副交感神经的双重支配，而交感神经与副交感神经对同一器官的作用往往呈现生理性拮抗效应，但通过中枢神经系统的调节，它们的作用既对立又统一，可从正反两方面调节内脏器官的活动而表现为协调一致。

2. 运动神经 自中枢发出后，中间不更换神经元，直接到达所支配的骨骼肌，所以无节前纤维和节后纤维之分（图2-1）。机体的运动功能从简单的膝反射和肌紧张，到复杂的随意运动，都是在中枢神经系统的调控下由支配骨骼肌的运动神经系统调节完成的。

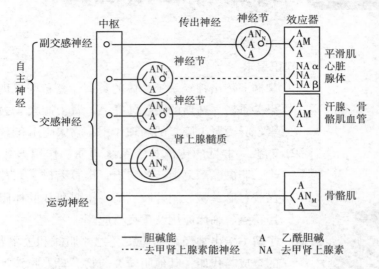

图2-1 传出神经递质和分类模式图

（二）传出神经按递质分类

1. 传出神经递质 能够传递神经信息的化学物质叫作递质。神经系统的前一级神经元与次一级神经元或神经元与效应器细胞之间的连接处称为突触。突触由突触前膜、突触间隙和突触后膜组成。当神经冲动到达神经末梢，突触前膜释放递质进入突触间隙，然后与突触后膜上的特异性受体结合产生生理效应。传出神经的递质主要有乙酰胆碱（ACh）和去甲肾上腺素（NA），除此以外，还有少量的多巴胺（DA）等。不同的神经纤维兴奋时，其末梢释放的递质不同（图2-1）。

2. 传出神经按递质分类 根据释放的递质不同，传出神经主要分为两个大类。

（1）胆碱能神经 当神经兴奋时其末梢释放乙酰胆碱，包括：①全部交感神经和副交感神经的节前纤维；②全部副交感神经的节后纤维；③极少数交感神经的节后纤维（如支配手掌汗腺分泌和骨骼肌血管舒张的交感神经）；④运动神经；⑤支配肾上腺髓质的交感神经。

（2）去甲肾上腺素能神经 当神经兴奋时其末梢主要释放去甲肾上腺素，包括绝大多数交感神经的节后纤维。

另外，某些外周交感神经纤维如支配肾及肠系膜血管的交感神经节后纤维，兴奋时末梢释放多巴胺，这种属于多巴胺能神经。

二、传出神经递质的生物合成与代谢

（一）乙酰胆碱（ACh）的生物合成与代谢

在胆碱能神经末梢胞质中，胆碱和乙酰辅酶A在胆碱乙酰化酶的催化下合成乙酰胆碱。

乙酰胆碱形成后，即进入囊泡并贮存于囊泡中。当神经冲动到达末梢时，通过胞裂外排，向突触间隙释放 ACh。释放出的 ACh 与突触后膜上的受体结合而产生生理效应。ACh 释放后，被胆碱酯酶（AChE）水解而生成乙酸和胆碱，部分胆碱可被神经末梢再摄取入细胞内利用。

（二）去甲肾上腺素（NA）生物合成与代谢

NA 在去甲肾上腺素能神经的细胞质中合成，原料来自血液的酪氨酸，在酪氨酸羟化酶的催化下生成多巴，多巴在多巴脱羧酶的作用下生成多巴胺，然后进入囊泡，在囊泡内，多巴胺在多巴胺 β - 羟化酶的催化下生成 NA。

NA 的贮存和释放与 ACh 相似。NA 释放后的消除有两条途径：①75%～95% 被突触前膜和囊泡膜主动摄取进入囊泡内；②小部分被组织细胞内的儿茶酚氧位甲基转移酶（COMT）和单胺氧化酶（MAO）所破坏灭活。

三、传出神经系统的受体类型、分布及生理效应

传出神经系统的受体是根据与其选择结合的递质而命名，主要分为胆碱受体、肾上腺素受体。

（一）胆碱受体

能选择性与 ACh 结合的受体称为胆碱受体。由于这些受体对拟胆碱药物的敏感性不同，可分为毒蕈碱型胆碱受体和烟碱型胆碱受体。

1. 毒蕈碱型胆碱受体（M 胆碱受体或 M 受体）　对以毒蕈碱为代表的拟胆碱药较为敏感，分布在副交感神经节后纤维所支配的效应器细胞膜上，如心脏、血管、支气管及胃肠平滑肌、瞳孔括约肌和腺体等，可分为 $M_1 \sim M_5$ 五种亚型。M 受体激动时主要表现为心脏抑制、血管扩张、内脏平滑肌收缩、腺体分泌增加、瞳孔缩小等，上述激动时的效应统称为 M 样效应或 M 样作用。

2. 烟碱型胆碱受体（N 胆碱受体或 N 受体）　对烟碱比较敏感，根据分布不同，分为 N_N 受体和 N_M 受体两种亚型。N_N 受体主要分布在自主神经节和肾上腺髓质，激动时引起自主神经节兴奋，肾上腺髓质分泌增加。N_M 受体主要分布在骨骼肌细胞膜上，激动时引起骨骼肌收缩。N 受体激动时所呈现的效应称 N 样效应或 N 样作用。

（二）肾上腺素受体

能选择性与肾上腺素或去甲肾上腺素结合的受体称为肾上腺素受体。由于它们对药物的敏感性不同，可分为 α 受体和 β 受体。

1. α 肾上腺素受体（α 受体）　能被哌唑嗪阻断的受体为 α_1 受体，能被育亨宾阻断的受体称为 α_2 受体。α_1 受体主要分布在血管平滑肌（皮肤、黏膜、部分内脏血管）、瞳孔开大肌等处，激动时主要表现为皮肤、黏膜、内脏血管收缩和瞳孔扩大等。α_2 受体主要分布在去甲肾上腺素能神经突触前膜，对递质释放产生负反馈调节作用，其激

动时去甲肾上腺素释放减少。激动 α 受体所呈现的效应称 α 型作用。

2. β 肾上腺素受体（β 受体）　分为 β_1、β_2、β_3 三种亚型。β_1 受体主要分布在心脏、肾球旁细胞等组织，激动时引起心脏兴奋，肾素分泌增加等；β_2 受体主要分布在血管平滑肌（特别是骨骼肌血管和冠状血管）、支气管平滑肌等，激动时血管扩张、支气管平滑肌松弛、糖原分解、血糖升高等；β_3 主要分布在脂肪细胞，激动时脂肪分解等，包括普萘洛尔在内的多数 β 受体阻断药不能阻断 β_3 受体。激动 β 受体所呈现的效应称 β 型作用。

（三）多巴胺受体

能选择性地与多巴胺结合的受体称多巴胺受体，DA 受体分布于外周及中枢，可分为 D_1 和 D_2 亚型，主要分布在肾、肠系膜血管、冠状血管及脑血管平滑肌上，激动时引起上述血管扩张。

四、传出神经系统药物的作用方式和分类

（一）传出神经药物的作用方式

1. 直接作用于受体　大部分药物都是直接与受体结合而产生作用的。药物与受体结合后能激动受体而呈现与递质相似的作用，这类药物称为受体激动药，如异丙肾上腺素；药物与受体结合后，不激动该受体，反而占据受体，阻碍递质与受体结合，从而阻断冲动的传递，产生与递质相反的作用，这类药物被称为受体阻断药，如普萘洛尔。

2. 影响递质　药物可通过影响递质的生物合成、贮存、释放、消除或摄取过程而呈现作用。如胆碱酯酶抑制药能抑制胆碱酯酶的活性，阻止乙酰胆碱水解，使乙酰胆碱在突触间隙浓度增加，间接发挥拟胆碱作用；解磷定能使被抑制的胆碱酯酶恢复活性，间接发挥抗胆碱作用；麻黄碱和间羟胺，可促进去甲肾上腺素能神经末梢释放去甲肾上腺素而产生拟肾上腺素的作用；而胍乙啶可抑制肾上腺素能神经兴奋时递质的释放，产生抗肾上腺素作用；利血平主要抑制肾上腺素能神经末梢的突触前膜、囊泡膜对去甲肾上腺素的再摄取，并能破坏囊泡膜，使递质逐渐减少而耗竭，引起血压下降。

（二）传出神经药物的分类

传出神经系统药物可根据其作用的性质（激动受体或阻断受体）和对不同类型受体的选择性进行分类（表 2 − 1）。

表 2 − 1　常用传出神经系统药物的分类

拟似药	拮抗药
（一）胆碱受体激动药	（一）胆碱受体阻断药
1. M、N 受体激动药（乙酰胆碱）	1. M 受体阻断药（阿托品）
2. M 受体激动药（毛果芸香碱）	2. N_N 受体阻断药（美卡拉明）
3. N 受体激动药（烟碱）	3. N_M 受体阻断药（筒箭毒碱）

续表

拟似药	拮抗药
（二）胆碱酯酶抑制药 1. 易逆性胆碱酯酶抑制药（新斯的明） 2. 难逆性胆碱酯酶抑制药（有机磷酸酯类）	（二）胆碱酯酶复活药（氯解磷定）
（三）肾上腺素受体激动药 1. α、β 受体激动药（肾上腺素） 2. α 受体激动药 （1）α_1、α_2 受体激动药（去甲肾上腺素） （2）α_1 受体激动药（去氧肾上腺素） （3）α_2 受体激动药（可乐定） 3. β 受体激动药 （1）β_1、β_2 受体激动药（异丙肾上腺素） （2）β_1 受体激动药（多巴酚丁胺） （3）β_2 受体激动药（沙丁胺醇）	（三）肾上腺素受体阻断药 1. α、β 受体阻断药（拉贝洛尔） 2. α 受体阻断药 （1）α_1、α_2 受体阻断药（酚妥拉明） （2）α_1 受体阻断药（哌唑嗪） 3. β 受体阻断药 （1）β_1、β_2 受体阻断药（普萘洛尔） （2）β_1 受体阻断药（美托洛尔）

第二节 拟胆碱药

PPT

实例分析

实例 患者，女性，42 岁，主诉视物模糊、两眼发胀 1 年。查眼：角膜轻度浸润性水肿，左眼瞳孔较大，对光反应迟钝，玻璃体浑浊，眼底静脉曲张呈屈膝状；右眼瞳孔较小，反应迟钝，难见眼底。视力左眼 0.4，右眼 0.2；眼压左眼 36mmHg，右眼 51mmHg。诊断为慢性单纯性青光眼。

问题 1. 该患者应如何治疗？

2. 宜选何药治疗，用药有哪些注意事项？

一、胆碱受体激动药

（一）M 胆碱受体激动药

毛果芸香碱（Pilocarpine，匹鲁卡品）

毛果芸香碱是从毛果芸香属植物中提出的生物碱，也可人工合成，本品为叔胺类化合物，其水溶液稳定，常用 1%~2% 溶液滴眼。

【药理作用】

能选择性地激动 M 胆碱受体，产生各种 M 样作用，其中对眼和腺体的作用最明显。但其吸收入血后，全身作用也很广泛，故一般在眼科局部使用。

1. 对眼的作用 滴眼后能引起缩瞳、降低眼内压和调节痉挛等作用。

（1）缩瞳 毛果芸香碱可激动瞳孔括约肌的 M 胆碱受体，使瞳孔括约肌收缩，瞳孔缩小。

（2）降低眼内压 房水是从睫状体上皮细胞分泌及血管渗出而产生，经瞳孔流入前房，到达前房角间隙，主要经小梁网（滤帘）流入巩膜静脉窦，最后进入血流。毛果芸香碱可通过缩瞳作用使虹膜向中心拉紧，虹膜根部变薄，从而使处在虹膜周围部分的前房角间隙扩大，房水易于通过小梁网及巩膜静脉窦而进入循环，结果使眼内压下降。

（3）调节痉挛　使晶状体聚焦，适合于视近物的过程，称为调节。眼睛的调节主要取决于晶状体的屈光度变化。毛果芸香碱激动 M 受体，使睫状肌收缩，导致悬韧带松弛，晶状体变凸，屈光度增加，只适合于视近物，而视远物则难以使其清晰地成像于视网膜上，故视近物清楚，视远物模糊。毛果芸香碱的这种作用称为调节痉挛（图 2 - 2）。

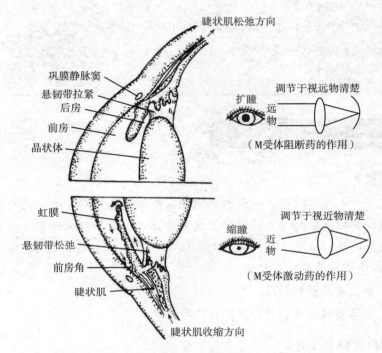

图 2 - 2　传出神经药对眼的作用示意图

上：胆碱受体阻断药的作用　下：胆碱受体激动药的作用

（箭头表示房水循环的方向）

2. 其他作用　较大剂量（10 ~ 15mg 皮下注射）可使汗腺和唾液腺等分泌增加，也可使内脏平滑肌收缩。

【临床应用】

1. 青光眼　毛果芸香碱滴眼可用于治疗青光眼。对闭角型青光眼疗效好，用药后数分钟可使眼压降低，作用迅速、温和而短暂。对早期开角型青光眼也有一定疗效。

毛果芸香碱能使眼内压迅速降低，从而缓解或消除青光眼症状。滴眼后易透过角膜进入眼房，作用迅速，10 分钟后出现作用，0.5 小时达高峰。与毒扁豆碱比较，毛果芸香碱作用温和而短暂，故用药间隔时间宜短，水溶液比较稳定。吸收后的不良反应主要由其 M 样作用所致，可用阿托品对抗。

你知道吗

青光眼

青光眼是眼内压间断或持续升高为主要特征的临床常见的眼科疾病，眼内压升高可以给眼球各部分组织和视功能带来损害，导致神经萎缩、视野缩小、视力减退甚至丧失。青光眼早期发现，及时降低眼内压，可有效防止视功能损害。

一般将青光眼分为闭角型和开角型两种。闭角型青光眼是由于虹膜根部前房角间隙狭窄，使房水回流受阻，眼内压升高；开角型青光眼主要是小梁网内皮细胞变性、增生致网眼狭窄、闭塞或巩膜静脉窦窦口变性、硬化等因素，阻碍房水循环，使眼内压升高。

2. 虹膜炎　与扩瞳药如阿托品等交替应用，可防止虹膜与晶状体粘连。

3. 其他　本药口服可缓解口腔干燥症。还可用于 M 受体阻断药阿托品类药物中毒的解救。

【不良反应】

1. 用药后因缩瞳和调节痉挛，可能发生暂时性近视、眉间痛、头痛和眼眶痛。滴眼浓度以 1% ~2% 为宜。

2. 过量可致 M 受体过度激动，引起兴奋症状如流涎、多汗、支气管痉挛导致呼吸困难等。

【用药指导】

1. 因毛果芸香碱可引起视远物不清，故在此症状消失之前，应避免驾驶、机械操作、高空作业等。

2. 用毛果芸香碱滴眼时应压迫内眦，避免药液经鼻泪管流入鼻腔经鼻黏膜入血引起全身不良反应，必要时可用阿托品对抗之。

3. 治疗虹膜炎时须与扩瞳孔药交替使用，以防止虹膜与晶状体粘连。

4. 毛果芸香碱遇光易变质，用药期间应避光保存。

西维美林 （Cevimeline）

西维美林为 M 受体激动药，能与毒蕈碱受体结合，促进唾液腺、汗腺、泪腺等外分泌腺的分泌作用，并可增加胃肠道与尿道平滑肌的张力。此药具有长效的催涎作用，副作用比毛果芸香碱少。用于干燥综合征患者的口干症状治疗。

同类型的药物还有醋甲胆碱、卡巴胆碱、氯贝胆碱等。

（二）N 胆碱受体激动药

烟碱 （Nicotine）

烟碱是烟叶（tobacco）的重要成分及 N 胆碱受体激动药的代表。作用很复杂，无临床治疗应用价值，但为烟草制品所含毒物之一，在吸烟的毒理中具有重要意义。

（三）M、N 受体激动药

乙酰胆碱（Acetylcholine，ACh）

乙酰胆碱是体内的胆碱能神经递质，药用为人工合成品。因其选择性低，故不良反应多；作用短暂，在体内迅速被胆碱酯酶破坏；化学性质不稳定，遇光易分解，故无临床使用价值。现主要用作药理实验的工具药。

二、胆碱酯酶抑制药

胆碱酯酶抑制药能抑制胆碱酯酶活性，使乙酰胆碱水解减少，从而使胆碱能神经末梢释放的乙酰胆碱大量堆积，表现 M 样及 N 样作用。按药物与胆碱酯酶结合后水解程度的难易，分为两类：一类是易逆性胆碱酯酶抑制药，如新斯的明等；另一类为难逆性胆碱酯酶抑制药，如有机磷酸酯类。

（一）易逆性抗胆碱酯酶药

新斯的明（Neostigmine）

新斯的明是人工合成品，口服吸收少而不规则（口服剂量比皮下注射量大 10 倍以上），不易通过血 – 脑屏障，对中枢影响较小。新斯的明不易透过角膜屏障进入前房，故对眼的作用弱。

【药理作用】

1. 兴奋骨骼肌　本药对骨骼肌作用最强，其除了抑制胆碱酯酶外，还能直接激动骨骼肌运动终板 N_M 受体，也可以促进运动神经末梢释放乙酰胆碱。

2. 兴奋平滑肌　对胃肠及膀胱平滑肌作用较强，能促进胃收缩，促进肠蠕动，收缩膀胱平滑肌。

3. 减慢心率　对心脏的 M 样作用能减慢房室传导，从而减慢心率。

【临床应用】

1. 重症肌无力　新斯的明能促进肌力恢复，是治疗重症肌无力的首选药。一般宜口服给药，可使症状很快改善且相对安全；重症患者或紧急情况时，则可采取皮下或肌内注射。

皮下或肌内注射新斯的明后，经 15 分钟左右即可使症状减轻，维持 2~4 小时。除严重和紧急情况外，一般采用口服给药，因需经常给药，故要掌握好剂量，以免因过量转入抑制，引起"胆碱能危象"使肌无力症状加重。如疗效不够满意时，可并用糖皮质激素制剂或硫唑嘌呤等免疫抑制药。

2. 腹部胀气和尿潴留　新斯的明可增强胃肠壁和膀胱平滑肌的张力，促进排便和排尿，故可治疗手术后腹部胀气和尿潴留。

3. 阵发性室上性心动过速　在压迫眼球或颈动脉窦等兴奋迷走神经措施无效时，可用新斯的明，通过 M 样作用，使心率减慢。

4. 筒箭毒碱过量解毒　可用于非除极化型骨骼肌松弛药（如筒箭毒碱）过量时的解毒。

5. 阿托品中毒　可对抗阿托品中毒引起的外周症状。

你知道吗

重症肌无力

重症肌无力是一种慢性自身免疫性疾病，由于患者血清内存在专门对抗 N_M 受体的抗体，使神经－肌肉接头的 N_M 受体受到损害，数量大量减少，从而导致神经－肌肉接头传递障碍。临床表现为眼睑下垂、肌肉无力、咀嚼和吞咽困难等症状，严重者可出现呼吸困难、呼吸衰竭而死亡。

【不良反应】

1. 治疗量时副作用较小，可产生恶心、呕吐、腹痛、肌肉颤动等，其 M 样作用可用阿托品对抗。

2. 胆碱能危象 剂量过大可使肌无力症状加重，表现为大量出汗、大小便失禁、瞳孔缩小、眼痛、心动过缓、肌痉挛等症状，亦可见共济失调、惊厥、昏迷、语言不清等中枢症状。

【用药指导】

1. 本药口服吸收少，个体差异大，静脉注射时存在一定的危险性。

2. 用药过程中要注意鉴别疾病与药物过量引起的肌无力症状。用药后，肌无力现象应缓解改善，若肌无力不仅不缓解，反而加重，要警惕出现胆碱能危象，一旦发现，需及时处理。处理原则措施包括停药、用 M 受体阻断药（如阿托品）和胆碱酯酶复活药进行对抗治疗。

3. 禁用于机械性肠梗阻、尿路阻塞和支气管哮喘患者。

> 请你想一想
>
> 为什么新斯的明对骨骼肌的作用最强？

毒扁豆碱（Physostigmine，依色林）

毒扁豆碱是从西非毒扁豆中提取的一种生物碱，现已能人工合成。其水溶液不稳定，易氧化成红色，疗效减弱，故应避光保存在棕色瓶内。口服及注射都易吸收，也易透过血－脑屏障进入中枢。

因其选择性低、毒性较大，一般不全身给药。主要局部用于治疗青光眼，作用较毛果芸香碱强而持久，但刺激性较大。滴眼时应压迫内眦，避免药液流入鼻腔后吸收，引起中毒。全身给药仅用于阿托品等胆碱受体阻断药中毒的解救。

其他易逆性胆碱酯酶抑制药见表 2-2。

（二）难逆性抗胆碱酯酶药

有机磷酸酯类与胆碱酯酶结合后，时间持久，胆碱酯酶难以恢复，故称难逆性抗胆碱酯酶药，对人体的毒性很强。主要用作农业或环境卫生杀虫剂，如乐果、敌敌畏、敌百虫、马拉硫磷等。有些则用作战争性毒气，如沙林、梭曼和塔崩等。内容详见解毒药。

表 2 - 2　其他易逆性胆碱酯酶抑制药

药物	作用特点	临床应用
溴吡斯的明	似新斯的明，稍弱，起效慢，作用时间长，适于晚上用药	重症肌无力，手术后腹气胀和尿潴留
安贝氯铵	抑制胆碱酯酶与兴奋骨骼肌作用均比新斯的明强而持久	重症肌无力，对不能耐受新斯的明和吡斯的明的患者尤为适用
加兰他敏	似新斯的明，但较弱，可透过血 - 脑屏障	重症肌无力，脊髓灰质炎后遗症，阿尔茨海默症
依酚氯铵	作用同溴吡斯的明，较弱，起效快而短暂	诊断重症肌无力，用作骨骼肌松弛药的对抗药
石杉碱甲	作用强，并能促进记忆再现和增强记忆保持	重症肌无力及良性记忆障碍，对阿尔茨海默病及脑器质性病变的记忆障碍可缓解

第三节　抗胆碱药

PPT

实例分析

实例　患者，女性，30 岁，因"食用过期变质的食物出现上腹部疼痛，阵发性加剧，并伴有恶心、呕吐、腹泻等症状"前去医院就诊。诊断为急性胃肠炎。医生给予左氧氟沙星和阿托品进行治疗，病情得到缓解。

问题　1. 阿托品应用的目的是什么？

2. 能否用山莨菪碱或东莨菪碱取代阿托品？

一、M 胆碱受体阻断药

（一）阿托品类生物碱

阿托品类生物碱主要有阿托品、东莨菪碱、山莨菪碱等，可从茄科植物的颠茄、曼陀罗、洋金花、唐古特莨菪中提取，也可人工合成。

阿托品 （Atropine）

【药理作用】

阿托品能阻断 M 受体，对腺体、眼、平滑肌、心脏等产生作用，大剂量兴奋中枢。

1. 抑制腺体分泌　唾液腺和汗腺最为敏感，小剂量（0.3~0.5mg）即引起口干和皮肤干燥，由于也能明显抑制汗腺分泌，可使患者体温升高。

2. 对眼睛的作用　扩瞳、升高眼内压和调节麻痹

（1）扩瞳　阿托品阻断虹膜括约肌上的 M 受体，括约肌松弛退向外缘，瞳孔开大肌原有张力保持不变，使瞳孔扩大。

（2）升高眼内压　阿托品的扩瞳作用使括约肌退向外缘，其根部变厚，前房角间隙变窄，房水回流障碍，眼内压升高，故青光眼患者禁止使用。

（3）**调节麻痹** 由于睫状肌松弛退向外缘，悬韧带拉紧，晶状体变扁平，导致屈光度降低，不能将近距离的物体清晰地成像于视网膜上，视近物模糊不清，只适于视远物，该作用称为调节麻痹。

3. 松弛内脏平滑肌 阿托品能松弛内脏平滑肌，对平滑肌处于痉挛时松弛作用最明显，又称为解痉药。其松弛内脏平滑肌作用的强弱依次为：胃肠道 > 膀胱 > 胆管、输尿管、支气管 > 子宫。

4. 兴奋心脏 较大剂量（1～2mg）的阿托品阻断 M 受体，能解除迷走神经对心脏的抑制作用，使心率加快，房室传导加快。对迷走张力高的青壮年，心率加快更明显，对老年人、婴幼儿的心率影响较小。

5. 扩张血管 大剂量可扩张外周及内脏血管，解除微小血管痉挛，改善微循环。其扩张外周血管和 M 受体阻断无关，可能是阿托品抑制汗腺分泌引起体温升高后的代偿性散热反应，也可能是直接扩张血管的作用。

6. 兴奋中枢 治疗量（0.5～1mg）阿托品对中枢无明显影响；大剂量（2～5mg）可兴奋延髓呼吸中枢和大脑皮质，出现烦躁不安、多语、谵妄；中毒剂量（10mg 以上）产生幻觉、定向障碍、运动失调甚至惊厥等；严重中毒则易由兴奋转入抑制，出现昏迷及呼吸麻痹而死亡。

【临床应用】

1. 解除各种内脏绞痛 对胃肠绞痛及膀胱刺激症状（如尿频、尿急）疗效较好；对胆绞痛及肾绞痛疗效较差，常需合用吗啡或哌替啶等镇痛药。阿托品松弛膀胱逼尿肌的作用可用于小儿遗尿症。因其舒张支气管平滑肌的同时抑制腺体分泌，而使呼吸道分泌物黏稠度增加，故不宜用于平喘。

2. 麻醉前给药 抑制呼吸道腺体及唾液腺分泌，防止分泌物阻塞呼吸道而发生吸入性肺炎，常用于全身麻醉前给药。也可用于严重盗汗、流涎症和溃疡病的辅助用药。

3. 眼科应用 ①虹膜睫状体炎：用0.5%～1%阿托品滴眼，可松弛虹膜括约肌及睫状肌，有利于炎症的消退。阿托品的扩瞳作用使虹膜退向外缘可防止虹膜与晶状体的粘连，常与缩瞳药毛果芸香碱交替应用。②验光配镜：因儿童的睫状肌调节功能较强，须阿托品发挥充分的调节麻痹作用，才能较准确地检验屈光度，故目前仍用于儿童验光。③检查眼底：阿托品的扩瞳作用有利于观察眼底病变，但因阿托品经房水循环消除慢，可维持一周左右，现已被后马托品等取代。

4. 治疗缓慢型心律失常 用阿托品可治疗迷走神经过度兴奋所致的窦性心动过缓、房室传导阻滞等缓慢型心律失常。但剂量过大时可致心率加快，心肌耗氧量增加，出现室颤的危险。

5. 抗休克 大剂量可用于治疗暴发型流脑、中毒性菌痢、中毒性肺炎等所致的休克，但需补充血容量，对于休克伴有高热或心率过速的患者，不宜使用。

6. 解救有机磷酸酯类中毒 大剂量的阿托品可解除有机磷酯类中毒的 M 样症状，

对中、重度中毒，应配合使用胆碱酯酶复活药及其他抢救措施，具体应用见解毒药。

【不良反应】

1. 副作用　常见的有口干、皮肤干燥、视物模糊、扩瞳、心悸、高热、眩晕、排尿困难、便秘等，停药后可逐渐消失，无需特殊处理。

2. 中毒反应　剂量过大除副作用症状加重外，可出现烦躁不安、多语、谵妄、幻觉及惊厥等中枢兴奋症状，严重中毒可由兴奋转入抑制，出现昏迷和呼吸麻痹而致死。一般情况下，阿托品的成人最小致死量为 80～130mg，儿童约为 10mg。

【用药指导】

1. 阿托品用药前向患者解释阿托品的副作用，以免患者恐慌。嘱咐患者口干要控制饮水，户外需佩戴太阳镜避免光线刺激，体温升高可用物理降温。

2. 抢救有机磷酸酯类中毒时，需较大剂量且反复用药以达到"阿托品化"，然后适当减量或延长用药间隔时间以防止中毒。

3. 用于缓慢型心律失常如心动过缓和房室阻滞时，剂量过大可致室性心动过速或心室纤颤，应予注意。

4. 慢性心功能不全、甲亢、溃疡性结肠炎患者慎用。

5. 滴眼时按住内眦部，以免流入鼻腔吸收中毒。

6. 前列腺肥大（能使尿道括约肌收缩而加重排尿困难）、青光眼、幽门梗阻患者禁用。

7. 解救阿托品中毒主要是对症处理。可用地西泮或小量苯巴比妥对抗中枢兴奋症状，用毛果芸香碱、毒扁豆碱对抗其外周作用。

山莨菪碱（Anisodamine）

山莨菪碱是从我国茄科植物唐古特莨菪中提取的生物碱。天然品称为 654－1，人工合成品称 654－2。与阿托品相比，其作用特点为：①松弛平滑肌，解除血管痉挛，改善微循环的作用显著；②抑制腺体分泌，散瞳作用较阿托品弱；③不易通过血－脑屏障，中枢兴奋作用亦弱。常代替阿托品治疗感染性休克和内脏绞痛。不良反应和禁忌证与阿托品相似，但毒性较低。

东莨菪碱（Scopolamine）

东莨菪碱是从洋金花、莨菪和颠茄等植物中提取的生物碱。与阿托品相比，其作用特点为：①抑制腺体分泌、扩瞳作用强于阿托品，对心血管和内脏平滑肌作用较弱。②易透过血－脑屏障，中枢抑制作用明显，随剂量增加，依次为镇静、催眠、麻醉，但对呼吸中枢兴奋作用较强。主要用于麻醉前给药、晕动病和帕金森病。其具有防晕止吐的作用，可能因其抑制前庭神经内耳功能或大脑皮质功能以及抑制胃肠蠕动所致；防晕作用，预防性给药效果好，如已发生呕吐再用药则疗效差。也用于妊娠呕吐及放射病呕吐。对帕金森病可缓解流涎、震颤及肌强直，与其中枢抗胆碱作用有关。不良反应有嗜睡，其他与阿托品相似。此外，该药可引起老年人思维紊乱，老年人避免在麻醉前给药。

（二）阿托品类合成代用品

由于阿托品的作用广泛，副作用较多，为了克服这些缺点，合成了一些副作用较少的代用品，主要有扩瞳药、解痉药（表2−3）。

表2−3 阿托品类合成代用品

分类	药物	作用特点及临床应用
扩瞳药	后马托品	作用弱且短，主要用于眼底检查和验光
	托吡卡胺	起效快而作用短，用于眼底检查和验光
	尤卡托品	作用短暂，无明显调节麻痹，用于眼底检查
	环喷托酯	作用时间短，用于眼底检查和验光
解痉药	溴丙胺太林	对胃肠道M受体选择性高，作用强而持久，不易透过血−脑屏障，食物影响其吸收，主要用于胃十二指肠溃疡、胃肠绞痛、妊娠呕吐、遗尿症等
	贝那替嗪（胃复康）	解痉作用较明显，也能抑制胃酸分泌，还有安定作用，适用于兼有焦虑症的溃疡病、胃酸过多症、肠蠕动亢进或膀胱刺激征的患者

二、N 胆碱受体阻断药

N 胆碱受体阻断药可分 N_N 胆碱受体阻断药和 N_M 胆碱受体阻断药。N_N 胆碱受体阻断药又称为神经节阻断药，因选择性低，不良反应多且严重，现已少用。目前较常用的药物有美卡拉明（美加明）和樟磺咪芬（阿方那特），主要作为麻醉辅助用药。

N_M 胆碱受体阻断药也称骨骼肌松弛药，简称肌松药，阻断神经−肌肉接头的 N_M 胆碱受体妨碍神经冲动的传递，使骨骼肌松弛，便于在较浅的麻醉下进行外科手术。根据其作用方式的特点，可分为除极化型和非除极化型两类。

（一）除极化型肌松药

该类药物与运动终板膜上的 N_M 胆碱受体相结合，不易被胆碱酯酶水解，持续激动 N_M 受体，产生较持久的除极化，使终板膜不能对乙酰胆碱起反应（处于不应状态），从而使骨骼肌松弛。

琥珀胆碱（Succinylcholine，司可林）

【药理作用】

静脉注射 10~30mg 琥珀胆碱后，患者先出现短时间肌束颤动；1 分钟内即转为松弛，通常从颈部肌肉开始，逐渐波及肩胛、腹部和四肢；约在 2 分钟时肌松作用最明显；在 5 分钟内作用消失。

【临床应用】

静脉注射作用快而短暂，对喉肌的麻痹力强，故适用于气管内插管、气管镜、食道镜等短时操作。静脉滴注适用于较长时间手术，作为外科麻醉辅助用药，使肌肉完全松弛，在浅麻醉下获得满意肌松效果。

【不良反应和用药指导】

1. 术后肌痛　与本药引起肌束颤动损伤肌梭有关，一般 3~5 天自愈，无需特殊处理。

2. 升高眼内压　与本药引起眼外肌颤动有关，青光眼和白内障晶体摘除术患者禁用。

3. 升高钾血症　由于骨骼肌持久除极化，导致大量的钾离子外流，血钾浓度升高。故烧伤、广泛性软组织损伤、偏瘫和脑血管意外等患者（一般血钾已较高）禁用琥珀胆碱，以免产生高钾血症性心搏骤停。

4. 呼吸肌麻痹　可发生于过量或静脉滴注过快或有遗传性胆碱酯酶缺乏者，用时必须备有人工呼吸机。有些氨基糖苷类抗生素和多肽类抗生素在大剂量时也有肌肉松弛作用，与琥珀胆碱合用时，易致呼吸麻痹，应注意。中毒时，用新斯的明解救无效，并可加重症状。

5. 严重肝功能不全、营养不良和电解质紊乱者慎用。

> **请你想一想**
>
> 为什么琥珀胆碱中毒时用新斯的明解救无效，并加重症状？

（二）非除极化型肌松药

本类药物与运动神经终板膜上的 N_M 胆碱受体结合，能竞争性地阻断 ACh 的除极化作用，使骨骼肌松弛，又称竞争型肌松药。

筒箭毒碱（Tubocurarine）

筒箭毒碱是从南美洲生产的浸膏箭毒中提取的生物碱，是临床应用最早的典型非除极化型肌松药。静脉注射后 4~6 分钟即可产生肌松作用。若剂量过大，会累及膈肌，患者可因呼吸肌麻痹而死亡。由于本药来源有限，并有一定缺点，故已少用。国产的氯甲左箭毒可供代用。

三碘季铵酚（Gallamine Triethiodide，加拉碘铵）

肌松作用和筒箭毒碱相似，但无阻断神经节和释放组胺的作用，却有较强的阿托品样作用，能明显解除迷走神经的张力，使心率加快，血压轻度升高，心输出量增加。静脉给药大部分经肾排出。重症肌无力、心动过速、高血压及肾功能不全者忌用。

本类药物还有泮库溴铵（Pancuronium）、维库溴铵（Vecuronium）、阿曲库铵（Atracurium），它们不阻断神经节 N_N 受体，较少促进组胺释放，不良反应轻，适合各类手术、气管插管术、破伤风及惊厥时作肌松药用。

第四节　肾上腺素受体激动药

PPT

实例分析

实例　患者，女性，25 岁，因"咳嗽、咯痰"就诊。诊断为呼吸道感染。医生给青霉素皮试后治疗，青霉素静脉滴注 10 分钟后，患者突然出现呼吸急促、烦躁不安、全身湿冷、面色苍白，测血压 70/40mmHg，呼吸 32 次/分，神志不清，呼之能应，口唇发绀。诊断为青霉素所致的过敏性休克。

　　问题　1. 该患者应首选何药进行抢救？

　　　　　　2. 用药时应注意什么？

　　肾上腺素受体激动药是一类能与肾上腺素受体结合并激动受体，产生与肾上腺素相似作用的药物，又称拟肾上腺素药。按药物对不同肾上腺素受体的选择性，可将肾上腺素受体激动药分为三类：①α、β受体激动药；②α受体激动药；③β受体激动药。

一、α、β受体激动药

肾上腺素（Adrenaline，Epinephrine，AD）

　　肾上腺素是肾上腺髓质分泌的主要激素，药用肾上腺素可从家畜肾上腺提取或人工合成，化学性质不稳定，遇光及在中性或碱性溶液中易氧化变色而失效。口服无效；皮下注射吸收较慢，作用维持1小时左右；肌内注射吸收快，作用维持10~30分钟；静脉注射立即见效，作用持续数分钟。

　　【药理作用】

　　主要激动α和β受体，产生α型和β型效应。特点是起效快、作用强、持续时间短。

　　1. 兴奋心脏　作用于心肌、传导系统和窦房结的β_1受体，加强心肌收缩性，加速传导，加快心率，提高心肌的兴奋性。

　　2. 对血管的作用（双重性）　激动α_1受体，皮肤黏膜血管、内脏血管收缩；激动β_2受体，骨骼肌血管、冠状血管舒张。

　　3. 对血压的影响（双相反应）　治疗量，收缩压升高，舒张压不变或下降；较大剂量静脉注射时，收缩压和舒张压均升高。肾上腺素的典型血压改变多为双相反应，即给药后迅速出现明显的升压作用，而后出现微弱的降压反应，后者持续作用时间较长。如事先给予α受体阻断药，肾上腺素的升压作用可被翻转，呈现明显的降压反应，表现出肾上腺素对血管β_2受体的激动作用，这种现象称为肾上腺素升压作用的翻转（图2-3）。 e微课

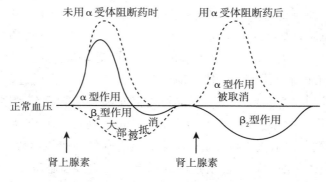

图2-3　肾上腺素升压作用的翻转示意图

4. 对支气管平滑肌的作用　肾上腺素能激动 β_2 受体，而松弛支气管平滑肌；激动 α 受体，收缩支气管黏膜血管，降低毛细血管通透性，有利于消除支气管黏膜水肿。

5. 对代谢的影响　肾上腺素能促进机体代谢，使糖原分解，血糖升高；加速脂肪分解，组织耗氧量增加。

【临床应用】

1. 心搏骤停　用于溺水、麻醉和手术过程中的意外、药物中毒、传染病和心脏传导阻滞等所致的心搏骤停。

2. 过敏性休克　肾上腺素激动 α 受体，收缩小动脉和毛细血管前括约肌，降低毛细血管的通透性；激动 β 受体可改善心功能，缓解支气管痉挛；减少过敏介质释放，扩张冠状动脉，可迅速缓解过敏性休克的临床症状，挽救患者的生命，为治疗过敏性休克的首选药。

3. 支气管哮喘　控制支气管哮喘的急性发作，皮下注射或肌内注射能于数分钟内奏效。本品由于不良反应严重、维持时间短，仅用于急性发作者。

4. 变态反应性疾病　肾上腺素可迅速缓解血管神经性水肿、血清病、荨麻疹、枯草热等变态反应性疾病的症状。

5. 与局麻药配伍　在普鲁卡因或利多卡因等局麻药中加入微量肾上腺素（一般为 1∶250000）可使注射部位血管收缩，延缓局麻药的吸收，减少毒性，延长麻醉作用的时间。

6. 局部止血　当鼻黏膜和牙龈出血时，可用浸有 0.1% 肾上腺素溶液的纱布作填塞止血。

【不良反应】

主要为心悸、烦躁、出汗、血糖升高等。过量或静脉注射太快，可使血压剧升，引起头痛，甚至心律失常、脑出血等。

【用药指导】

1. 禁用于高血压、脑动脉硬化、器质性心脏病、糖尿病和甲状腺功能亢进症等患者。

2. 本药作用强，使用时需严格控制给药剂量及途径。皮下注射或肌内注射时注意抽回血，以免误入血管，引起不良反应。①剂量过大时，α 受体过度兴奋使血压骤升，有发生脑出血的危险，故老年人慎用。②当 β 受体兴奋过强时，可使心肌耗氧量增加，能引起心肌缺血和心律失常，甚至心室纤颤，故应严格掌握剂量。

3. 本药应避光储存于阴凉处，使用前应检查制剂外观。抢救过敏性休克时一般可皮下注射或肌内注射 0.5～1mg，危急时亦可用生理盐水稀释 10 倍后缓慢静脉注射；抢救心搏骤停时常用心脏复苏三联针（肾上腺素 1mg、阿托品 1mg 及利多卡因 100mg）稀释 10 倍后缓慢静脉注射或进行心室内注射，具有降低心肌耗氧量及除颤的效能，有助于窦性节律恢复，但必须控制注射速度和用量，以免引起血压骤升及心律失常等不良反应。同时必须进行有效的人工呼吸、心脏按压和纠正酸中毒等。

4. 与局麻药合用时，一次用量不得超过 0.3mg。指、趾、耳部及阴茎处浸润麻醉时，不可加肾上腺素。

5. α 受体阻断药可翻转肾上腺素的升压作用。与全麻药、洋地黄、三环类抗抑郁药合用易产生心律失常。

多巴胺（Dopamine，DA）

【药理作用】

主要激动 α、β₁ 和多巴胺受体。

1. 心血管　低浓度时主要与位于肾脏、肠系膜和冠状动脉的多巴胺受体结合使血管舒张。高浓度的多巴胺可作用于心脏 β₁ 受体，使心肌收缩力加强，心排出量增加。继续增加给药浓度可激动 α 受体，使血管收缩，引起外周阻力增加，血压升高。

2. 肾脏　激动肾脏多巴胺受体，舒张肾血管，增加肾血流量及肾小球滤过率而利尿，同时还抑制肾小管的重吸收而排钠利尿。

【临床应用】

1. 抗休克　用于各型休克，如感染性休克、心源性休克及创伤性休克等，对伴有心肌收缩力减弱及尿量减少的休克患者尤为合适。

2. 急性肾衰竭　可明显改善肾功能，增加尿量，故常与利尿药合用治疗急性肾功能衰竭。

【不良反应】

一般较轻，偶见恶心、呕吐。如剂量过大或静脉滴注太快可出现心动过速、心律失常和肾血管收缩引起肾功能下降等，一旦发生，应减慢滴注速度或停药。

【用药指导】

1. 心动过速、心室颤动、闭塞性血管病、动脉粥样硬化、高血压、甲亢和糖尿病患者慎用，嗜铬细胞瘤患者禁用。

2. 本药口服无效，禁与碱性药物配伍，一般用静脉滴注给药，一次 20mg，用药时应注意给药剂量和滴注速度，静脉滴注局部外漏可致局部组织缺血，甚至坏死。

3. 用药前应注意补足血容量，纠正酸中毒。

麻黄碱（Ephedrine）

【药理作用】

与肾上腺素相似，可直接激动 α 受体和 β 受体，也可促进肾上腺素能神经末梢释放递质去甲肾上腺素，间接地产生拟肾上腺素的作用。其特点为：①升压作用出现缓慢、持久；②松弛支气管的作用持久，但比肾上腺素弱；③中枢兴奋作用显著，较大剂量可兴奋大脑和皮质下中枢，引起精神兴奋、不安和失眠等；④有快速耐受性。

【临床应用】

1. 支气管哮喘　用于预防支气管哮喘发作和轻症治疗。

2. 消除鼻黏膜充血所引起的鼻塞 常用 0.5% ~1% 溶液滴鼻，可明显改善黏膜肿胀。

3. 防治硬膜外和蛛网膜下隙麻醉所引起的低血压。

【不良反应】

大剂量易出现中枢兴奋症状：失眠、震颤、眩晕、不安、头痛、出汗及发热等。

【用药指导】

1. 禁忌证同肾上腺素。

2. 可从乳汁分泌，哺乳期妇女禁用。

3. 易出现中枢兴奋致不安、失眠等，晚间服用宜加镇静催眠药。

4. 防治低血压时，用药前后应测患者的血压和脉搏。

你知道吗

麻黄碱与冰毒

冰毒即甲基苯丙胺，又称甲基安非他明。与麻黄碱、伪麻黄碱同属苯丙胺类，麻黄碱或伪麻黄碱通过化学合成方法可制成冰毒。冰毒的滥用者会处于强烈兴奋状态，表现为：不吃不睡、活动过度、情感冲动、不讲道理、偏执狂、妄想、幻觉和暴力倾向；心悸、血压升高、血压降低或循环性脱虚；还可出现呕吐、腹泻、腹部绞痛等；严重者可产生惊厥、脑出血、昏迷致死。慢性中毒可造成体重减轻和精神异常（即苯丙胺精神病，或称妄想障碍，出现幻觉、妄想状态，酷似偏执型精神分裂症）。吸食冰毒可产生强烈的依赖性，冰毒在人体内的作用快而强，一旦断药，会出现戒断症状。

二、α 受体激动药

去甲肾上腺素（Noradrenaline，NA）

NA 是去甲肾上腺素能神经末梢释放的主要递质，药用的 NA 是人工合成品，化学性质不稳定，见光、遇热易分解，在中性尤其在碱性溶液中迅速氧化变色而失效，在酸性溶液中较稳定。常用其重酒石酸盐。

【药理作用】

激动 α 受体作用强大，对 α_1 和 α_2 受体无选择性。对心脏 β_1 受体作用较弱，对 β_2 受体几乎无作用。

1. 血管 激动血管的 α_1 受体，使血管收缩，主要是使小动脉和小静脉收缩。除冠状血管舒张外，其他各部位血管普遍收缩。

2. 心脏 兴奋心脏的 β_1 受体，作用较肾上腺素弱。

3. 血压 收缩压和舒张压均明显升高。

4. 其他 仅在大剂量时才出现血糖升高。对中枢神经系统的作用较弱。对于孕妇，可增加子宫收缩的频率。

【临床应用】

1. 休克和低血压　仅用于早期神经源性休克以及嗜铬细胞瘤切除后或某些药物（如酚妥拉明、氯丙嗪）中毒引起的低血压。

2. 上消化道出血　用 1~3mg 去甲肾上腺素稀释后口服，可使食道和胃黏膜血管收缩，达到局部止血的目的。

【不良反应】

1. 局部组织缺血坏死　由于静脉滴注时间过长，浓度过高或药液漏出血管，使局部血管强烈收缩，导致组织缺血，甚至坏死。

2. 急性肾功能衰竭　用量过大或滴注时间过长，使肾血管强烈收缩，可致急性肾衰竭，出现尿少、无尿和肾实质损伤。

3. 心血管反应　静脉滴注浓度过高或滴注速度过快可致血压升高，偶见心律失常。

4. 停药反应　长时间滴注去甲肾上腺素，如骤然停药，可使血压突然下降，应逐渐减慢滴速后停药。

【用药指导】

1. 高血压、动脉硬化症、器质性心脏病及少尿、无尿、严重微循环障碍的患者、孕妇禁用。

2. 去甲肾上腺素因强烈收缩血管，用药时注意：①禁止皮下注射和肌内注射，静脉滴注时药液勿漏出血管外，以免引起局部组织坏死。静脉滴注时间不能过长，浓度不应过高。禁用手部或关节周围的血管。②严格控制静脉滴注的速度，以收缩压维持在 12kPa（90mmHg）为宜。用药时监测血压及尿量，尿量不少于 25ml/小时。③静脉滴注 8 小时后，每隔 1 小时注意观察注射部位情况，如发现局部水肿、皮肤苍白应立即更换注射部位，进行热敷，并酌情使用普鲁卡因局部封闭或 α 受体阻断药酚妥拉明作局部浸润注射以对抗之。

> **请你想一想**
> 静脉滴注去甲肾上腺素应注意什么问题？

间羟胺（Metaraminol；阿拉明 Aramine）

间羟胺为人工合成药，主要激动 α 受体，对 β 受体作用弱。尚能促进去甲肾上腺素能神经末梢释放 NA，间接发挥拟肾上腺素作用。与 NA 相比，本药的主要特点是：①不易被单胺氧化酶破坏，作用较持久。②对肾血管影响小，较少引起急性肾衰竭。③心脏兴奋作用较弱，很少引起心律失常；血管收缩、升压作用较弱而持久。④应用方便，既可静脉滴注，又可肌内注射。临床上作为去甲肾上腺素的良好代用品，用于各种休克早期，手术后或脊椎麻醉后的休克。

去氧肾上腺素（Phenylephrine，苯肾上腺素，新福林）

去氧肾上腺素为人工合成品。直接激动 α_1 受体产生下列作用：①收缩血管，升高血压，用于各种原因引起的低血压。②通过反射性兴奋迷走神经使心率减慢，用于阵发性室上性心动过速。③激动瞳孔开大肌的 α_1 受体，使瞳孔扩大，作用较阿托品弱而短暂，且一般不引起眼内压升高和调节麻痹，在检查眼底时，用作快速短效扩瞳药。

三、β 受体激动药

异丙肾上腺素（Isoprenaline，喘息定）

口服无效，舌下给药能舒张局部黏膜血管，吸收迅速，气雾剂吸入或注射给药也易吸收。

【药理作用】

对 β 受体有很强的激动作用，对 β_1 和 β_2 受体选择性很低。对 α 受体几乎无作用。

1. 兴奋心脏　激动心脏 β_1 受体，使心肌收缩力增强，心率加快，传导加速。对心脏的兴奋作用比肾上腺素强，对窦房结有显著兴奋作用，也能引起心律失常，但较少产生心室颤动。

2. 舒张血管　激动血管 β_2 受体，使骨骼肌、肾、肠系膜和冠状血管舒张。

3. 影响血压　兴奋心脏，心排出量增加，收缩压升高；扩张血管而减少外周阻力，舒张压略下降，脉压差明显增大。

4. 松弛支气管平滑肌　激动支气管平滑肌上的 β_2 受体，舒张支气管平滑肌，作用比肾上腺素略强，也具有抑制组胺等过敏性物质释放的作用。但对支气管黏膜的血管无收缩作用，故消除黏膜水肿的作用不如肾上腺素。

5. 促进糖原和脂肪分解，也能增加耗氧量，但作用较肾上腺素弱。

【临床应用】

1. 支气管哮喘　用于控制支气管哮喘急性发作，舌下或气雾剂吸入给药，疗效快而强。

2. 房室传导阻滞　治疗二、三度房室传导阻滞，舌下给药，或静脉滴注给药。

3. 心搏骤停　抢救各种原因造成的心搏骤停，如溺水、电击、手术意外或药物中毒等。必要时可与肾上腺素、去甲肾上腺素或间羟胺配伍，进行心室注射。

4. 感染性休克　适用于补足血容量基础上的心排出量低、外周阻力较高的感染性休克。

【不良反应】

常引起心悸、头晕、心前区疼痛等症状，对缺氧患者用量过大，可因心肌耗氧量增加引起心律失常，诱发心绞痛。

【用药指导】

1. 冠心病、心肌炎、甲状腺功能亢进症及心率 >160 次/分钟者禁用。

2. 长期反复用药易产生耐受性，增大剂量可致室颤或室性心动过速，有引起猝死的可能，应予以注意。

多巴酚丁胺（Dobutamine，杜丁胺）

多巴酚丁胺为选择性 β_1 受体激动药，增加心肌的收缩力，但对心率和心肌耗氧量影响不大。静脉滴注适用于短期治疗心脏手术后心排出量低的心源性休克，急性心肌梗死并发心力衰竭。连续用药可产生快速耐受性。可引起恶心、头痛、心悸、血压增高、心绞痛等症状，偶致室性心律失常。梗阻性肥厚型心肌病患者、心房纤颤患者禁用。

第五节　肾上腺素受体阻断药

PPT

实例分析

实例　患者，女性，40 岁，近来常有心悸、失眠等症状，食欲明显增加，但消瘦，既往有支气管哮喘病史。检查：甲状腺明显肿大，心率 110 次/分钟。心电图提示窦性心动过速。T_3、T_4 高于正常。诊断：甲状腺功能亢进。医生给予甲巯咪唑和普萘洛尔治疗，患者用药当晚出现呼吸困难、脸色发绀等症状，家人将患者送入医院。医生检查后，嘱咐停服普萘洛尔，并给予沙丁胺醇雾化治疗，上述症状得到缓解。

问题　1. 该患者用药后出现哮喘的原因是什么？
　　　　2. 应用普萘洛尔应注意哪些问题？

肾上腺素受体阻断药（抗肾上腺素药）能与肾上腺素受体结合，阻断去甲肾上腺素能神经递质（NA）或肾上腺素受体激动药的 α、β 样作用。根据其对 α 和 β 受体选择性的不同，分为 α 受体阻断药、β 受体阻断药和 α、β 受体阻断药三类。

一、α 受体阻断药

α 受体阻断药能选择性地与 α 受体结合，阻断或取消 α 样作用，从而产生抗肾上腺素作用。根据其对 α_1、α_2 受体选择性的不同，分为：α_1、α_2 受体阻断药，α_1 受体阻断药和 α_2 受体阻断药三类。

（一）α_1、α_2 受体阻断药

本类药物与 α 受体结合较松，易于离解，作用温和，维持时间短暂。与儿茶酚胺类竞争结合受体，故又称为竞争性 α 受体阻断药。

酚妥拉明（Phentolamine，立其丁）

酚妥拉明口服吸收慢，作用维持 3~6 小时；肌内注射作用维持 30~45 分钟。大多以无活性的代谢物从尿中排泄。

【药理作用】

选择性地阻断 α 受体，拮抗肾上腺素的 α 型作用。

1. 扩张血管　其机制主要是对血管的直接扩张作用，也可阻断血管平滑肌的 α_1 受体，使血管扩张，肺动脉压和外周血管阻力降低，血压下降。可翻转肾上腺素的升压效应。

2. 兴奋心脏　使心收缩力加强，心率加快，心输出量增加。其作用机制主要有以下两方面：①血管舒张，血压下降，反射地兴奋交感神经引起；②阻断神经末梢突触前膜 α_2 受体，从而促进去甲肾上腺素释放的结果。偶可致心律失常。

3. 其他　有拟胆碱作用，使胃肠道平滑肌兴奋。有组胺样作用，使胃酸分泌增加、皮肤潮红等。

【临床应用】

1. 治疗外周血管痉挛性疾病　如肢端动脉痉挛（雷诺病）、血栓闭塞性脉管炎及冻伤后遗症等。

2. 拮抗去甲肾上腺素　静脉滴注去甲肾上腺素发生外漏时，可用酚妥拉明作局部浸润注射，以拮抗去甲肾上腺素的缩血管作用，防止局部组织缺血坏死。

3. 诊治嗜铬细胞瘤　鉴别诊断肾上腺嗜铬细胞瘤，治疗此病骤发高血压危象及手术前的准备。

4. 抗休克　适用于感染性休克、心源性休克和神经源性休克，注意给药前必需补足血容量。

5. 用于急性心肌梗死及充血性心力衰竭　心力衰竭时，因心输出量不足，交感张力增加，外周阻力增高，肺充血和肺动脉压力升高，易产生肺水肿。应用酚妥拉明，可舒张血管，降低心脏前、后负荷，肺动脉压下降，消除肺水肿，缓解心衰。

【不良反应】

常见不良反应有体位性低血压，胃肠道平滑肌兴奋所致的腹痛、腹泻、呕吐和胃酸分泌过多诱发溃疡病。静脉给药有时可引起严重的心率加速、心律失常和心绞痛等。胃炎、胃及十二指肠溃疡病，冠心病患者慎用。

【用药指导】

1. 避光保存，忌与铁剂合用。

2. 静脉给药须缓慢注射或滴注。注射后患者应该卧床 30 分钟，体位改变要慢。

3. 用药过程中注意监测患者血压、脉搏、呼吸。一旦发生血压过低时应平卧，采用头低脚高补液，必要时可给予去甲肾上腺素升压，但禁用肾上腺素，以防低血压进一步下降。

你知道吗

雷诺病

　　雷诺病又称肢端血管痉挛症，是一种遇冷或情绪紧张后，以阵发性肢端小动脉强烈收缩引起肢端缺血改变为特征的疾病。发作时，肢端皮肤由苍白变为青紫，而后转为潮红，有温热和胀感，继而皮色恢复正常，症状也随之消失。疾病早期，上述变化在寒冷季节频繁发作，症状明显，持续时间长，而在温热季节则反之。如病情较重，则一年四季均可频繁发作。由于 1862 年 Maurice Raynaud 首先描述故得名。本病无其他相关疾病和明确病因（原发）时称雷诺病；与某些疾病相关（继发）称雷诺现象。雷诺病女性患者多见，男女比例为 1：10，发病年龄多在 20～30 岁。临床治疗以扩张血管为主，也可以手术、血浆置换、中医疗法等。

妥拉唑啉（Tolazoline，苄唑啉）

妥拉唑啉为人工合成品，对 α 受体阻断作用与酚妥拉明相似，但较弱，而组胺样作用和拟胆碱作用较强。主要用于血管痉挛性疾病的治疗及去甲肾上腺素静脉滴注时药液外漏的处理。不良反应与酚妥拉明相同，但发生率较高。

酚苄明（Phenoxybenzamine，苯苄胺）

酚苄明刺激性大，不能肌内或皮下注射，主要以口服或静脉注射给药。起效慢，作用强而持久。当处于直立位或低血容量时，降压作用更为显著。临床主要用于治疗外周血管痉挛性疾病、抗休克及治疗嗜铬细胞瘤。主要不良反应是直立性低血压，常见心动过速、鼻塞、口干、恶心、呕吐等。

（二）α₁ 受体阻断药

哌唑嗪（Prazosin）是此类药的代表，选择性地阻断 α_1 受体而对 α_2 受体的阻断作用极小，因此降低血压时不会促进去甲肾上腺素的释放，故其加快心率的副作用较轻。近年合成不少哌唑嗪的衍生物，如特拉唑嗪、多沙唑嗪等，成为一类新型降压药，主要用于高血压和良性前列腺增生的治疗。

> **请你想一想**
>
> 1. 为什么 α 受体阻断药引起的低血压不能用肾上腺素升压？
> 2. 静脉滴注去甲肾上腺素外漏怎么办？

二、β 受体阻断药

β 受体阻断药能选择性与 β 受体结合，阻断去甲肾上腺素能神经递质（NA）或拟肾上腺素药与 β 受体结合，从而产生相应的效应。根据其对受体的不同选择性，可分为：①β₁、β₂ 受体阻断药，如普萘洛尔、噻吗洛尔等；②β₁ 受体阻断药，如美托洛尔、阿替洛尔等。

1. β 受体阻断作用

（1）心血管系统　阻断心脏 β₁ 受体，抑制心脏，使心率减慢，心肌收缩力减弱，心输出量减少，传导减慢，心肌耗氧量下降，血压略降低。

短期用药，由于血管 β₂ 受体的阻断和代偿性反射兴奋交感神经，引起血管收缩，各器官血管除脑血管外，肝、肾、骨骼肌以及冠状血管的血流量都有不同程度的下降。β 受体阻断药对正常血压影响不明显，而对高血压患者具有降压作用。

（2）收缩支气管平滑肌　阻断支气管 β₂ 受体，可使支气管平滑肌收缩而增加呼吸道阻力。这种作用较弱，对正常人影响较少，但对支气管哮喘的患者，可诱发或加重哮喘的急性发作。

（3）代谢　β 受体阻断药可抑制脂肪分解和肝糖原的分解，消除由拟交感药引起的血糖和游离脂肪酸升高。本类药物对正常人血糖和脂肪影响较小，也不影响胰岛素的降低血糖作用，但能延缓用胰岛素后血糖水平的恢复，也会掩盖心悸等低血糖反应症状，从而延误低血糖反应的及时察觉。

（4）肾素　β受体阻断药可阻断肾小球旁系细胞的 β_1 受体而抑制肾素的释放，这可能是其降血压作用原因之一。

2. 内在拟交感活性　有些β受体阻断药（如吲哚洛尔）与β受体结合后除能阻断β受体外，还可产生较弱的激动β受体作用，称为内在拟交感活性。由于这种作用较弱，一般被其β受体阻断作用所掩盖。

3. 膜稳定作用　某些β受体阻断药能降低细胞膜对离子的通透性，具有局部麻醉作用和奎尼丁样的作用，称为膜稳定作用。这一作用在常用量时与其治疗作用的关系不大。

4. 其他　普萘洛尔有抗血小板聚集作用；噻吗洛尔有降低眼内压作用。

【临床应用】

1. 过速型心律失常　对多种原因引起的过速型心律失常有效，如窦性心动过速、全身麻醉药或拟肾上腺素类药引起的心律失常等。尤其对运动或激动、情绪紧张所致心律失常或因心肌缺血引起的心律失常较好。

2. 心绞痛和心肌梗死　对心绞痛有良好的疗效。长期应用β受体阻断药（2年以上）可降低心肌梗死复发率和猝死率，用量比抗心律失常的剂量要大。

3. 高血压　能使高血压患者的血压下降，伴有心率减慢，是治疗高血压的常用药物。可单独亦可与其他抗高血压药配伍使用。

4. 充血性心力衰竭　β受体阻断药对充血性心力衰竭和左室功能不全也有治疗作用，特别是在心肌功能严重恶化之前早期应用，可缓解充血性心力衰竭的症状，提高生活质量，减缓病情进展，降低患者死亡率。但在治疗中存在明显的个体差异性。

5. 辅助治疗甲状腺功能亢进及甲状腺危象　对控制激动不安、心动过速和心律失常等症状有效，并能降低基础代谢率。

6. 其他　可用于嗜铬细胞瘤和肥厚型心肌病；小剂量长期使用β受体阻断药对症状控制的心力衰竭患者有益；普萘洛尔试用于偏头痛、肌震颤、肝硬化所致的上消化道出血等；噻吗洛尔局部用药治疗青光眼。

【不良反应】

1. 一般不良反应　有恶心、呕吐、轻度腹泻等胃肠道反应，停药后迅速消失。偶见过敏反应如皮疹、血小板减少等。

2. 心脏抑制　阻断心脏 β_1 受体，引起心脏抑制，特别是窦性心动过缓、房室传导阻滞、心功能不全等患者尤易发生，甚至引起严重心功能不全、肺水肿、心搏骤停等严重后果。

3. 诱发或加重支气管哮喘　由于阻断支气管平滑肌 β_2 受体，使支气管平滑肌收缩，增加呼吸道阻力，诱发或加重支气管哮喘。

4. 反跳现象 长期应用 β 受体阻断药后突然停药，可使原来病症加重，与 β 受体上调有关。因此，长期用药者不宜突然停药，须逐渐减量停药。

严重心功能不全、窦性心动过缓、重度房室传导阻滞和支气管哮喘等患者禁用；心肌梗死、肝功能不全患者慎用。

普萘洛尔（Propranolol，心得安）

普萘洛尔口服易吸收，首关消除明显，个体差异大。

【药理作用和临床应用】

具有较强的 β 受体阻断作用，对 $β_1$ 和 $β_2$ 受体的选择性很低，没有内在拟交感活性，膜稳定作用强。用药后使心率减慢，心肌收缩力减弱和心输出量减少，冠脉血流量下降，心肌耗氧量明显减少，对高血压患者可使血压下降，支气管阻力也有一定程度的增高。可用于治疗心律失常、心绞痛、高血压、甲状腺功能亢进等，亦试用于治疗偏头痛、肌震颤、肝硬化所致的上消化道出血等。

【不良反应】

1. 一般不良反应 如恶心、腹泻、乏力、眩晕、精神抑郁、反应迟钝等，停药后会消失。

2. 心血管反应 少数患者可出现四肢冰冷、发绀、脉搏消失。可抑制心脏，诱发急性心力衰竭。重度房室传导阻滞及窦性心动过缓患者禁用。

3. 诱发或加重支气管哮喘 阻断 $β_2$ 受体，可引起支气管痉挛及鼻黏膜微血管收缩，故支气管哮喘、过敏性鼻炎患者忌用。

4. 反跳现象 长期应用突然停药出现反跳现象，冠心病患者可出现心绞痛、心肌梗死或室性心动过速，甲亢患者也可使甲亢症状加重，故需逐渐减量停药。

【用药指导】

本药个体差异大，用量必须个体化，从小剂量开始并密切观察用药反应，避免发生意外。长期应用停药须逐渐递减剂量，至少经过 3 天，一般为 2 周。本药可引起糖尿病患者血糖降低并掩盖低血糖反应症状，故需监测应用降糖药患者的血糖。长期应用本品可在少数患者出现心力衰竭，倘若出现，可用洋地黄类和（或）利尿药纠正，并逐渐递减剂量，最后停用。

其他 β 受体阻断药见表 2-4。

表 2-4 其他 β 受体阻断药

分类	药物	作用特点及临床应用
$β_1$、$β_2$ 受体阻断药	噻吗洛尔	具有降低眼内压的作用，局部滴眼治疗青光眼
	吲哚洛尔	具有较强的内在拟交感活性，主要治疗高血压、心绞痛、心律失常、心肌梗死、甲亢、焦虑症等，不良反应与禁忌证同普萘洛尔

续表

分类	药物	作用特点及临床应用
β_1受体阻断药	阿替洛尔	作用时间长，对β_2受体作用弱，但哮喘患者仍需慎用。主要用于治疗高血压、心绞痛、心律失常、慢性心功能不全，不良反应与普萘洛尔相似
	美托洛尔	首关消除效应比较大，其余同上
α、β受体阻断药	拉贝洛尔	可增加肾血流量，临床用于治疗高血压、心绞痛，静脉注射能治疗高血压危象
	卡维地洛	作用强，维持时间长，具有抗氧化作用，降压时对心输出量和心率影响不大。临床用于治疗高血压、心绞痛、慢性心功能不全

三、α、β受体阻断药

本类药物兼具 α 和 β 受体阻断作用，但对 β 受体的阻断作用强于 α 受体，对 α_2 受体无作用。已在临床应用的药物有拉贝洛尔、卡维地洛等（表 2-4）。

第六节　休克的药物治疗学基础

PPT

休克是一种由多种病因（如大出血、创伤、烧伤、感染、过敏、心泵衰竭等）引起的急性血液循环障碍，微循环动脉血灌流量急剧减少，组织缺氧，从而导致各重要器官的功能代谢紊乱和结构损害的复杂的全身性疾病过程。

休克的主要临床表现有血压下降、面色苍白、四肢湿冷、心率加快、脉搏细弱、尿量减少或无尿、烦躁不安、神志淡漠、反应迟钝或昏迷。一旦发生，应及时抢救。在传出神经系统药物中，有很多药物可以抗休克，其各具特点，应根据病情合理选用。

一、药物治疗原则

常用于治疗休克的传出神经系统药，根据作用特点可分为血管收缩药与血管扩张药两类。

1. 血管收缩药　主要为肾上腺素受体激动药，包括去甲肾上腺素、间羟胺、肾上腺素、去氧肾上腺素等。通过激动肾上腺素受体，使血管收缩、心肌收缩力加强、血压升高而抗休克。

（1）适应证　①血管广泛扩张；②血容量得不到及时补足；③已用血管扩张药和其他抗休克措施，病情仍未好转。

（2）用药指导　要严格掌握应用指征和用药剂量。切忌滥用、用药过久和过量，以免血管过度收缩使微循环障碍加重而休克恶化。

2. 血管扩张药　用于抗休克的血管扩张药包括 α 受体阻断药、β 受体激动药、多巴胺受体激动药、胆碱受体阻断药等，如阿托品、东莨菪碱、山莨菪碱、多巴胺、异丙肾上腺素、酚妥拉明、酚苄明等。它们可扩张血管，改善微循环而抗休克。其中，异丙肾上腺素、多巴胺、多巴酚丁胺等药物，在扩血管和改善微循环的基础上，可对心脏的正性肌力作用和改善心功能起到重要作用。

（1）适应证　①交感神经过度兴奋导致的微循环血流量明显减少；②外周阻力正常或升高，心排血量降低。

（2）用药指导　血管扩张药必须在扩充血容量的基础上使用，以免使血容量相对不足而血压下降。这是抗休克最基本也是最首要的措施之一，必须及时、快速、足量地补充血容量。常用扩充血容量的液体有电解质溶液、全血或血浆、右旋糖酐等。

二、合理用药指导

休克类型不同，选用药物也会有所差异。

1. 过敏性休克　是过敏体质患者用药后发生的一种强烈的全身性过敏反应。主要因肥大细胞及嗜碱性粒细胞脱颗粒，组胺等过敏介质释放，使小血管扩张，毛细血管通透性增高，导致全身有效循环血流量降低，心率加快，心收缩力减弱，心排血量减少，血压下降；同时支气管平滑肌痉挛，引起呼吸困难。宜首选既能收缩血管、兴奋心脏而升高血压，又能缓解支气管痉挛而改善呼吸的肾上腺素治疗；也可选用去甲肾上腺素以缓解心血管系统症状。配合应用抗过敏药或糖皮质激素类药物可提高疗效。

2. 神经性休克　是因外伤、剧痛或腰麻意外等引起神经功能紊乱导致血管扩张而血压下降所造成的休克。可选用血管收缩药如去甲肾上腺素、麻黄碱或间羟胺治疗，它们可升高血压而缓解休克症状。由于这种休克有血容量相对不足的现象，所以有必要同时补充血容量。

3. 出血性休克　是因大量出血使血容量减少所致的休克。主要治疗措施是迅速补充血容量与止血。一般不宜应用血管收缩药。但在血液或血浆代用品未及时获得，血压急剧下降时，可考虑暂时应用血管收缩药。对已补足血液或液体而周围循环仍未见改善者，也可酌情应用去甲肾上腺素或多巴胺。

4. 心源性休克　是由于心泵功能障碍，心脏射血急剧减少，有效循环血量显著下降所引起的休克。临床主要见于急性心肌梗死、严重心律失常、心肌炎、心肌病、心包填塞、肺动脉栓塞等。宜选用能增加心肌收缩力、改善冠状血管循环的药物治疗。如多巴胺、间羟胺、去甲肾上腺素等皆可选用，它们可增强心肌收缩力，收缩非重要组织（如皮肤等）血管，升高血压，增加心、脑血流量，故有良好疗效。易引起心律失常的药物不宜选用。

5. 感染性休克　是因严重感染导致微循环障碍所致的休克。早期微血管收缩，晚期微血管扩张。在采取控制感染、补充血容量和纠正酸中毒等措施后，如休克仍未纠正，可应用血管扩张药阿托品、山莨菪碱、多巴胺、异丙肾上腺素、酚妥拉明或酚苄明等以扩张血管，改善微循环。如经上述药物治疗血压仍不能维持，说明休克的病理过程已有进一步改变，这时可考虑改用血管收缩药间羟胺或去甲肾上腺素；也可以把血管收缩药与血管扩张药联合应用。如去甲肾上腺素与酚妥拉明合用，后者能对抗前者过强的缩血管作用，且两药能协同增强心肌收缩力，有利于改善休克患者的组织供血，从而提高抗休克疗效，减少不良反应。

目标检测

一、单项选择题

1. 分布在运动神经终板上的受体是
   A. M 受体　　　B. N_N受体　　　C. α 受体　　　D. N_M受体

2. M 受体兴奋时可产生
   A. 心脏抑制　　　B. 血管扩张　　　C. 平滑肌收缩　　　D. 以上都是

3. 引起皮肤、黏膜和内脏等血管收缩，扩瞳，抑制 NA 释放等效应是
   A. M 样作用　　　B. N 样作用　　　C. α 型作用　　　D. β 型作用

4. 乙酰胆碱作用的主要消除方式是
   A. 被单胺氧化酶所破坏　　　B. 被磷酸二酯酶破坏
   C. 被胆碱酯酶破坏　　　D. 被氧位甲基转移酶破坏

5. β_2受体主要分布于
   A. 胃肠道平滑肌　　　B. 心肌
   C. 子宫平滑肌　　　D. 支气管平滑肌和血管平滑肌

6. 有降低眼内压作用的药物是
   A. 毛果芸香碱　　　B. 去甲肾上腺素
   C. 阿托品　　　D. 肾上腺素

7. 治疗闭角型青光眼最好选用
   A. 新斯的明　　　B. 毛果芸香碱　　　C. 琥珀胆碱　　　D. 乙酰胆碱

8. 治疗重症肌无力的药物是
   A. 毛果芸香碱　　　B. 新斯的明　　　C. 筒箭毒碱　　　D. 阿托品

9. 下列对新斯的明的描述，正确的是
   A. 对骨骼肌作用最强，对膀胱无作用
   B. 对膀胱作用最强，对眼睛作用弱
   C. 对眼睛作用最强
   D. 对骨骼肌作用最强，对眼和中枢作用弱

10. 阿托品用于全麻前给药的目的是
    A. 防止休克　　　B. 解除胃肠平滑肌痉挛
    C. 抑制呼吸道腺体分泌　　　D. 抑制排尿、排便

11. 治疗胃肠绞痛最好选用
    A. 毛果芸香碱　　　B. 后马托品
    C. 新斯的明　　　D. 阿托品

12. 某患者因胆绞痛发作，疼痛难忍，宜选用的药物是
   A. 阿托品＋阿司匹林
   B. 阿托品＋哌替啶
   C. 罗通定＋阿司匹林
   D. 哌替啶＋阿司匹林

13. 阿托品对下列哪种腺体分泌的抑制作用较弱
   A. 唾液腺
   B. 汗腺
   C. 呼吸道腺体
   D. 胃酸

14. 具有中枢抑制作用的 M 受体阻断药是
   A. 阿托品
   B. 溴丙胺太林
   C. 东莨菪碱
   D. 山莨菪碱

15. 感染性休克宜选用
   A. 肾上腺素
   B. 异丙肾上腺素
   C. 山莨菪碱
   D. 东莨菪碱

16. 筒箭毒碱中毒宜选用下列哪种药物抢救
   A. 阿托品
   B. 新斯的明
   C. 毛果芸香碱
   D. 毒扁豆碱

17. 青霉素类引起的过敏性休克首选
   A. 去甲肾上腺素
   B. 异丙肾上腺素
   C. 肾上腺素
   D. 麻黄碱

18. 治疗心搏骤停宜首选
   A. 静脉滴注去甲肾上腺素
   B. 舌下含异丙肾上腺素
   C. 静脉滴注多巴胺
   D. 心内注射肾上腺素

19. 休克和急性肾功能衰竭最好选用
   A. 多巴胺
   B. 多巴酚丁胺
   C. 肾上腺素
   D. 间羟胺

20. 多巴胺舒张肾血管是由于
   A. 激动 β 受体
   B. 阻断 α 受体
   C. 激动 M 胆碱受体
   D. 激动多巴胺受体

21. 防治硬膜外麻醉引起的低血压最好选用
   A. 肾上腺素
   B. 麻黄碱
   C. 去甲肾上腺素
   D. 间羟胺

22. 下列哪个药物不宜做肌内注射
   A. 肾上腺素
   B. 去甲肾上腺素
   C. 异丙肾上腺素
   D. 间羟胺

23. 去甲肾上腺素治疗上消化道出血的给药方法是
   A. 静脉滴注
   B. 皮下注射
   C. 肌内注射
   D. 口服

24. 临床上能取代去甲肾上腺素用于休克早期低血压的药物是
   A. 间羟胺
   B. 肾上腺素
   C. 多巴胺
   D. 麻黄碱

25. 治疗严重房室传导阻滞宜选用
   A. 去氧肾上腺素
   B. 去甲肾上腺素
   C. 异丙肾上腺素
   D. 多巴胺

26. 异丙肾上腺素的不良反应是
   A. 引起肾衰竭，少尿或无尿
   B. 中枢兴奋失眠
   C. 心悸、心动过速
   D. 恶心、呕吐

27. 可治疗外周血管痉挛性疾病的是
   A. 酚妥拉明　　　B. 异丙肾上腺素　　　C. 多巴酚丁胺　　　D. 麻黄碱
28. 酚妥拉明过量中毒可用下列何药解救
   A. 肾上腺素　　　B. 异丙肾上腺素　　　C. 阿托品　　　D. 去甲肾上腺素
29. 可用于治疗青光眼的 β 受体阻断药是
   A. 酚妥拉明　　　B. 噻吗洛尔　　　C. 毛果芸香碱　　　D. 异丙肾上腺素
30. 支气管哮喘者禁用
   A. 肾上腺素　　　B. 普萘洛尔　　　C. 阿托品　　　D. 氨甲酰甲胆碱

二、简答题

1. 简述胆碱受体的分类、分布及生理效应。
2. 比较东莨菪碱、山莨菪碱的作用特点和临床应用。
3. 常选用多巴胺治疗休克的原因是什么？
4. 试述过敏性休克为何宜用肾上腺素抢救？
5. 酚妥拉明的临床应用有哪些？
6. β 受体阻断药的临床应用有哪些？

书网融合……

e 微课　　　　划重点　　　　自测题

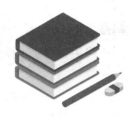

第三章　麻醉药

麻醉药是指能够使感觉特别是痛觉暂时消失的药物，根据作用范围及给药方式可分为局部麻醉药和全身麻醉药。

实例分析

实例　患者，男性，30 岁，在硬膜外麻醉下行胃大部切除术，麻醉过程中出现血压下降。

问题　此时应采用何种治疗？为什么？

第一节　局部麻醉药

PPT

一、概述 🄴微课

局部麻醉药简称局麻药，是一类作用于局部神经末梢或神经干周围，能暂时、完全、可逆地阻断神经冲动的产生和传导的药物。本类药物可使患者在意识清醒的状态下，暂时消失局部痛觉等感觉，以便于进行手术。局麻作用完成后，不会损伤神经纤维和其他各类组织。

（一）局麻药的作用

1. 局麻作用　局麻药可直接阻断神经细胞膜上 Na^+ 通道，阻断 Na^+ 内流，阻滞神经冲动的产生和传导，从而产生局麻作用。该作用和药物浓度及神经纤维结构有关。一般是细的无髓鞘神经纤维比粗的有髓鞘神经纤维对局麻药作用更敏感。药物浓度低时可阻断感觉神经冲动的产生和传导，浓度较高时对自主神经、运动神经、中枢神经均有阻断效应。通常痛觉最先消失，然后是温觉、触觉和压觉，最后发生运动麻痹，麻醉后按相反顺序进行神经冲动的恢复。

2. 吸收作用 局麻药剂量过大或浓度过高时可吸收入血，或误将药物注入血管，均能导致全身作用，通常为局麻药的毒性反应。

（1）中枢作用 出现先兴奋后抑制现象，初期表现为不安、震颤，甚至惊厥；后转为抑制，出现昏迷、呼吸抑制，严重时出现呼吸衰竭导致死亡，故中毒晚期维持呼吸功能很重要。

（2）心脏抑制 使心肌收缩力减弱，传导减慢，甚至出现心搏骤停。

（3）血管扩张 各种局麻药均有扩张血管作用，使血压降低，并可因血管扩张而加快局麻药的吸收，使中毒症状加重。

（二）局部麻醉药的给药方法

1. 表面麻醉 又称黏膜麻醉，是将穿透力较强的局麻药根据需要喷、滴、涂布于黏膜表面，麻醉黏膜下神经末梢。其麻醉表浅、范围小，适用于眼、鼻、口腔、咽喉、气管、食管和泌尿生殖道黏膜等部位的浅表手术或检查，常选用丁卡因。

2. 浸润麻醉 是将局麻药注射到皮下、皮内或深部组织，使手术野神经末梢麻醉。根据需要可在溶液中加入少量肾上腺素，以减缓局麻药的吸收，延长作用时间，并减轻毒性。常用于静脉切开、皮下肿瘤切除等浅表小手术和检查，可选用利多卡因、普鲁卡因。

3. 传导麻醉 又称神经干阻滞麻醉，是将局麻药注射到外周神经干周围，阻断神经冲动的传导，麻醉该神经分布的区域。常用于四肢、面部、口腔等手术，可选用利多卡因、普鲁卡因和丁哌卡因。

4. 蛛网膜下隙阻滞麻醉 又称腰麻或脊髓麻醉，将局麻药经腰椎间隙注射到腰椎蛛网膜下隙，麻醉该部位的脊神经根。适用于下腹部和下肢手术，可选用利多卡因、丁卡因和普鲁卡因。主要风险是呼吸麻痹和血压下降，预先应用麻黄碱可预防血压下降。

5. 硬膜外麻醉 是将局麻药注入硬脊膜外隙，使其沿脊神经根扩散而进入椎间孔，阻滞椎间孔内的神经干，达到躯干某一节段的麻醉。麻醉范围广，适用于从颈部至下肢的多种手术，可选用利多卡因、丁哌卡因。硬膜外麻醉也可致血压下降，可应用麻黄碱预防。

二、常用局部麻醉药

常用局部麻醉药的化学结构由氨基、中间链和芳香族环三部分组成。根据中间链结构的不同（酯或酰胺结构），分为酯类（普鲁卡因和丁卡因）和酰胺类（利多卡因和布比卡因等）两大类。其作用性质类似，但作用强弱、维持时间长短、毒性大小各不同，其比较见表 3-1。

表 3 - 1 常用局麻药的比较

药物	相对强度（比值）	维持时间（小时）	相对毒性（比值）	穿透力	主要用途
普鲁卡因	1	1	1	弱	除表面麻醉外的各种局麻
利多卡因	2	1~2	2	中	各种局麻
丁卡因	10	2~3	10	强	除浸润麻醉外的各种局麻
布比卡因	10	5~10	6.5	弱	浸润、传导、硬膜外麻醉

普鲁卡因（Procaine）

普鲁卡因又称奴佛卡因，属短效局麻药。

【药理作用和临床应用】

1. 局部麻醉 本药毒性较小，穿透黏膜能力较弱，一般不用于表面麻醉，多以注射方法用于浸润麻醉、传导麻醉、蛛网膜下腔麻醉、硬膜外麻醉。

2. 局部封闭 主要用于运动器官等的损伤，以 0.25% ~0.5% 的溶液注射入病灶周围组织，可缓解组织损伤、炎症部位的症状，促进病变痊愈。亦可用于多巴胺、去甲肾上腺素漏出血管外、可能造成局部组织缺血坏死时的局部封闭。

【不良反应】

1. 毒性反应 剂量或浓度过高或误将药物注入血管时，可产生中枢神经系统和心血管系统毒性反应。

2. 变态反应 极少数患者用药后可发生皮疹、哮喘，甚至过敏性休克等变态反应，故使用前应做皮肤过敏试验，但皮试阴性者仍有可能发生过敏反应。

【用药指导】

1. 注意药物浓度 局麻药按一级动力学消除，其半衰期不随血药浓度的高低而变化。药物浓度增加与麻醉时间延长不成正比关系，并有加快吸收而引起中毒的危险。故不能用增加药量或浓度的方法延长麻醉时间。浸润麻醉选用 0.25% ~0.55% 的溶液；传导麻醉、蛛网膜下隙麻醉及硬膜外麻醉可选用 1% ~2% 的溶液。一次极量 1000mg，蛛网膜下隙麻醉不宜超过 200mg。注射后 1~3 分钟起效，可维持 30~45 分钟，加入少量肾上腺素后维持时间可达 1~2 小时。

2. 延长药效 普鲁卡因药效持续时间较短，可加入少量肾上腺素收缩局部血管，延缓局麻药的吸收，可延长局麻作用时间和预防吸收中毒。但在手指、足趾、耳廓及阴茎等末梢部位用药时，禁止使用肾上腺素，否则可能导致局部组织缺血坏死。

3. 识别高危患者 用药前应了解患者有无高血压、心脏病、甲状腺功能亢进症等；酯类局麻药易发生过敏反应，用药前需首先询问患者有无过敏史，有过敏史者禁用，可改用酰胺类局麻药。

4. 用药监测 严密监测呼吸、血压、心率和中枢神经系统反应。尤其应注意防治低血压，蛛网膜下隙麻醉和硬膜外麻醉时，因交感神经传导被阻断而引起血压下降，故麻醉时应监控血压并及时纠正低血压。麻醉中应注意观察患者的一般状态，如有中毒迹象或出现过敏症状应及早做出判断并采取相应措施。若发生惊厥，可静脉注射地西泮 2.5～5mg，呼吸抑制则立即进行吸氧或人工呼吸。

5. 配伍禁忌　普鲁卡因在血浆中被酯酶水解成对氨基苯甲酸（PABA）和二乙氨基乙醇，前者能对抗磺胺药的抗菌作用，后者能增加强心苷的毒性反应，故应避免与磺胺类药、强心苷、胆碱酯酶抑制药合用。

利多卡因（Lidocaine）

利多卡因又名昔罗卡因，为酰胺类、中效局麻药，是目前应用最多的局麻药。与普鲁卡因相比，利多卡因起效快、作用强而持久、穿透力强、安全范围较大，不会引起血管扩张作用，对组织几乎无刺激性。其持续时间及毒性介于普鲁卡因与丁卡因之间，可用于表面麻醉、浸润麻醉、传导麻醉和硬膜外麻醉等多种形式的局部麻醉，有全能局麻药之称。但因其扩散力强，麻醉范围及麻醉平面难以控制，慎用于蛛网膜下隙麻醉。

利多卡因还具有抗心律失常作用，主要用于各种室性快速性心律失常。其毒性大小与所用药液的浓度有关，增加浓度可相应增加毒性反应。静脉给药仅用于抗心律失常，注射时必须使用标明为供静脉用的制剂，并注意控制注射速度。

丁卡因（Tetracaine）

丁卡因又称地卡因，为酯类、长效局麻药。其麻醉强度为普鲁卡因的 10 倍，毒性为其 10～12 倍。丁卡因穿透黏膜能力强，主要适用于表面麻醉，滴眼时应用 0.5%～1% 溶液，1～3 分钟起效，可维持 2～3 小时。也可用于传导麻醉、蛛网膜下隙麻醉、硬膜外麻醉，但因毒性大、易扩散，禁用于浸润麻醉。

布比卡因（Bupivacaine）

布比卡因又称丁哌卡因、麻卡因，是酰胺类、长效、强效局麻药，局麻作用较利多卡因强 4～5 倍，持续时间可达 5～10 小时。主要用于浸润麻醉、传导麻醉和硬膜外麻醉，因穿透力弱，不宜用于表面麻醉。血药浓度过高时可发生毒性反应。眼科手术麻醉可致暂时性光感消失。肝肾功能严重不全者、低蛋白血症者、12 岁以下小儿禁用。

罗哌卡因（Ropivacaine）

罗哌卡因是长效、酰胺类局麻药，有麻醉、镇痛双重效应，大剂量时可用于外科手术麻醉，小剂量时则产生感觉阻滞（镇痛），而对运动神经作用弱、时间短。患者可尽早下床活动并缩短住院时间。有明显收缩血管作用，无须加肾上腺素使用。主要用于外科手术区域阻滞和硬膜外麻醉及硬膜外术后或分娩镇痛。不良反应有低血压、恶心、心动过缓、焦虑、感觉减退。

你知道吗

麻醉药简史

公元 64 年，罗马军医 Dioscorides 将曼陀罗煮酒用于手术；公元 160 年前后，我国汉代名医华佗创制了"麻沸散"；1772 年，英国化学家 Joseph. Priestley 合成气体氧化亚氮，化学家 Humphry. Davy 发现这种气体使人发笑，产生愉悦、幻觉，并缓解疼痛，后发现经过纯化用于人体后可减少不良反应，被称为"笑气"；1846 年，美国麻省总医院医生首次成功使用乙醚做全身麻醉手术，是医学史上最重要的发现之一；同年，三氯甲烷开始用于产科手术，后因心脏及肝毒性而停用；1864 年，合成巴比妥酸，随后发现了戊巴比妥钠；1890 年，合成苯佐卡因；1904 年，合成了普鲁卡因；1933 年，合成了硫喷妥钠；1942 年，肌松药首次用于阑尾切除手术；2008 年，发现了肌松拮抗药（"麻药"的"解药"）。

骨骼肌松弛、镇静、镇痛是当代全麻手术的必备"平衡三角"。

PPT

📄 第二节　全身麻醉药

全身麻醉药简称全麻药，是一类可逆性抑制中枢神经系统功能，引起意识、感觉、反射暂时消失及骨骼肌松弛的药物，以利于外科手术在无痛条件下安全进行。

全身麻醉药作用机制比较复杂，目前认为全身麻醉药具有高脂溶性，可溶入神经细胞膜的脂质层，使脂质分子排列紊乱，膜蛋白质功能改变及 $Na^+ - K^+$ 通道受阻，抑制神经细胞膜除极及神经冲动的传递，产生全身麻醉作用，因此，全麻药脂溶性越高，麻醉作用越强。

全身麻醉药可分为吸入性麻醉药（主要经气道吸入而产生全身麻醉效果）和静脉麻醉药（主要经静脉注入而产生全身麻醉效果）两类。

一、吸入麻醉药

吸入性麻醉药是一类挥发性液体或气体药物，由气道吸入后经肺泡吸收进入血液循环，抑制中枢神经系统，产生麻醉作用。吸入麻醉药有异氟烷、恩氟烷、七氟烷、氧化亚氮及麻醉乙醚等。其中，以异氟烷较为安全，氟烷起效最快，氧化亚氮的镇痛和基础麻醉较可靠，乙醚和恩氟烷已少用。

异氟烷（Isoflurane）和恩氟烷（Enflurane）

异氟烷和恩氟烷是同分异构体，均为无色液体。与氟烷相比，麻醉诱导平稳而迅速，苏醒较快，肌松作用良好，不增加心肌对儿茶酚胺的敏感性，不易引起心律失常，反复应用对肝脏无明显毒性，适用于各种手术麻醉，是目前广泛使用的吸入麻醉药。

氟烷（Halothane）

氟烷是临床最早使用的含氟吸入麻醉药，为无色透明液体，微带水果香味。麻醉作用强大，麻醉诱导期短，苏醒快，停药后 1 小时左右患者即可苏醒，对呼吸道刺激性小，不增加呼吸道分泌物，且有扩张支气管作用，镇痛和肌松作用较弱。易诱发心律失常，反复应用偶致肝损害，可使脑血管扩张，颅内压升高，明显抑制子宫收缩导致产后出血，禁用于脑外科手术及剖宫手术麻醉。

氧化亚氮 (Nitrous Oxide)

氧化亚氮又称笑气，是无色、味甜、无刺激性气体麻醉药。给药后患者感觉舒适愉快，镇痛作用强，麻醉效能低，单独应用无法达到理想麻醉效果，临床上多与其他麻醉药（如乙醚、普鲁卡因等）联合应用，以减少麻醉剂用量。停药后苏醒较快，对呼吸和肝肾功能无不良影响，但对心肌略有抑制作用。

麻醉乙醚 (Anesthetic Ether)

麻醉乙醚为第一个临床最广泛使用的吸入麻醉药，有特异臭味，易燃易爆，易挥发，易氧化生成过氧化物及乙醛，使毒性增加。其优点为麻醉分期明显，安全范围大，外科麻醉期的药物浓度与中毒期浓度相差近 3 倍，肌肉松弛作用较强，对呼吸功能和血压几无影响，对心、肝、肾毒性较小，但对呼吸道有强烈刺激导致腺体分泌增加，影响呼吸通畅，可引起吸入性肺炎及窒息，诱导期和苏醒期较长，易发生意外，现已少用。

二、静脉麻醉药

静脉麻醉药通过缓慢静脉注射或静脉滴注而产生全身麻醉作用。与吸入性麻醉药相比，其优点是无诱导期的各种不适，患者迅速进入麻醉状态，对呼吸道无刺激性，方法简便易行。缺点主要是不易掌握麻醉深度，排出较慢，容易发生麻醉意外。一般仅适用于短时间、镇痛要求不高的小手术。单独使用的范围不广，临床常用于吸入性麻醉的诱导以及复合全身麻醉。常用的静脉麻醉药有氯胺酮、硫喷妥钠、丙泊酚等。

氯胺酮 (Ketamine)

氯胺酮作用机制独特，对中枢兼有抑制和兴奋作用，能选择性阻断痛觉冲动向丘脑和大脑皮质传导，同时又能兴奋脑干及边缘系统，患者痛觉消失，而意识部分存在，常表现为睁眼凝视，呈木僵状、梦境感，同时伴有肌张力增加、肢体无目的活动、眼球震颤等，这种抑制与兴奋并存的状态被称为"分离麻醉"。

氯胺酮起效快、镇痛力强、维持时间短，苏醒期较长，需 2～3 小时，对体表镇痛作用明显，内脏镇痛作用差，对呼吸抑制作用轻微，对心血管具有明显兴奋作用。适用于短时体表小手术（如烧伤清创、换药、切痂等）或低血压患者的诱导麻醉。颅内压升高、高血压及精神病患者禁用。

硫喷妥钠 (Thiopental Sodium)

硫喷妥钠是超短效巴比妥类药物，脂溶性高、静脉注射后即可进入脑组织，麻醉作用迅速，无诱导期。由于其在体内迅速重新分布，从脑组织转运到肌肉及脂肪组织，使脑内药物浓度迅速下降，作用短暂，一次注射仅维持数分钟。硫喷妥钠镇痛效果差，肌肉松弛不完全，临床主要用于诱导麻醉和基础麻醉，单独使用仅适用于短时手术（如脓肿的切开引流、骨折、脱臼的闭合复位等）。

硫喷妥钠不良反应有呼吸抑制，新生儿、婴幼儿应禁用，还易诱发喉头痉挛及支气管收缩，故麻醉前最好给予阿托品以作预防，支气管哮喘患者慎用。如心搏减少，血压降低，立即注射肾上腺素或麻黄碱。休克未纠正前及心力衰竭者禁用。对巴比妥类药物过敏者禁用。

丙泊酚（Propofol）

丙泊酚（又称异丙酚）起效快、作用时间短、苏醒迅速，无蓄积作用，能抑制咽喉反射，有利于气管插管，能降低颅内压和眼压，减少脑耗氧量和脑血流量。其镇痛作用很微弱，对循环系统有抑制作用，可引起血压下降。丙泊酚可用于全身麻醉的诱导和维持，也常与镇痛、肌松药合用，作为门诊短小手术的辅助用药，目前也多用于无痛人工流产麻醉。

三、复合麻醉

理想的全身麻醉药除能使外科手术患者产生镇痛、意识丧失、适度的骨骼肌松弛、感觉和自主反射被抑制外，还应具有麻醉诱导期短、停药后麻醉状态的恢复平稳而快速、麻醉深度易于控制、无明显局部刺激和其他严重不良反应、安全范围大等特点。

然而目前临床上使用的任何一种全麻药都不能符合以上要求，为克服单一麻醉药的诸多缺点，减少麻醉药的用量以及提高麻醉的安全性，增强麻醉效果，一般多采用同时或先后应用两种以上的麻醉药物或其他辅助药物的方式，称为复合麻醉。

表 3 – 2 常用复合麻醉药物

用药目的	常用药物
镇静、消除精神紧张	巴比妥类、地西泮
短暂性记忆缺失	苯二氮䓬类、氯胺酮、东莨菪碱
基础麻醉	巴比妥类、地西泮
诱导麻醉	硫喷妥钠、丙泊酚、氧化亚氮
镇痛	吗啡、哌替啶、芬太尼
骨骼肌松弛	琥珀胆碱、泮库溴铵
抑制迷走神经反射	阿托品类
控制体温	氯丙嗪
抗过敏、镇静	异丙嗪
控制性降压	硝普钠、钙通道阻滞药

复合麻醉相关术语如下。

1. 麻醉前用药 患者进入手术室前应用药物，以减轻不良反应、提高麻醉效果，如手术前夜用镇静催眠药巴比妥类或地西泮等，消除患者紧张、焦虑等情绪；注射阿托品或东莨菪碱抑制腺体分泌，防止唾液及支气管分泌物所致的吸入性肺炎；术前注射阿片类镇痛药以增强麻醉效果。

2. 基础麻醉　进入手术室前给予大剂量催眠药（如巴比妥类等），使患者进入深睡眠状态，或肌内注射硫喷妥钠，使其进入浅麻醉状态，在此基础上再用全身麻醉药，调节麻醉深度，使麻醉平稳，用药量减少，常用于小儿。

3. 诱导麻醉　应用诱导期短的硫喷妥钠或氧化亚氮，使患者迅速进入外科麻醉期，避免诱导期的不良反应，然后改用其他药物维持麻醉。

4. 合用肌松药　根据手术对肌肉松弛的要求，在麻醉同时注射琥珀胆碱等骨骼肌松弛药。

5. 低温麻醉　在物理降温的基础上，合用氯丙嗪使体温下降至 $28 \sim 30℃$，机体基础代谢率减低，重要器官的耗氧量减低，以便阻断血流，进行心脏直视手术。

6. 神经安定镇痛术　是一种复合镇痛方法，常用氟哌利多及芬太尼按 $50:1$ 制成合剂进行静脉注射，使患者意识模糊、痛觉消失。其特点是镇静、镇痛效果好而不良反应少。在此基础上，合用全麻药（如氧化亚氮）及肌松药（如琥珀胆碱）可达到满意的外科麻醉，称为神经安定麻醉。

7. 控制性降压　加用短时作用的血管扩张药使血压适度下降，并抬高手术部位，以减少出血，常用于止血比较困难的颅脑手术。

目标检测

一、单项选择题

1. 局麻药的局麻作用通常使下列哪项感觉最先消失
   A. 痛觉　　　　　B. 温觉　　　　　C. 触觉　　　　　D. 压觉

2. 局麻药的局麻作用与药物浓度及神经纤维结构有关。一般是哪种对局麻药作用更敏感
   A. 细的无髓鞘神经纤维　　　　　B. 粗的无髓鞘神经纤维
   C. 细的有髓鞘神经纤维　　　　　D. 粗的有髓鞘神经纤维

3. 普鲁卡因一般不用于
   A. 表面麻醉　　　B. 浸润麻醉　　　C. 传导麻醉　　　D. 蛛网膜下隙麻醉

4. 利多卡因一般不用于
   A. 表面麻醉　　　B. 浸润麻醉　　　C. 传导麻醉　　　D. 蛛网膜下隙麻醉

5. 丁卡因禁用于
   A. 表面麻醉　　　B. 浸润麻醉　　　C. 传导麻醉　　　D. 蛛网膜下隙麻醉

6. 神经干阻滞麻醉又称为
   A. 表面麻醉　　　B. 浸润麻醉　　　C. 传导麻醉　　　D. 硬膜外麻醉

7. 适用于上腹部手术的麻醉方法是
   A. 表面麻醉　　　B. 浸润麻醉　　　C. 传导麻醉　　　D. 硬膜外麻醉

8. 被称为"全能局麻药"的是

A. 普鲁卡因 B. 利多卡因 C. 丁卡因 D. 布比卡因

9. 局麻药液中加入少量肾上腺素的目的是

    A. 防止术中出血   B. 促进局麻药的吸收

    C. 预防麻醉过程中血压下降   D. 延长局麻药作用时间，减少吸收

10. 为预防腰麻时出现的血压下降，麻醉前可给予

    A. 肾上腺素   B. 麻黄碱   C. 多巴胺   D. 去甲肾上腺素

11. 下列药物中给药前需做皮肤过敏试验的是

    A. 普鲁卡因   B. 利多卡因   C. 丁卡因   D. 布比卡因

12. 下列药物中具有"分离麻醉"作用的是

    A. 利多卡因   B. 丙泊酚   C. 氯胺酮   D. 硫喷妥钠

13. 常用于静脉麻醉的巴比妥类药物是

    A. 苯巴比妥   B. 异戊巴比妥   C. 司可巴比妥   D. 硫喷妥钠

14. 下列属于吸入麻醉药的是

    A. 普鲁卡因   B. 利多卡因   C. 氟烷   D. 氯胺酮

15. 下列又称黏膜麻醉的是

    A. 表面麻醉   B. 浸润麻醉   C. 传导麻醉   D. 硬膜外麻醉

16. 下列属于静脉麻醉药的是

    A. 普鲁卡因   B. 氧化亚氮   C. 丙泊酚   D. 哌替啶

17. 下列属于吸入麻醉药的是

    A. 普鲁卡因   B. 氧化亚氮   C. 丙泊酚   D. 哌替啶

18. 下列属于麻醉药品的是

    A. 普鲁卡因   B. 氧化亚氮   C. 丙泊酚   D. 哌替啶

19. 下列属于酰胺类局麻药，亦可用于治疗心律失常的是

    A. 普鲁卡因   B. 利多卡因   C. 丁卡因   D. 布比卡因

20. 以下药物中，作用最弱、毒性最低，可用于除表面麻醉外的各种局部麻醉的是

    A. 普鲁卡因   B. 利多卡因   C. 丁卡因   D. 布比卡因

二、多项选择题

21. 属于局部麻醉药的是

    A. 普鲁卡因   B. 利多卡因   C. 氯胺酮   D. 丙泊酚

    E. 丁卡因

22. 下列属于全身麻醉药中的静脉麻醉药的有

    A. 异氟烷   B. 利多卡因   C. 氯胺酮   D. 丙泊酚

    E. 麻醉乙醚

23. 下列属于全身麻醉药中的吸入麻醉药的有

    A. 异氟烷   B. 利多卡因   C. 氯胺酮   D. 丙泊酚

    E. 麻醉乙醚

三、简答题

1. 简述普鲁卡因的不良反应及注意事项。

2. 试述麻醉前给药的目的及常用药物。

书网融合……

 微课　　　　 划重点　　　　 自测题

第四章 中枢神经系统药

学习目标

知识要求

1. **掌握** 氯丙嗪、左旋多巴、吗啡、哌替啶、阿司匹林、对乙酰氨基酚的药理作用、临床应用、不良反应和用药指导。

2. **熟悉** 苯二氮䓬类药的作用特点及临床应用；抗癫痫药的分类及常用抗癫痫药；其他抗精神病药；抗躁狂症药和抗抑郁症药；其他抗帕金森病药；其他阿片受体激动药；其他解热镇痛抗炎药；中枢兴奋药；常见中枢神经系统疾病的药物治疗。

3. **了解** 巴比妥类及其他镇静催眠药；抗惊厥药和抗焦虑药；非阿片受体激动药和阿片受体阻断药；抗痛风药。

能力要求

1. 熟练掌握根据患者所患神经系统疾病推荐合适药品的技能。

2. 学会指导患者正确使用中枢神经系统药，并交代用药注意事项。

3. 会运用中枢神经系统药的理论知识，解决患者的合理用药咨询。

第一节 镇静催眠药

PPT

实例分析

实例 患者，女性，28岁，因临近研究生入学考试，一周前因学习紧张，考试压力大，出现入睡困难，睡眠持续时间短，主要表现为入睡难、多梦、早醒，白天感困乏，严重影响学习。无肝、肾、糖尿病史，无药物过敏史，月经史、个人史及家族史无特殊，家中无精神病。诊断：中度失眠。地西泮 5～10mg/次，睡前服用，睡眠比较满意。

问题 1. 失眠有哪些症状？常见的原因有哪些？

2. 除地西泮外，还有哪些药物可以治疗失眠？

镇静催眠药是通过抑制中枢神经系统而产生镇静和近似生理性睡眠的药物。因所用剂量的不同而出现不同的药理作用，小剂量时引起安静或思睡状态，表现为镇静作用；中等剂量时可诱导入睡、延长睡眠时间，即催眠作用；大剂量具有抗惊厥作用和抗癫痫作用。镇静催眠药长期使用可出现耐受性和依赖性，突然停药可产生戒断综合征，须按《麻醉药品和精神药品管理条例》生产、经营和使用。常用的镇静催眠药分为三类：苯二氮䓬类、巴比妥类及其他类，其中苯二氮䓬类最为常用。多数镇静催眠药都不同程度有抗焦虑作用。

一、苯二氮䓬类

【药理作用和临床应用】

1. 抗焦虑 小剂量的苯二氮䓬类具有显著的抗焦虑作用，可缓解焦虑患者的紧张、恐惧、忧虑等症状，使患者情绪恢复正常。本类药物是焦虑症的首选治疗药，适用于各种原因引起的焦虑症。

2. 镇静催眠 随着剂量的增加，苯二氮䓬类可产生镇静、催眠作用，能缩短睡眠诱导时间，延长睡眠持续时间。对快波睡眠影响较小，能产生近似生理性睡眠，醒后无明显后遗作用，且安全范围大，大剂量也不引起麻醉。临床上主要用于各种失眠，也用作麻醉前给药。

3. 抗惊厥、抗癫痫 苯二氮䓬类有较强的抗惊厥作用，其中地西泮和三唑仑的作用尤为明显，可用于破伤风、子痫、小儿高热、药物中毒等所致的惊厥。地西泮静脉注射是治疗癫痫持续状态的首选药。

4. 中枢性骨骼肌松弛 本类药物能使骨骼肌张力降低，但不影响其正常活动。较大剂量产生中枢性肌肉松弛作用。可用于脑、脊髓病变所致的骨骼肌张力增高或局部病变所致的肌肉痉挛。

你知道吗

苯二氮䓬类药物的作用机制

在大脑皮质、边缘系统和脑干等部位，具有苯二氮䓬受体，苯二氮䓬类药物与苯二氮䓬受体结合后，发挥激动效应，促进了 γ - 氨基丁酸（GABA）与 $GABA_A$ 受体的结合（GABA 受体分为 $GABA_A$、$GABA_B$ 和 $GABA_C$ 三种亚型，脑内主要是 $GABA_A$ 受体），使 Cl^- 通道开放频率增加，Cl^- 内流增多，细胞膜超级化，GABA 能神经的中枢抑制功能增强。

【不良反应】

1. 治疗量连续用药可引起头晕、嗜睡、乏力等反应，大剂量可致共济失调，过量急性中毒可致昏迷和呼吸抑制。

2. 长期使用可产生耐受性和依赖性，突然停药可出现戒断症状，表现为兴奋、失眠、焦虑、激动、震颤等。

【用药指导】

1. 本类药物如需注射则速度应缓慢，否则可引起心血管和呼吸抑制，甚至导致死亡。乙醇能增强本类药物的毒性。出现急性中毒可用特异性解毒药氟马西尼抢救。

2. 应考虑各种药物的体内过程和作用特点，严格控制用药剂量和时间，为延缓耐受性和依赖性产生，应交替使用各种药物，防止滥用和长期用药，长期用药应避免突然停药。

3. 与易产生依赖性的和其他可能产生依赖性的药合用时，产生依赖性的危险性增加。

4. 老年人和儿童应慎用，孕妇、哺乳期妇女、青光眼及重症肌无力者禁用。

苯二氮䓬类药物目前在临床应用的有 20 多种，根据半衰期的长短可分为长效类、中效类、短效类和超短效类，各类药作用原理相同，抗焦虑、镇静催眠、抗惊厥、肌肉松弛作用则各有侧重，各药的半衰期、作用特点及临床应用见表 4 - 1。

表 4 - 1 常用苯二氮䓬类药物的半衰期、作用特点和临床应用

分类	药物	半衰期（h）	作用特点	临床应用
长效类	地西泮	30 ~ 60	抗焦虑、镇静、催眠、抗惊厥、中枢性肌松	焦虑症、失眠、癫痫持续状态、麻醉前给药、骨骼肌痉挛
	氟西泮	50 ~ 100	催眠作用强，对焦虑所致的失眠效果尤佳	各种失眠，如入睡困难、夜间多醒和早醒
中效类	硝西泮	21 ~ 30	催眠作用显著，抗惊厥作用较强	失眠以及抗惊厥、婴儿痉挛、肌阵挛性癫痫
	氯硝西泮	22 ~ 38	抗惊厥作用比地西泮强 5 倍，比硝西泮强	癫痫、惊厥
短效类	劳拉西泮	10 ~ 18	抗焦虑作用比地西泮强 5 倍	焦虑症、麻醉前给药
	奥沙西泮	5 ~ 10	作用弱于地西泮，抗焦虑作用显著，抗惊厥作用较强	主要用于焦虑、紧张、激动，能缓解急性乙醇戒断症状
	艾司唑仑	10 ~ 30	催眠作用温和，比硝西泮强 2 ~ 4 倍，一般无后遗作用	主要用于失眠，也可用于焦虑、紧张、恐惧，还可用于抗癫痫和抗惊厥
	阿普唑仑	10 ~ 12	抗焦虑、镇静、催眠作用比地西泮强 10 ~ 35 倍，尚具有抗抑郁作用	焦虑、恐惧、失眠症，尤适于伴抑郁的焦虑症
超短效类	咪达唑仑	1.5 ~ 2.5	与地西泮相似，特点为起效迅速、代谢失活快、持续作用短、醒后舒适	失眠症，尤适于入睡困难及早醒，麻醉前给药，全麻诱导和维持

二、巴比妥类

巴比妥类药物是巴比妥酸的衍生物，根据其脂溶性大小、起效快慢和持续时间的长短可分为：①长效——苯巴比妥。②中效——异戊巴比妥。③短效——司可巴比妥。④超短效——硫喷妥钠四类。

【药理作用和临床应用】

1. 镇静催眠　小剂量时起镇静作用，中等剂量可缩短入睡时间，延长睡眠时间，

易产生耐受性和依赖性，不良反应多见，故临床上镇静催眠多用苯二氮䓬类。

2. 抗惊厥、抗癫痫　苯巴比妥有较强的抗惊厥作用及抗癫痫作用，临床用于癫痫大发作和癫痫持续状态的治疗。

3. 麻醉　硫喷妥钠可用于静脉麻醉和诱导麻醉。

【不良反应】

1. 催眠剂量的巴比妥类可出现头晕、困倦、思睡、精神不振等明显的后遗效应。

2. 较易产生耐受性和依赖性，停药后有"反跳"现象。

3. 大剂量服用或静脉给药过快可引起急性中毒，主要表现为严重的呼吸及心血管抑制，甚至死亡。中毒抢救的原则是对症治疗和加速毒物排泄，前者主要是维持呼吸和循环功能；后者主要是采用洗胃、导泻、利尿、血液透析等方法排除毒物。用碳酸氢钠碱化尿液也是抢救巴比妥类药物中毒的重要方法。

【用药指导】

1. 本类药物目前不再用于催眠，主要是用于抗癫痫、抗惊厥和复方制剂中。

2. 使用时应严格按精神药品进行管理，严格控制，避免长期使用。

3. 要严格控制剂量和静脉注射速度，10 倍催眠量时即可抑制呼吸，甚至致死。

4. 苯巴比妥是肝药酶诱导药，可提高肝药酶活性，配伍用药时能加速许多药物的代谢。

三、其他镇静催眠药

常用的其他镇静催眠药见表 4 – 2。

表 4 – 2　其他镇静催眠药

药物	药理作用	临床应用	不良反应
唑吡坦	具有快速镇静催眠作用，而抗焦虑、抗惊厥及肌肉松弛作用较弱	各种类型的失眠	腹泻、恶心、消化不良、嗜睡、头晕等
佐匹克隆	抗焦虑、镇静催眠、抗惊厥和肌肉松弛作用	速效催眠药，作用强于苯二氮䓬类，适用于各种失眠	主要表现为头痛、嗜睡等
扎来普隆	起效快且作用时间短，几乎没有"宿醉"作用，对镇静催眠作用没有快的耐受性，几乎不影响正常睡眠结构	入睡困难失眠症的短期治疗，提高睡眠效率	头痛、嗜睡、眩晕、乏力、口干、恶心呕吐等

第二节　抗癫痫药及抗惊厥药

PPT

一、抗癫痫药

（一）癫痫的分类

癫痫是一类由于多种病因引起脑局部病灶神经元突发性的异常高频率放电，并向周围扩散引起的大脑功能短暂失调综合征，表现为突然发作、短暂运动感觉功能或精神异常。临床上根据发作时的症状不同，分为部分性发作和全身性发作两大类型（表4-3）。

表4-3 癫痫发作的分类及特征

发作类型		特征
部分性发作	1. 单纯部分性发作	表现各种各样，主要由发作放电涉及皮层区域而定，持续时间为20～60秒，关键特征是无意识丧失
	2. 复杂部分性发作	有意识障碍持续30秒至2分钟，常伴有无目的运动，如咂嘴或手扭动
	3. 继发于强直-阵挛性发作的部分性发作	由单纯或伴有复杂症状的部分性发作发展到强直-阵挛性发作，有意识丧失，肌肉持续收缩，持续时间1～2分钟
全身性发作	1. 失神性发作	又称小发作。突然发作，意识丧失，两眼凝视，活动停止，持续时间不超过30秒
	2. 肌阵挛性发作	出现短暂（约1秒钟）的电刺激样肌肉收缩，可以是身体某一部位，也可以是全身性的
	3. 强直-阵挛性发作	又称大发作。全身性惊厥，意识丧失，肌肉强直性痉挛，接着为同步的阵挛性抽搐

癫痫是一种以反复发作为特征的慢性疾病，以药物治疗为主要治疗手段。目前药物只能控制癫痫的发作，但不能有效地根治，患者需长期甚至终身用药。

（二）常用抗癫痫药

苯妥英钠（Phenytoin Sodium）

【药理作用】

苯妥英钠对癫痫病灶异常高频放电无抑制作用，可阻滞神经细胞膜上 Na^+、Ca^{2+} 内流，降低兴奋性，稳定膜电位，阻止病灶异常放电向周围正常组织扩散，而呈现抗癫痫作用。此外，也与抑制 K^+ 外流，延长动作电位时程和不应期，增强GABA能神经功能有关。

【临床应用】

1. 抗癫痫 苯妥英钠是治疗癫痫大发作的首选药，对部分性发作亦有效。但对小发作无效，有时甚至使病情恶化。

2. 抗外周神经痛 苯妥英钠对三叉神经痛效果好，对舌咽神经痛和坐骨神经痛也有一定疗效。

3. 抗心律失常 对强心苷中毒所致室性心律失常疗效较好。

【不良反应】

1. 局部刺激 本药碱性强，局部刺激性大，口服可引起恶心、呕吐、食欲减退、上腹疼痛等症状。

2. 齿龈增生 长期应用出现齿龈增生，多见于儿童及青少年，要注意口腔卫生，防止齿龈炎，经常按摩牙龈能减轻齿龈增生。

3. 神经系统反应　可见眩晕、精神紧张、头痛等症。药量过大引起急性中毒，可致共济失调、眼球震颤、复视等。严重者可出现精神错乱、昏睡，甚至昏迷。

4. 造血系统反应　长期应用可导致叶酸缺乏，发生巨幼细胞贫血，可能与本药抑制叶酸吸收和代谢有关，用甲酰四氢叶酸钙治疗有效。

5. 过敏反应　可见皮肤瘙痒、皮疹，少数患者可出现粒细胞缺乏和血小板减少。如有异常，应及早停药。

6. 其他　静脉注射过快可致心律失常、心脏抑制及血压下降。妊娠早期服用偶致畸胎。本药诱导肝药酶，可加快维生素 D 代谢，久用可致低血钙。长期使用突然停药可致癫痫发作加剧，甚至诱发癫痫持续状态。

【用药指导】

1. 用药期间需注意检查白细胞及血小板计数、肝功能、皮肤、血钙、口腔、脑电图、血药浓度和甲状腺功能等。

2. 应用时应从小剂量开始逐渐增量，若替换别的抗癫痫药时，应有 7～10 天交替过程。因毒性反应与血药浓度有关，所以应多监测血药浓度。

3. 苯妥英钠为药酶诱导剂，与肾上腺皮质激素、洋地黄类等一些药物合用时，使这些药物的疗效降低；而它与氯霉素、异烟肼等药合用时，使血药浓度增高，毒性反应增加。在合用其他药物时必须注意药物相互作用。

苯巴比妥（Phenobarbital）

苯巴比妥对大发作疗效好，对部分性发作也有效，对小发作疗效差。对癫痫持续状态虽有效，但起效慢，因此应首选地西泮。用药期间易出现嗜睡等副作用，久用有一定依赖性，停药或以其他药代替本品时应逐渐减量，另外本品为药酶诱导药，能影响某些配伍用药物的血药浓度，需加注意。

卡马西平（Carbamazepine）

卡马西平是单纯及复杂部分性发作的首选药，对复杂部分性发作疗效优于其他抗癫痫药，对典型或不典型失神发作、阵挛性发作无效。对癫痫并发的精神症状，以及锂盐无效的躁狂、抑郁症也有效。对三叉神经痛和舌咽神经痛疗效优于苯妥英钠。用药早期可出现头昏、眩晕、恶心、呕吐和共济失调等，亦可有皮疹和心血管反应。但一般并不严重，无须中断治疗，1 周左右逐渐消退。严重的不良反应有骨髓抑制和肝损害，较少见。

丙戊酸钠（Sodium Valproate）

丙戊酸钠为广谱抗癫痫药，可用于各种类型的癫痫发作。对小发作的疗效优于乙琥胺，但因其有肝毒性，不首选；对大发作有效，但不及苯妥英钠和卡马西平；对非典型小发作的疗效不及氯硝西泮；可作为混合型发作的首选药物。不良反应较轻，偶见嗜睡、共济失调，严重毒性为肝功能损害，故在用药期间应定期检查肝功能。

乙琥胺（Ethosuximide）

乙琥胺在临床上为小发作（失神性发作）的首选药，其疗效虽不及氯硝西泮，但副作用较小。乙琥胺对其他类型癫痫无效，还能诱发癫痫大发作。常见副作用为胃肠道反应、中枢神经系统症状，偶见粒细胞减少、再生障碍性贫血等，长期用药应定期检查血常规。

扑米酮（Primidone）

扑米酮属巴比妥类药物，其活性代谢产物为苯巴比妥和苯乙基丙二酰胺，作为部分性发作及继发性全身性发作的加用治疗（在已经使用其他抗癫痫药物疗效不佳时增加此药）。与苯妥英钠和卡马西平有协同作用。扑米酮与苯巴比妥相比并无特殊优点，且价格较贵，故只能用于其他药物不能控制的患者。扑米酮可引起镇静、嗜睡、眩晕和共济失调，偶见粒细胞减少、巨幼细胞贫血、血小板减少，因此，用药期间应定期检查血常规。

托吡酯（Topiramate）

对单纯部分性癫痫发作和复杂部分性发作都有效，对小儿各型癫痫疗效较好。也可用于成人癫痫部分性发作的辅助治疗和难治性部分性癫痫发作的治疗。此外，还可用于治疗面肌痉挛症、周围神经痛、脑性瘫痪等。此药不宜与苯妥英钠、卡马西平、苯巴比妥等联用。可引起焦虑、头昏、头痛、嗜睡、感觉异常、共济失调、精神障碍等中枢神经系统不良反应；因抑制碳酸酐酶，导致代谢性酸中毒，个别患者出现高血氨脑病、心动过速、心肌损害、尿频等症。

苯二氮䓬类（Benzodiazepine，BZ）

苯二氮䓬类具有抗惊厥及抗癫痫作用，临床常用于癫痫治疗的药物有地西泮、硝西泮、氯硝西泮。地西泮是治疗癫痫持续状态的首选药，起效快，安全性大。硝西泮主要用于小发作，特别是肌阵挛性发作及婴儿痉挛等。氯硝西泮抗癫痫谱较广，对各型癫痫都有疗效，而以失神小发作、肌阵挛发作疗效好。

二、抗惊厥药

惊厥是由于中枢神经系统过度兴奋而引起的全身骨骼肌强烈的不随意收缩，呈强直性或阵挛性抽搐。常见于小儿高热、破伤风、子痫、癫痫大发作和中枢兴奋药中毒等。常用抗惊厥药有苯二氮䓬类、巴比妥类、水合氯醛和硫酸镁等。

硫酸镁（Magnesium Sulfate）

【药理作用和临床应用】

硫酸镁因给药途径不同而产生不同的药理活性。口服有导泻和利胆作用，外用热敷可消炎去肿，注射给药具有抗惊厥和降血压作用。临床主要用于缓解子痫、破伤风等引起的惊厥，也常用于妊娠高血压，常以肌内注射或静脉注射给药。

【不良反应和用药指导】

血镁过高可引起呼吸抑制、血压骤降、心搏骤停而致死，应用时必须严格控制剂量。肌腱反射消失是呼吸抑制的先兆，因此，在连续用药期间应经常检查腱反射。中毒时应立即进行人工呼吸，并缓慢静脉注射氯化钙或葡萄糖酸钙紧急抢救。

第三节 抗精神失常药

PPT

精神失常是由多种原因引起的精神活动障碍性疾病，包括精神分裂症、躁狂症、抑郁症和焦虑症等。治疗这一类疾病的药物统称为抗精神失常药，包括抗精神病药、抗躁狂症药、抗抑郁症药和抗焦虑药。

一、抗精神病药

精神病主要表现为精神分裂症，是由遗传、环境等多种原因引起的脑内多巴胺能神经功能亢进，表现为兴奋、躁动、幻觉、妄想、思维障碍，甚至丧失理智。抗精神病药主要用于治疗精神分裂症及其他精神失常的躁狂症状。

目前，临床常用的抗精神病药物按药理作用可分为两大类。第一代典型抗精神病药物包括：①吩噻嗪类，如氯丙嗪、奋乃静、氟奋乃静、三氟拉嗪、硫利达嗪；②硫杂蒽类，如氯普噻吨、氟哌噻吨；③丁酰苯类，如氟哌啶醇、氟哌利多；④苯甲酰胺类，如舒必利等。这些药物通过阻断中脑 – 边缘 – 皮质多巴胺通路 D_2 受体，发挥抗精神病作用，能够改善精神分裂症患者的阳性症状，但对阴性症状的疗效差。而且由于对黑质 – 纹状体通路的影响，常出现典型的锥体外系副作用，主要为帕金森综合征、急性肌张力障碍、静坐不能和迟发性运动障碍。由于药物不良反应较多，目前已是精神分裂症的二线用药。第二代非典型抗精神病药常用的有利培酮、氯氮平、喹硫平、奥氮平和阿立哌唑等。这类药物除了拮抗多巴胺受体外，还具有较强的5 – 羟色胺$_2$（5 – HT_2）受体拮抗作用，因此也称为5 – 羟色胺 – 多巴胺受体拮抗药，它们对中脑边缘系统的作用比对纹状体系统作用更具选择性。这类药物对第一代抗精神病药的适应证也可应用，避免了第一代抗精神病药的某些缺点，对精神分裂症患者的阳性症状和阴性症状均有一定疗效，较少影响认知功能，有利于患者回归社会，因此其应用日益广泛。

氯丙嗪（Chlorpromazine）

【药理作用】

1. 对中枢神经系统的作用

（1）抗精神病作用　正常人用药后，出现安定、镇静、情感淡漠和对周围事物不感兴趣，活动减少。在安静环境中易诱导入睡，易唤醒，醒后神志清楚，连续用药可产生耐受性。精神病患者用药后，可迅速控制兴奋躁动，躁狂症状消失。连续用药，幻觉、妄想、躁狂及精神运动性兴奋逐渐消失，理智恢复，情绪安定，生活自理。氯丙嗪还能消除动物的攻击行为，使凶猛的动物驯服。氯丙嗪的抗幻觉和妄想作用一般需连续用药数周至数月方可充分显效且无耐受性。

（2）镇吐作用　氯丙嗪有强大的镇吐作用。小剂量可抑制延髓催吐化学感受区的多巴胺受体,大剂量时能直接抑制呕吐中枢。但对前庭刺激引起的呕吐无效。

(3) 抑制体温调节 对下丘脑体温调节中枢有很强的抑制作用,使体温调节功能减弱,机体体温随环境温度变化而升降。

(4) 加强中枢抑制药的作用 氯丙嗪可加强麻醉药、镇静催眠药、镇痛药和抗惊厥药的作用,与上述药物合用时适当减少剂量。

(5) 对锥体外系的影响 氯丙嗪阻断黑质－纹状体通路的多巴胺受体,导致胆碱能神经功能增强,长期大量应用时可出现锥体外系反应。

2. 对自主神经系统的作用

(1) 降压作用 阻断 α 受体,抑制血管运动中枢并直接舒张血管平滑肌,使血管扩张,血压下降。氯丙嗪和肾上腺素合用时,由于氯丙嗪具有明显的 α 受体阻断作用,可翻转肾上腺素的升压作用,使血压进一步降低。因此,氯丙嗪引起的低血压,不能用肾上腺素纠正,而应选用 α 受体激动药去甲肾上腺素。

(2) 抗胆碱作用 氯丙嗪可阻断 M 受体,但作用很弱。当大剂量用药时,可出现明显的抗胆碱作用,引起口干、便秘、视物模糊及尿潴留等副作用。

3. 对内分泌的影响 氯丙嗪可减少催乳素抑制因子的释放,使催乳素分泌增加,引起乳房肿大、溢乳。氯丙嗪还可抑制促性腺激素释放、促皮质激素和促生长激素的分泌,延迟排卵。

你知道吗

氯丙嗪与多巴胺受体

目前研究认为精神分裂症的发生是由于患者脑内多巴胺(DA)能神经元功能亢进及 DA 受体密度增高所致。氯丙嗪阻断不同部位的 DA 受体发挥不同的作用。

1. 阻断中脑－边缘叶和中脑－皮质通路的 DA 受体→抗精神病作用。

2. 阻断延髓催吐化学感受区的 DA 受体→镇吐作用。

3. 阻断结节－漏斗通路的 DA 受体→催乳素分泌增加。

4. 阻断黑质－纹状体通路的 DA 受体→锥体外系反应。

【临床应用】

1. 精神分裂症 可用于急、慢性精神分裂症,对急性患者疗效好,但无根治作用,需长期用药维持。也可用于躁狂症及其他精神病伴有兴奋、紧张及妄想的患者。

2. 呕吐和顽固性呃逆 用于尿毒症、胃肠炎、放射病及药物(如吗啡、洋地黄、抗肿瘤药等)引起的呕吐。也可用于顽固性呃逆,但对晕动病(晕车、晕船等)所致呕吐无效。

3. 低温麻醉与人工冬眠 氯丙嗪在物理降温的配合下可使体温低于正常值,进行低温麻醉;氯丙嗪与其他中枢抑制药(异丙嗪、哌替啶)组成"冬眠合剂",可使患者体温、基础代谢及组织耗氧量降低,这种状态称为"人工冬眠",有利于提高机体对缺氧的耐受力，争取治疗时间，用于创伤性休克、中毒性休克、烧伤、高热及甲状腺危象的辅助治疗。

【不良反应】

氯丙嗪安全范围大，但长期大量应用，不良反应较多。

1. 一般不良反应　中枢抑制症状（嗜睡、淡漠、无力等）；M 受体阻断症状（口干、视物模糊、眼压升高、便秘、尿潴留及心动过速等）；α 受体阻断症状（鼻塞、血压下降等）。青光眼患者禁用。长期应用可致乳房肿大、闭经及生长减慢等。本药局部刺激性较强，宜深部肌内注射。静脉注射可致血栓性静脉炎，应用生理盐水或葡萄糖溶液稀释后缓慢静脉注射。为防止直立性低血压，注射氯丙嗪后应卧床休息 1~2 小时，然后缓慢起立。

2. 锥体外系反应　是长期大量应用最常见的副作用，主要有四种类型。①帕金森综合征：表现为肌张力增高、面容呆板、动作迟缓、肌肉震颤、流涎等。②静坐不能：表现为坐立不安、反复徘徊。③急性肌张力障碍：表现为强迫性张口、伸舌、斜颈及吞咽困难等。出现上述症状，可用抗胆碱药缓解。④迟发性运动障碍：少数患者可出现迟发性运动障碍，表现为口面部不自主的刻板运动、舞蹈样手足徐动症，此反应目前尚无有效治疗药物，用抗胆碱药不但不能改善症状反使症状加重。

> **请你想一想**
>
> 中枢抗胆碱药为什么不能缓解长期服用氯丙嗪引起的迟发性运动障碍？

3. 过敏反应　常见皮疹、接触性皮炎、光敏性皮炎。少数患者出现肝损害、黄疸。也有少数患者出现急性粒细胞缺乏，应立即停药，并用抗生素预防感染。

4. 急性中毒　短时间内大剂量应用氯丙嗪可致急性中毒，患者出现昏睡、血压下降、休克、心动过缓、心电图异常等，应立即对症治疗。

【用药指导】

1. 用量需从小剂量开始，按照个体化给药的原则，调整增加用量。

2. 经长期治疗需停药时，应在几周之内逐渐减小用量。骤停用药可促发迟发性运动障碍，在老年患者中发生最多，而且不容易消退。骤停用药有时也可产生一时性的头晕、胃部不适或恶心、呕吐等反应。

3. 因局部刺激性大，不宜皮下注射，静脉给药时应稀释后缓慢注射，避免引起血栓性静脉炎。本品溶液与皮肤接触，可产生接触性皮炎，应注意防止。

4. 应向患者及家属解释发生锥体外系反应的原因和表现，合理配伍中枢抗胆碱药，提高用药依从性。

5. 用药期间不宜从事如驾车等精密工作和危险作业；建议应多饮水，多食用富含膳食纤维的食物，养成定时排便习惯，防止发生便秘和尿潴留。

6. 与麻醉药、镇痛药、镇静催眠药及乙醇等中枢抑制药合用可产生明显的协同作用，合用时注意调整剂量；与镇痛药合用可有效缓解晚期癌症剧痛，但应警惕血压降低。

其他吩噻嗪类药物如奋乃静、氟奋乃静、三氟拉嗪和硫利达嗪，与氯丙嗪相比，奋乃静、氟奋乃静和三氟拉嗪的抗精神病作用增强，锥体外系不良反应也增强，但镇静作用和心血管作用减弱，故较为常用；硫利达嗪的抗精神病作用不及氯丙嗪，但其锥体外系不良反应显著减轻。其他抗精神病药见表 4 – 4。

表 4 – 4 其他抗精神病药

药物	药理作用	临床应用	不良反应
氯普噻吨	抗精神分裂症和抗幻觉、妄想作用比氯丙嗪弱，有较弱的抗抑郁作用	适用于伴有焦虑或焦虑性抑郁的精神分裂症、焦虑性神经官能症、更年期抑郁症等	不良反应与氯丙嗪相似但较轻
氟哌啶醇	抗精神病和镇吐作用强大而持久，起效快，而镇静作用弱，降温作用不明显	对以兴奋、幻觉和妄想为主要表现的各种急慢性精神病疗效较好	锥体外系反应较为严重而且常见
氯氮平	系苯二氮䓬类新型抗精神病药，起效快，对其他药物治疗无效的病例也有效，且可缓解迟发性运动障碍	传统抗精神分裂药治疗无效或锥体外系反应严重的患者	几乎无锥体外系和内分泌系统的不良反应，主要不良反应是粒细胞缺乏，故限制其应用
五氟利多	为长效抗精神病药，每周用药一次即可。抗精神病作用强，少见镇静作用	对急、慢性精神分裂症均有效，能控制幻觉、妄想、退缩、淡漠等症状	不良反应有头痛、乏力、失眠和锥体外系反应
舒必利	又名止吐灵，抗精神病及镇吐作用强，有一定的抗抑郁作用	用于治疗以木僵、退缩、幻觉和妄想为主的急慢性精神病，对抑郁症也有效，也可用于止吐	不良反应相对较少
利培酮	可以改善精神分裂症的阳性症状，但引起运动功能抑制和强直性昏厥都要比经典的抗精神病药少	适用于精神分裂症和双相情感障碍的躁狂发作	锥体外系反应及抗胆碱反应均轻

二、抗躁狂症药

躁狂症是指以心境显著而持久的高涨为基本临床表现、并伴有相应思维和行为异常的一类精神疾病，是躁狂抑郁症的一种发作形式。以情感高涨、思维奔逸，以及言语动作增多为典型症状。通常有反复发作倾向，病因尚未明确，可能与脑内单胺类功能失衡有关，在 5 – 羟色胺（5 – HT）缺乏的基础之上，若去甲肾上腺素、肾上腺素增多，则表现为躁狂。虽然躁狂可以单纯急性发作，但是通常情况下躁狂发作后紧随抑郁。所以躁狂一般见于双相情感障碍（又称为躁狂抑郁症）的患者。

抗躁狂药又称心境稳定药，不是简单的抗躁狂，而有调整情绪稳定作用，防止双相情感障碍的复发，是对躁狂症具有较好的治疗和预防发作的药物，专属性强，对精神分裂症往往无效。

目前所指的抗躁狂药，实际上只有锂盐一类，最常用的是碳酸锂。卡马西平和丙戊酸盐治疗躁狂症也有比较确切的疗效，而且长期服用对双相情感性精神障碍的反复发作具有预防作用，但是药物分类上它们属于抗癫痫药。此外，某些抗精神病药（如氯丙嗪、氟奋乃静、氟哌啶醇、氯氮平等）也具有抗躁狂作用，可治疗双相情感性精神障碍的躁狂相。

碳酸锂（Lithium Carbonate）

【药理作用和临床应用】

治疗量锂盐对正常人精神活动几乎无影响，但对躁狂症发作者则有显著疗效，使言语、行为恢复正常，对抑郁症也有一定疗效。主要用于治疗躁狂症，对精神分裂症的兴奋躁动也有效，与抗精神病药合用疗效较好，可减少抗精神病药的剂量。同时，抗精神病药还可缓解锂盐所致恶心、呕吐等副作用。

【不良反应】

安全范围窄，超过 1.5mmol/L 即可出现中毒。用药早期出现头昏、恶心、呕吐、腹痛、腹泻、口渴、多尿等；晚期症状有甲状腺肿大、黏液性水肿、体重增加等，这些反应常在继续治疗 1~2 周内逐渐减轻或消失。锂在体内蓄积中毒时，可出现精神错乱、意识障碍、反射亢进、癫痫发作等脑病综合征，甚至昏迷、休克、急性肾衰竭与死亡。

【用药指导】

治疗躁狂症一般从小剂量开始，并每天测定血锂浓度，控制在 0.8~1.4mmol/L 之间，随时监测体征以防中毒。一旦发生中毒应立即停药，无特效解救药，主要采取对症处理，并静脉注射生理盐水加速锂盐排泄。要注意低血 Na^+ 增加 Li^+ 的蓄积而引起中毒，故应保持钠盐正常摄入量。碳酸锂可影响患者精神、体力活动和判断应急能力，故服药期间不宜从事精密工作或危险作业。

三、抗抑郁症药 🄴 微课1

抑郁症属于情感性障碍，是一种常见的精神疾病。主要表现为情绪低落，兴趣减低，悲观，思维迟缓，缺乏主动性，自责自罪，饮食、睡眠差，担心自己患有各种疾病，感到全身多处不适，严重者可出现自杀念头和行为。根据抑郁发作的严重程度分为轻度、中度及重度三级。目前抑郁症的病因、病理生理学机制等尚不明确。但长期研究表明，其生理学基础可能是脑内单胺类递质 5-羟色胺和去甲肾上腺素缺乏。

根据化学结构及作用机制不同，抗抑郁药分为：①三环类抗抑郁药，如丙米嗪、阿米替林、多塞平、氯米帕明；②四环类抗抑郁药，如马普替林；③选择性 5-HT 再摄取抑制药，如氟西汀、帕罗西汀、舍曲林；④5-HT 和 NA 摄取抑制药，如文拉法辛；⑤选择性 NA 再摄取抑制药，如瑞波西汀；⑥单胺氧化酶抑制药，如吗氯贝胺、异卡波肼。

丙米嗪（Imipramine）

【药理作用】

1. 中枢神经系统　正常人服用丙米嗪后出现以镇静为主的症状；抑郁症患者服药后却出现精神振奋、情绪提高，但疗效缓慢，连续用药 2~3 周后才显效。

2. 自主神经系统　治疗量能阻断 M 受体，引起阿托品样作用。

3. 心血管系统　能降低血压，抑制多种心血管反射，易致心律失常。

【临床应用】

适用于各种类型的抑郁症治疗。对内源性抑郁症、反应性抑郁症及更年期抑郁症均有效，但对精神分裂症伴发的抑郁状态疗效较差。此外，还可用于遗尿症等。

【不良反应】

常见的不良反应有口干、视物模糊、便秘、心动过速、尿潴留、眼内压升高等阿托品样作用。中枢神经方面表现为乏力、肌肉震颤，大剂量可引起精神兴奋、躁狂、癫痫样发作。极少数患者出现皮疹、粒细胞减少及黄疸等过敏反应。

【用药指导】

本药起效缓慢，连续用药 2~3 周后才见效，故不作应急治疗药物应用。因易致尿潴留及升高眼压，故前列腺增生及青光眼患者禁用。

氟西汀（Fluoxetine）

氟西汀是强效选择性 5-HT 再摄取抑制药，能延长和增加 5-HT 的作用，从而产生抗抑郁作用。氟西汀对肾上腺素受体、组胺受体、GABA 受体、M 受体、5-HT 受体几乎无亲和力，故无抗胆碱作用和心脏毒性。适用于治疗伴有焦虑的各种抑郁症，且对抑郁症的疗效与三环类相当。此外，该药对强迫症、贪食症、社交恐惧症和神经性厌食症亦有疗效。应用本药时偶有恶心呕吐、头痛头晕、乏力失眠、厌食、体重下降、震颤、惊厥、性欲降低等不良反应。本药不应与单胺氧化酶抑制药合用，应停药14 天后再使用。心血管疾病、糖尿病患者应慎用。

四、抗焦虑药

焦虑是多种精神病的常见症状，焦虑症则是一种以急性焦虑反复发作为特征的神经官能症，并伴有自主神经功能紊乱。发作时，患者多自觉恐惧、紧张、忧虑、心悸、出冷汗、震颤及睡眠障碍等。无论是焦虑症或焦虑状态，临床多用抗焦虑药治疗。常用的抗焦虑药物为苯二氮䓬类，此外甲丙氨酯、阿米替林、多塞平、丁螺环酮等也可用于焦虑症。

第四节 抗帕金森病药

PPT

帕金森病又称震颤麻痹，是锥体外系功能紊乱引起的一种慢性进行性中枢神经系统神经退行性疾病，绝大多数发生于老年人。常见的临床症状为进行性运动徐缓、静止性震颤、肌强直、姿势调节障碍，严重者伴有记忆障碍和痴呆等症状。目前抗帕金森病的药物主要分为拟多巴胺类药和中枢抗胆碱药两类，通过增强中枢多巴胺能神经功能或降低胆碱能神经功能，控制或缓解帕金森病临床症状。

一、拟多巴胺类药

左旋多巴（Levodopa）

左旋多巴是多巴胺（DA）的前体物质，进入中枢脱羧成多巴胺后才起治疗作用。

但左旋多巴口服吸收后，大部分在肝脏、肠、心脏和肾等外周组织脱羧生成 DA，DA 难以通过血－脑屏障，故进入中枢的左旋多巴仅为用药量的 1% 左右，不仅疗效减弱而且外周不良反应增多。若同时合用外周多巴脱羧酶抑制药（卡比多巴）可提高疗效和减少不良反应。

【药理作用和临床应用】

1. 抗帕金森病　左旋多巴在脑内转变为 DA，补充纹状体中 DA 的不足，因而具有抗帕金森病的疗效。其作用特点是：①奏效较慢，用药 2～3 周后才出现体征的改善，1～6 个月后才获得最大疗效；连续用药 1 年以上约 75% 以上的患者可获得较好的疗效。②对轻症及年轻患者疗效较好，而对重症及年老衰弱者疗效较差。③对肌肉僵直及运动困难的疗效较好，而对肌震颤的疗效较差。

2. 治疗肝昏迷　肝昏迷的伪递质学说认为，正常机体蛋白质代谢产物苯乙胺和酪胺都在肝内被氧化解毒。肝功能障碍时，血中苯乙胺和酪胺升高，在神经细胞内经 β－羟化酶作用，分别生成伪递质苯乙醇胺和羟苯乙胺，取代正常的递质去甲肾上腺素，妨碍神经系统的正常功能而发生昏迷。服用左旋多巴，在脑内转变成去甲肾上腺素，恢复正常的神经活动，从而使肝昏迷患者意识苏醒，但不能改善肝脏损伤与肝功能，故不能根治。亦有人认为左旋多巴可提高大脑对氨的耐受性。

【不良反应】

1. 胃肠道反应　治疗初期约 80% 患者出现恶心、呕吐、食欲减退等。偶见溃疡出血或穿孔，故消化性溃疡患者慎用。

2. 心血管反应　引起轻度直立性低血压，继续服药可因耐受性而逐渐减轻或消失。少数患者出现眩晕。另外，DA 可兴奋心脏 β 受体，引起心律失常、心绞痛和心动过速。

3. 不自主异常运动　长期用药所引起的不随意运动，多见于面部肌群，表现为张口、咬牙、伸舌、皱眉、头颈部扭动等。另外，还可出现"开－关现象"，患者突然多动不安（开），而后又出现全身性或肌强直性运动不能（关），严重妨碍患者的正常活动。疗程延长，发生率也相应增加。此时宜适当减少左旋多巴的用量。

4. 精神障碍　出现失眠、焦虑、噩梦、狂躁、幻觉、妄想、抑郁等，需减量或停药，此反应可能与 DA 作用于大脑边缘叶有关。

【用药指导】

维生素 B_6 是多巴脱羧酶的辅基，可增强左旋多巴的外周副作用。抗精神病药能引起帕金森综合征，又能阻断中枢多巴胺受体，所以能对抗左旋多巴的作用，故氯丙嗪引起的帕金森综合征不能用左旋多巴来对抗。

卡比多巴（Carbidopa）

卡比多巴为外周左旋芳香氨基酸脱羧酶抑制药，不能通过血－脑屏障，故与左旋多巴合用时，仅能抑制外周的左旋多巴转化为 DA，降低外周 DA 的生成，减少副作用，同时提高脑内 DA 的浓度，从而提高疗效。卡比多巴单独使用无明显药理作用，主要与左旋多巴合用治疗各种原因引起的帕金森病。

司来吉兰（Selegiline）

司来吉兰是选择性的 B 型单胺氧化酶（MAO－B）不可逆性抑制药，抑制纹状体中的 MAO－B，减少 DA 降解，增加 DA 在脑内的浓度；也可抑制突触处 DA 的再摄取而延长 DA 作用时间。司来吉兰单独使用时，临床症状改善不明显，常与左旋多巴合用，可减少后者的剂量和不良反应，使左旋多巴的"开－关现象"消失。不良反应偶有兴奋、失眠、幻觉、恶心、低血压和运动障碍等。

金刚烷胺（Amantadine）

金刚烷胺为抗病毒药，兼有抗帕金森病作用，疗效不如左旋多巴，但优于中枢抗胆碱药。起效快，维持时间短，缓解肌肉僵直、震颤和运动障碍作用强，与左旋多巴合用可协同增强药效，减少左旋多巴剂量及不良反应。长期应用可引起下肢皮肤出现网状青斑、踝部水肿，可能是由于儿茶酚胺释放引起的外周血管收缩所致。

溴隐亭（Bromocriptine）

溴隐亭是一种半合成的麦角生物碱。可选择性激动中枢黑质－纹状体通路的 DA 受体，其疗效与左旋多巴相似，用于治疗帕金森病。小剂量激动结节－漏斗部的 DA 受体，因此可减少催乳素和生长激素的释放。用于回乳、治疗催乳素分泌过多症和肢端肥大症等。

二、中枢性抗胆碱药

中枢性抗胆碱药通过阻断中枢胆碱受体，拮抗纹状体内乙酰胆碱的作用，恢复胆碱能神经与多巴胺能神经的功能平衡，改善帕金森病的症状。传统胆碱受体阻断药阿托品、东莨菪碱虽对帕金森病有效，但因外周抗胆碱作用引起的副作用大，因此临床常用中枢性抗胆碱药苯海索。

苯海索（Trihexyphenidyl）

苯海索为人工合成的中枢性胆碱受体阻断药，抗震颤效果好，也能改善运动障碍和肌肉强直。对僵直及运动迟缓的疗效较差，对一些继发症状如忧郁、流涎、多汗等有改善作用。对 DA 受体阻断药引起的锥体外系反应有效。不良反应有口干、便秘、尿潴留、瞳孔散大、视物模糊等阿托品样副作用。

第五节　镇痛药

PPT

镇痛药是作用于中枢神经系统，不影响听觉、触觉和视觉等感觉，并保持意识清醒的情况下，能选择性缓解疼痛并减轻疼痛反应的药物。本类药物可分为阿片受体激动药和非阿片受体激动药。其中，阿片受体激动药镇痛作用较强，易产生生理依赖性（成瘾性），也叫麻醉性镇痛药或成瘾性镇痛药，在药政管理上属于麻醉药品。

一、阿片受体激动药

阿片受体激动药包括阿片生物碱类镇痛药（吗啡、可待因）及人工合成镇痛药（哌替啶、芬太尼、美沙酮等）。阿片为罂粟科植物罂粟未成熟蒴果浆汁的干燥物，含有20多种生物碱。按化学结构不同可分为菲类和异喹啉类。菲类以吗啡、可待因为代表，具有镇痛、镇咳作用；异喹啉类以罂粟碱为代表，具有松弛平滑肌、扩张血管等作用。

吗啡（Morphine）

【药理作用】

1. 中枢神经系统

（1）镇痛、镇静　具有强大镇痛作用，能明显减轻或消除疼痛，但意识及其他感觉不受影响。吗啡对各种疼痛均有效，对持续性慢性钝痛的效力大于间断性锐痛。一次给药，镇痛作用可持续4~6小时。吗啡同时还有明显镇静作用，并能消除由疼痛所引起的焦虑、紧张、恐惧等情绪反应，因而显著提高对疼痛的耐受力。同时会出现欣快感，反复用药可导致依赖性。

吗啡镇痛作用机制可能是通过与脑内的阿片受体结合，激动阿片受体，激活脑内"抗痛系统"，阻断痛觉传导，从而产生中枢性镇痛作用。

你知道吗

阿片受体

阿片受体主要存在三个亚型：μ、κ 和 δ，μ 受体广泛分布于中枢神经系统，尤其是边缘系统、纹状体、下丘脑、中脑导水管周围灰质区等，κ 受体主要存在于脊髓和大脑皮质。镇痛药的镇痛、呼吸抑制、欣快和成瘾主要与 μ 受体有关。吗啡类药物对不同类型受体的亲和力及内在活性都不完全相同，因此，有些药物是激动药（吗啡、哌替啶），有些是拮抗药（纳洛酮），还有些药物对某一型是拮抗药，而对另一型则是激动药或部分激动药（喷他佐辛）。

阿片受体在脑内分布广泛但不均匀。脊髓胶质区、丘脑内侧、脑室周围及导水管周围灰质等区域的阿片受体密度较高。这些区域是与疼痛刺激的传入、痛觉的整合及感受有关的神经结构。受体密度最高的边缘系统及蓝斑核与精神情绪活动有关，中脑盖前核的阿片受体与缩瞳有关，延髓孤束核的阿片受体与呼吸抑制和镇咳、中枢交感张力的降低有关，脑干极后区、孤束核、迷走神经背核等的阿片受体与胃肠活动有关。此外，肠肌本身也有阿片受体的分布。

（2）抑制呼吸　治疗量吗啡即可抑制呼吸，使呼吸频率减慢、潮气量降低，肺通气量减少；随着剂量增大，则抑制增强。急性中毒时呼吸频率可减慢至 3~4 次/分，呼吸抑制是吗啡急性中毒致死的主要原因。吗啡可降低呼吸中枢对 CO_2 张力的敏感性，对延髓呼吸调整中枢也有抑制作用。

（3）镇咳　直接抑制咳嗽中枢，有很强的镇咳作用。

（4）其他　吗啡可缩瞳，针尖样瞳孔为其中毒特征。吗啡也可引起恶心、呕吐。

2. 平滑肌　吗啡可止泻及致便秘。其原因主要是吗啡兴奋胃肠道平滑肌，提高平滑肌和括约肌张力，使推进性蠕动减慢；也抑制消化液的分泌，使食物消化延缓；抑制中枢，使患者便意迟钝，因而引起便秘。治疗量吗啡引起胆道括约肌痉挛性收缩，使胆道排空受阻，胆囊内压力明显提高，导致上腹不适甚至胆绞痛。对输尿管也有收缩作用，因此，胆绞痛和肾绞痛的患者，不应单独使用吗啡，可与阿托品合用缓解。吗啡可降低子宫平滑肌张力，延长产妇分娩时程；提高膀胱括约肌张力，可引起尿潴留；对支气管平滑肌亦有收缩作用，治疗量很少出现此反应，但对支气管哮喘者可诱发哮喘发作，支气管哮喘者禁用。

3. 心血管系统　吗啡扩张外周血管，引起体位性低血压，其降压作用是由于它使中枢交感张力降低，外周小动脉扩张所致；也可促进组胺释放，扩张血管，降压作用可部分地被抗组胺药对抗。吗啡抑制呼吸，使体内 CO_2 蓄积，故致脑血管扩张而颅内压增高。

4. 免疫系统　吗啡对免疫系统有抑制作用，对机体细胞和体液免疫功能均有抑制作用，在停药戒断症状出现期最为明显。

【临床应用】

1. 镇痛　吗啡对锐痛、钝痛或绞痛均有效，但久用易产生生理依赖性，故仅用于其他镇痛药无效的急性锐痛，如严重创伤、战伤、烧伤及晚期癌症所引起的疼痛等。用于内脏绞痛（胆绞痛、肾绞痛）时，需与解痉药阿托品合用。心肌梗死引起的剧痛，如血压正常，也可用吗啡止痛。

2. 心源性哮喘　左心衰竭的患者可突然发生急性肺水肿、肺换气功能降低，引起呼吸急促和窒息感，并处于哮喘状态，称为心源性哮喘。此时除给患者吸氧，注射氨茶碱和强心苷外，静脉注射小量吗啡可产生良好效果。其作用机制是：①扩张外周血管，降低外周阻力，减轻心脏负担，消除肺水肿；②抑制呼吸中枢，降低呼吸中枢对 CO_2 的敏感性，使急促浅表的呼吸得以缓解；③镇静作用有利于消除患者的恐惧和不安，间接减轻心脏负担。但对于伴有休克、昏迷及严重肺功能不全及痰多的患者禁用。

3. 止泻　用于急、慢性消耗性腹泻，可选用阿片酊或复方樟脑酊。

【不良反应】

1. 一般不良反应　治疗量时可引起恶心、呕吐、眩晕、嗜睡、便秘、排尿困难、胆内压升高，甚至胆绞痛、呼吸困难、直立性低血压等。

2. 耐受性和依赖性　连续使用 3~5 天即可出现耐受性，表现为用药剂量逐渐增大，间隔时间逐渐缩短。一周以上可致依赖（成瘾）性，停药后出现兴奋、失眠、流泪、流涕、呕吐、腹泻、出汗甚至虚脱、意识丧失等戒断症状，出现明显的强迫性觅药行为。

3. 急性中毒　吗啡应用过量可引起急性中毒，主要表现有昏迷、呼吸深度抑制、瞳孔极度缩小，并伴有严重缺氧、体温下降、血压下降等，中毒致死的主要原因是呼吸麻痹。抢救可采用静脉注射阿片受体拮抗剂纳洛酮、中枢兴奋药尼可刹米，并采取人工呼吸、吸氧和支持疗法等。

【用药指导】

1. 本药易产生耐受性和依赖性，应严格掌握适应证，控制剂量和疗程，并且密切观察有无成瘾现象发生。要向患者进行药物依赖方面的宣教，介绍成瘾后给社会、家庭带来严重的危害，避免药物滥用。

2. 镇痛时提倡口服给药；静脉注射或肌内注射主要用于严重的术后疼痛，严重的心、肾或胆绞痛，心源性哮喘发作以及不宜全身麻醉或其他麻醉方法的小手术。同时应备纳洛酮和辅助呼吸设备。针尖样瞳孔是鉴别中毒反应的重要指征，且无耐受现象，应随时注意观察。

3. 癌症患者的止痛，应按照三阶梯止痛疗法，即轻度疼痛的患者应主要选用解热镇痛药，如阿司匹林、布洛芬等；中度疼痛应选用弱阿片类药物，如可待因、曲马多等；重度疼痛应选用强阿片类药物，如吗啡、哌替啶等。同时要有规律地按时给药，提倡剂量个体化。

4. 禁忌证：①对未明确诊断的疼痛如急腹症，不应盲目止痛，以免掩盖病情，贻误诊断；②能通过胎盘屏障和乳汁，抑制胎儿和新生儿呼吸，故禁用于分娩止痛和哺乳期妇女止痛；③由于抑制呼吸、抑制咳嗽反射和释放组胺而致支气管收缩，故禁用于支气管哮喘及肺心病患者；④颅内压增高者、颅脑损伤者、新生儿、婴儿及肝功能严重减退者禁用。

哌替啶（Pethidine）

【药理作用】

1. 中枢神经系统　与吗啡相似，作用于中枢神经系统的阿片受体而产生镇静、镇痛作用。镇痛效力弱于吗啡，效价强度为吗啡的 $1/10 \sim 1/7$。镇痛持续时间比吗啡短，维持 $2 \sim 4$ 小时。$10\% \sim 20\%$ 患者用药后出现欣快感，生理依赖性发生较慢。哌替啶与吗啡在等效镇痛剂量时，抑制呼吸的程度相等，但是持续时间短。对延髓催吐化学感受区有兴奋作用，并能增加前庭器官的敏感性，易致眩晕、恶心、呕吐。

2. 平滑肌　虽可中度提高胃肠道平滑肌及括约肌张力，减少推进性蠕动，但作用短暂，所以不引起便秘，亦无止泻作用。可引起胆道括约肌痉挛，提高胆道内压力，但比吗啡弱。治疗量对支气管平滑肌无影响，大剂量则引起收缩。对妊娠末期子宫不对抗催产素兴奋子宫的作用，不影响子宫节律性收缩，故不延缓产程。

3. 心血管系统　治疗量可致体位性低血压，原因同吗啡。由于抑制呼吸，也能使体内二氧化碳蓄积，脑血管扩张而致脑脊液压力升高。

【临床应用】

1. 镇痛　哌替啶对各种疼痛均有效，如创伤性疼痛、手术后疼痛、内脏绞痛、晚期癌症疼痛等。镇痛作用虽弱于吗啡，但因致依赖性小且形成也较慢，故常作为吗啡的代用品用于各种剧痛。胆绞痛、肾绞痛需与阿托品合用。亦可用于分娩止痛。

2. 麻醉前给药 哌替啶的镇静作用可消除患者手术前紧张、恐惧情绪，减少麻醉药用量及缩短诱导期。

3. 人工冬眠 与氯丙嗪、异丙嗪合用组成冬眠合剂用于人工冬眠疗法。

4. 心源性哮喘 机制同吗啡。

【不良反应】

治疗量哌替啶与吗啡相似，可致眩晕、出汗、口干、恶心、呕吐、心悸及因直立性低血压而发生晕厥等。久用也可产生生理依赖性。剂量过大可明显抑制呼吸。偶可致震颤、肌肉痉挛、反射亢进，甚至惊厥，中毒解救时可配合抗惊厥药。

【用药指导】

1. 本药多为注射剂，但有局部刺激性，不宜做皮下注射，应采用深部肌内注射或静脉注射。

2. 新生儿对哌替啶抑制呼吸作用极为敏感，故用于分娩止痛时，临产前 2~4 小时内不宜使用。

3. 与单胺氧化酶抑制药合用可因干扰去甲哌替啶的代谢而使之蓄积，引起兴奋、高热、出汗、神志不清、重度呼吸抑制、昏迷甚至死亡。

> **请你想一想**
> 为什么哌替啶常作为吗啡的代用品用于各种剧痛？

芬太尼（Fentanyl）

芬太尼镇痛作用较吗啡强 100 倍（治疗量为吗啡 1/100），显效快，维持时间短，仅 1~2 小时。可用于各种剧痛。与全身麻醉药或局部麻醉药合用，可减少麻醉药用量。与氟哌利多合用具有安定镇痛作用，适用于外科小手术。不良反应有眩晕、恶心、呕吐及胆道括约肌痉挛。大剂量产生明显肌肉僵直，纳洛酮能对抗之。静脉注射过快易抑制呼吸，应予注意。禁用于支气管哮喘、颅脑肿瘤或颅脑外伤引起昏迷的患者以及两岁以下小儿。本药生理依赖性较小。

美沙酮（Methadone）

美沙酮镇痛作用强度、持续时间与吗啡相当，但它口服与注射同样有效（吗啡口服利用率低）。耐受性与依赖性发生较慢，戒断症状略轻，且易于治疗。一次给药后，镇静作用较弱，但多次用药有显著镇静作用。抑制呼吸、缩瞳、引起便秘及升高胆道内压力都较吗啡轻。适用于创伤、手术及晚期癌症等所致剧痛，禁用于分娩止痛。亦可用于吗啡、海洛因等依赖性的脱毒治疗。

喷他佐辛（Pentozocine）

喷他佐辛为阿片受体的部分激动药，主要激动 κ、σ 受体，但又可拮抗 μ 受体。镇痛效价强度为吗啡的 1/3，其呼吸抑制作用约为吗啡的 1/2；对胆道括约肌的兴奋作用较弱，胆道内压力上升不明显。对心血管系统的作用不同于吗啡，大剂量反而加快心率，升高血压。因其生理依赖性很小，在药政管理上已列入非麻醉药品。临床主要用于各种慢性剧痛及术后疼痛。常见不良反应有眩晕、恶心、出汗等。剂量过大能引起呼吸抑制、血压升高、心率加快及心律失常，有时可引起焦虑、噩梦、幻觉等。纳洛酮能对抗其呼吸抑制的毒性。

二、非阿片受体激动药

曲马多（Tramadol）

曲马多为非阿片类中枢性镇痛药，但与阿片受体有很弱的亲和力。镇痛强度与喷他佐辛相当，镇咳作用强度为可待因的 1/2，呼吸抑制作用弱，对胃肠道平滑肌无兴奋作用，对心血管系统影响小。临床用于中度以上的急、慢性疼痛。不良反应和其他镇痛药相似，偶有多汗、头晕、恶心、呕吐、口干、疲劳等。治疗剂量时不抑制呼吸，不影响心血管功能，也不产生便秘等副作用。静脉注射过快可有颜面潮红、一过性心动过速。成瘾性较小，但长期应用也可成瘾，有滥用的报告，2008 年已列入第二类精神药品管理。卡马西平可降低曲马多血药浓度。忌与单胺氧化酶抑制药合用，与地西泮等合用时剂量应酌减。

罗通定（Rotundine）

镇痛作用与阿片受体无关，为非麻醉性镇痛药，其镇痛作用较哌替啶弱，较解热镇痛药强，对慢性持续性钝痛效果较好。主要用于胃肠及肝胆系统等内科疾病引起的钝痛、头痛、痛经等，也可用于分娩止痛，对产程及胎儿无不良影响。本品尚有安定、镇静和催眠作用，可用于失眠。安全性较大，久用无依赖性。偶见眩晕、乏力、恶心和锥体外系症状。

三、阿片受体阻断药

纳洛酮（Naloxone）

纳洛酮化学结构与吗啡极为相似，对阿片受体有竞争性拮抗作用。口服易吸收，但首过消除明显，生物利用度低，故常静脉给药或肌内注射给药。易通过血 - 脑屏障。在肝脏代谢失活。临床上用于阿片类药物急性中毒，解救呼吸抑制及其他中枢抑制症状。目前也试用于急性酒精中毒、休克、镇静催眠药中毒、农药中毒、脊髓损伤、新生儿窒息、中风、脑外伤等，有一定的疗效。能诱发戒断症状，可用于阿片类药成瘾者的鉴别诊断。纳洛酮是研究疼痛与镇痛的重要工具药物。纳洛酮无内在活性，本身不产生药理效应，故不良反应少，大剂量时可能出现恶心、呕吐等副作用。

📖 第六节　解热镇痛抗炎药和抗痛风药

PPT

🖐实例分析

实例　一位 27 岁的年轻人感冒后，8 个脏器系统 5 个衰竭，从入院到去世仅 7 天。两家三甲医院，动用了数十名医护人员，但依然没能挽救他的生命。据医生介绍是因为该患者感冒后，自行买药服用，他说："因为一种感冒药退热效果不明显，且因为自己体重大，就多买了几种，加倍剂量吃了不少。"最后对乙酰氨基酚过量导致中毒性肌溶解和肝肾功能衰竭。

问题 1. 多种感冒药一起吃为什么容易导致对乙酰氨基酚过量？

2. 如何合理指导感冒药的使用？

一、解热镇痛抗炎药

（一）概述

解热镇痛抗炎药是一类具有解热、镇痛作用，多数还有抗炎、抗风湿作用的药物。由于其化学结构和抗炎机制与甾体抗炎药糖皮质激素不同，故称为非甾体抗炎药（NSAIDs）。常用解热镇痛抗炎药按对环氧酶（COX）的选择性，可分为非选择性环氧酶抑制药和选择性环氧酶-2抑制药。它们具有下述三项共同作用。

1. 解热作用 解热镇痛抗炎药能降低各种原因引起的发热者的体温，对正常体温则没有明显影响。这区别于氯丙嗪对体温的作用。 📱微课2

正常情况下体温调节中枢通过对产热和散热两个过程的精细调节，使体温维持于相对恒定水平（正常人为37℃左右）。在病理条件下，各种致热因子（如致病微生物、内毒素、致炎物、抗原-抗体复合物等，也称外热原）刺激中性粒细胞，使其产生并释放白介素-1、TNF-α等内热原，作用于下丘脑体温调节中枢，刺激视前区附近的环氧酶，促进前列腺素（PG）合成释放增加，使体温调定点提高至37℃以上，这时产热增加，散热减少，因此体温升高。解热镇痛药对内热原引起的发热有解热作用，但对直接注射PG引起的发热则无效。因此认为其解热作用部位在中枢，是通过抑制中枢PG合成而发挥解热作用的。

2. 镇痛作用 解热镇痛抗炎药的镇痛部位主要在外周，仅有中等程度镇痛作用，对各种严重创伤性剧痛及内脏平滑肌绞痛无效；对临床常见的慢性钝痛如头痛、牙痛、神经痛、肌肉或关节痛、痛经等具有良好镇痛效果。不产生欣快感与依赖性，故临床广泛应用。

> **请你想一想**
>
> 氯丙嗪和解热镇痛药对体温调节的影响有什么不同？
>
> 吗啡和解热镇痛药的镇痛作用有什么不同？

3. 抗炎、抗风湿作用 除对乙酰氨基酚外，均有显著的抗炎、抗风湿作用，有效控制风湿性及类风湿关节炎的症状，但不能根治，也不能阻止疾病发展及合并症的发生。

（二）常用药物

阿司匹林（Aspirin）

【药理作用和临床应用】

1. 解热、镇痛 有较强的解热、镇痛作用，常与其他解热镇痛药配成复方，用于感冒等引起的发热症状及头痛、牙痛、肌肉痛、神经痛、痛经等慢性钝痛。

2. 抗炎、抗风湿　抗炎、抗风湿作用也较强，可使急性风湿热患者于 24～48 小时内退热，关节红、肿及剧痛缓解，血沉下降。由于控制急性风湿热的疗效迅速而确实，故也可用于鉴别诊断。对类风湿关节炎也可迅速镇痛，消退关节炎症，减轻关节损伤，目前仍是首选药。

3. 抑制血栓形成　低浓度阿司匹林能抑制 PG 合成酶，减少血小板中血栓素 A_2（TXA_2）的生成，抑制血小板聚集，抗血栓形成。常采用小剂量阿司匹林用于防止血栓形成，治疗缺血性心脏病包括稳定型、不稳定型心绞痛及进展性心肌梗死患者，能降低病死率及再梗死率。

【不良反应】

1. 胃肠道反应　口服直接刺激胃黏膜，引起上腹部不适、恶心、呕吐，较大剂量可引起胃溃疡及不易觉察的胃出血（无痛性出血）。

2. 凝血障碍　阿司匹林能抑制血小板凝集，延长出血时间，大剂量或长期服用还可抑制凝血酶原形成，导致出血，可用维生素 K 防治。

3. 过敏反应　少数患者用药后出现荨麻疹、血管神经性水肿、过敏性休克。有哮喘史患者用药后可诱发哮喘发作，称为"阿司匹林哮喘"。

4. 水杨酸反应　剂量过大（一天超过 5g）易中毒，可出现头痛、眩晕、恶心、呕吐、耳鸣、视力听力减退，总称为水杨酸反应，是水杨酸类中毒的表现。严重者可出现过度呼吸、酸碱平衡失调，甚至精神错乱。

5. 瑞氏综合征　病毒性感染伴有发热的青少年，服用阿司匹林后有发生严重肝功能不全、急性脑水肿的危险。虽少见，但死亡率高，宜慎用。

【用药指导】

1. 本药因剂量不同产生的作用也不同。小剂量（一次 75～100mg，每天 1 次），用来预防心肌梗死、动脉血栓、动脉粥样硬化（常用肠溶片）。中等剂量（一次 0.3～0.6g，每天 3 次）用来解热镇痛。病毒感染患儿禁用本药，常用对乙酰氨基酚代替治疗。大剂量（一次 0.6～1g，每天 3～4g）用来抗风湿，因容易出现胃肠不良反应，常需嚼碎口服、饭后服药、加服抗酸药如碳酸钙或服用肠溶片。

2. 注意药物的相互作用。阿司匹林与双香豆素合用，可增强后者的抗凝作用，易致出血；可增强甲苯磺丁脲的降血糖作用，易致低血糖；与肾上腺皮质激素合用，使后者的抗炎作用增强，诱发溃疡的作用也增强；妨碍甲氨蝶呤从肾小管分泌而增强其毒性；呋塞米可抑制水杨酸排泄，造成蓄积中毒。

3. 消化性溃疡、哮喘、严重肝肾损害、维生素 K 缺乏、低凝血酶原血症者及孕妇禁用，手术前 1 周应停用阿司匹林。

4. 用药后若出现过敏或严重不良反应，应立即停药；阿司匹林哮喘用肾上腺素治疗无效，应采用糖皮质激素和抗组胺药治疗；一旦出现瑞夷综合征相关症状，可静脉滴注碳酸氢钠碱化尿液，加速其排泄，同时采取相应对症治疗措施。

对乙酰氨基酚（Paracetamol）

对乙酰氨基酚的解热镇痛作用与阿司匹林相似，但抗炎、抗风湿作用极弱，无实际疗效，不用于抗风湿治疗。临床主要用于感冒发热、关节痛、头痛、神经痛等。因无明显胃肠刺激，适合于阿司匹林过敏、消化性溃疡、阿司匹林诱发哮喘等不宜使用阿司匹林的头痛、发热患者。一般剂量较少引起不良反应，对胃肠刺激少，不会引起胃肠出血；长期大量用药，尤其是在肾功能低下者，可出现肾绞痛、急性肾功能衰竭或慢性肾功能衰竭。

吲哚美辛（Indomethacin）

吲哚美辛是最强的环氧酶抑制药之一，具有强大的抗炎、抗风湿和解热镇痛作用，对炎性疼痛有明显的镇痛效果。因不良反应发生率高且重，故不作为日常的解热、镇痛药应用。临床可用于急、慢性风湿性关节炎、强直性脊柱炎、痛风性关节炎及癌性疼痛、癌性发热等。常见的不良反应有恶心、呕吐、腹痛、腹泻、加重或诱发溃疡甚至出血；偶见粒细胞减少、再生障碍性贫血；少数人可引起皮疹、哮喘，与阿司匹林有交叉过敏反应。溃疡病、震颤麻痹、精神病、癫痫、支气管哮喘、肝肾功能不全者及孕妇禁用，儿童慎用。

布洛芬（Ibuprofen）

布洛芬是苯丙酸的衍生物。口服吸收迅速，具有较强的解热、镇痛和抗炎作用。适用于：①缓解类风湿关节炎、骨关节炎、脊柱关节病、痛风性关节炎、风湿性关节炎等各种慢性关节炎的急性发作期或持续性的关节肿痛症状，无病因治疗及控制病程的作用；②治疗非关节性的各种软组织风湿性疼痛，如肩痛、腱鞘炎、滑囊炎、肌痛及运动后损伤性疼痛等；③急性的轻、中度疼痛，如手术后、创伤后、劳损后疼痛，原发性痛经、牙痛、头痛、偏头痛等；④对成人和儿童的发热有解热作用。常见的不良反应为消化道症状，包括消化不良、胃烧灼感、胃痛、恶心、呕吐，胃肠道出血少见。

吡罗昔康（Piroxicam）

吡罗昔康为强效、长效抗炎镇痛药。对风湿性关节炎及类风湿关节炎的疗效与吲哚美辛、阿司匹林和萘普生相似，但不良反应较少，患者耐受性良好。其优点是长效（$t_{1/2}$长达 36 ~ 45 小时），用药量小，每天服一次（20mg）即有效。不良反应主要为消化道反应，剂量过大或长期应用可致溃疡、消化道出血等，故不宜长期服用。

塞来昔布（Celecoxib）

塞来昔布是选择性的 COX - 2 抑制药，治疗剂量时对 COX - 1 无明显影响。具有较强的抗炎、镇痛和解热作用。临床用于急、慢性骨关节炎和类风湿关节炎的治疗，也可用于手术后镇痛。胃肠道不良反应、出血和溃疡发生率均低，但亦可引起水肿、肾损害等。据报道，塞来昔布亦可导致心血管疾病。对有缺血性心脏病史者、血栓形成倾向的患者需慎用，磺胺类过敏者禁用。

你知道吗

环氧酶

环氧酶有COX－1和COX－2两种同工酶。COX－1主要存在于胃壁、肾、血小板等组织中，具有多种生理功能。一般认为，非甾体抗炎药对COX－1的抑制作用为其不良反应的原因，而对COX－2的抑制作用为其治疗作用的基础。近年来，多项大规模临床试验证实部分选择性COX－2抑制药有明显增加心血管不良反应的可能性，因此应高度重视此类药物心血管等方面的不良反应监测。

二、抗痛风药

痛风是因血尿酸增高及尿酸盐结晶在关节和组织沉积而引起的一组综合征，它包括关节炎、痛风石、泌尿道尿酸性结石及痛风性肾病。引起痛风的原因为体内嘌呤代谢的最终产物——尿酸过剩，高于正常值。这可因尿酸氧化酶（或尿酸酶）的缺乏使尿酸不能被氧化而增多；亦可因肾脏功能不全使尿酸排泄减少，两者都可造成高尿酸血症。抗痛风药针对痛风的不同临床阶段分为控制急性关节炎症状和抗高尿酸血症两大类药物。后一类药物通过抑制尿酸的生成或促使尿酸通过肾脏排出两种不同机制达到降低血尿酸，控制和预防痛风反复发作的目的。控制痛风性关节炎症状的药物有NSAIDs、糖皮质激素和秋水仙碱；抑制尿酸生成的有别嘌醇；促进尿酸排出的有苯溴马隆和丙磺舒。临床常用的抗痛风药物及特点见表4－5。

表4－5　抗痛风药的分类及常用药物

分类	药物	主要作用特点及应用
抑制粒细胞浸润药	秋水仙碱	通过抑制痛风急性发作时的粒细胞浸润，对急性痛风性关节炎产生选择性抗炎作用，对血中尿酸及其排泄无影响。主要用于痛风性关节炎的急性发作
促进尿酸排泄药	丙磺舒 苯溴马隆	抑制肾小管对尿酸盐的重吸收，使尿酸排出增加，从而降低血尿酸浓度，减少尿酸沉积。适用于反复发作的痛风性关节炎伴高尿酸血症及痛风石
抑制尿酸生成药	别嘌醇	通过抑制尿酸合成，减少尿酸生成，避免尿酸盐结晶沉积。用于原发或继发性痛风
非甾体抗炎药	阿司匹林、吲哚美辛、布洛芬	抑制前列腺素的合成，镇痛和抗炎，且能抑制尿酸盐结晶的吞噬，可作为痛风急性期的基本用药，或在秋水仙碱疗效不好时作为替代药
糖皮质激素	泼尼松、泼尼松龙	肾上腺糖皮质激素能使痛风急性期症状迅速缓解，但停药后易复发，仅在秋水仙碱和非甾体抗炎药无效时才使用

📖 第七节　中枢兴奋药

PPT

中枢兴奋药历史悠久，种类繁多。在抢救重危与濒死患者治疗上曾一度认为中枢兴奋是不可缺少的，现在情况已改变。因为当遇到有呼吸衰竭，保持气道通畅，用人工或机械呼吸，显然是最有效的；循环衰竭时则应调整血容量，支持心肌收缩和外周血管张力，保证脑及脏器血流量，显然中枢兴奋药无能为力；对重症患者使用中枢兴奋药，只能消耗体内有限的能源，加重组织缺氧，弊多利少；遇有药物过量中毒，治疗原则除支持疗法外，应及时洗胃或导泻，给予针对性拮抗药，甚至按需进行腹膜或血液透析，中枢兴奋药并非必要。因此，中枢兴奋药的治疗用途已逐步减少，其中部分药品有被淘汰的趋势。

中枢兴奋药是指能提高中枢神经系统功能活动的药物。各种中枢兴奋药对整个中枢神经系统均能兴奋，仅对中枢不同部位有一定程度的选择性，但随着药物剂量的提高，不仅作用强度增加，而且对中枢的作用范围也将扩大。中毒剂量下，这些药物均能引起中枢神经系统广泛和强烈兴奋，甚至发生惊厥，严重时随即转入抑制，这种抑制状态不能再用中枢兴奋药来对抗，患者可因中枢抑制而死亡。因此，使用本类药物时，必须注意掌握适应证及剂量。

根据其作用部位可分为：①兴奋大脑皮质药，如咖啡因、甲氯芬酯等；②兴奋延髓呼吸中枢药，如尼可刹米、洛贝林等。

一、主要兴奋大脑皮质的药物

咖啡因 （Caffeine）

咖啡因是咖啡豆和茶叶的主要生物碱，现已能人工合成。

【药理作用】

1. 兴奋中枢神经系统　小剂量（50～200mg）能选择性兴奋大脑皮质，使睡意消失、疲劳减轻、精神振奋、思维敏捷、工作效率提高。较大剂量（250～500mg）则能兴奋延髓的呼吸中枢和血管运动中枢，使呼吸加深、血管收缩、血压升高，从而改善呼吸和循环功能。

2. 其他　咖啡因尚有松弛内脏平滑肌、强心、利尿和促进胃酸分泌等作用。

【临床应用】

1. 解救因急性感染中毒、催眠药、麻醉药、镇痛药中毒引起的呼吸、循环衰竭。

2. 与溴化物合用，使大脑皮质的兴奋、抑制过程恢复平衡，用于神经官能症。

3. 与阿司匹林、对乙酰氨基酚制成复方制剂用于一般性头痛；与麦角胺合用治疗偏头痛。

4. 用于小儿多动症（注意力缺陷综合征）。

5. 防治早产儿呼吸暂停或阵发性呼吸困难。

【不良反应】

少见且较轻，剂量过大可引起兴奋不安、失眠、心悸、震颤，甚至惊厥。口服时可出现恶心、呕吐等胃肠道刺激症状。

【用药指导】

神经官能症：咖啡因溴化物合剂，1 次 10～15ml，一天 3 次，饭后服。偏头痛发作：麦角胺咖啡因片（每片含酒石酸麦角胺 1mg，无水咖啡因 100mg），1 次 1～2 片，一天不超过 6 片，一周不超过 10 片。呼吸衰竭：安钠咖（苯甲酸钠咖啡因）注射剂，1 次 0.25～0.5g，皮下注射或肌内注射。极量：1 次 0.75g，一天 3g。本药有药物依赖性，被列为第二类精神药品。咖啡因与拟肾上腺素药或单胺氧化酶抑制药均有相互增强作用，故不宜合用，以免引起心律失常及高血压危象。胃炎和消化性溃疡病患者慎用或忌用。

甲氯芬酯（Meclofenoxate）

甲氯芬酯能促进脑细胞的氧化还原等代谢过程，增加其对糖类等的利用，从而兴奋大脑皮质，改善中枢神经系统的功能活动，促进康复。用于多种原因如脑血管疾病、脑卒中、脑创伤、脑瘤、脑动脉硬化、新生儿缺氧症、手术后的复苏等所致昏迷及意识障碍。不良反应偶见轻微兴奋及皮疹等症状。

二、主要兴奋延髓呼吸中枢的药物

常用兴奋呼吸中枢的药物有尼可刹米、洛贝林、多沙普仑等，其药理作用、临床应用及不良反应比较见表 4-6。

表 4-6　常用呼吸兴奋药比较

药物	药理作用	临床应用	不良反应
尼可刹米	直接和反射性兴奋呼吸中枢，作用温和	中枢性呼吸抑制或呼吸衰竭	用量过大可出现血压升高、心律失常，甚至惊厥
洛贝林	反射性兴奋呼吸中枢，维持时间短	新生儿窒息、一氧化碳中毒、阿片中毒	过量能引起大量出汗、心动过速，甚至昏迷、惊厥
多沙普仑	直接和反射性兴奋呼吸中枢	中枢性呼吸抑制或呼吸衰竭	过量可出现胸痛、心律失常、呼吸困难、惊厥

第八节　中枢神经系统疾病的药物治疗学基础

PPT

一、失眠的药物治疗

失眠症是一种持续相当长时间的睡眠的质和（或）量令人不满意的状况。在失眠者中，难以入睡是最常见的主诉，其次是维持睡眠困难和早醒。一个人如果长期失眠，就会对失眠越来越恐惧，感到紧张、焦虑、担心或抑郁，形成一个恶性循环。

【药物治疗原则】

治疗的总体目标为：尽可能明确病因，改善睡眠质量和（或）增加有效睡眠时间；恢复社会功能，提高患者的生活质量；减少或消除与失眠相关的躯体疾病或与躯体疾病共病的风险；避免药物干预所带来的负面效应。失眠症除以药物治疗外，尚应包括心理治疗、良好睡眠生理习惯的培养。

【用药指导】

催眠药包括巴比妥类、苯二氮䓬类和其他类等。

1. 巴比妥类药　苯巴比妥、司可巴比妥等。巴比妥类药具有依赖性，尤其是中、短效的巴比妥类药更为明显。因此，目前巴比妥类已不作为首选药，且不建议长期使用。

2. 苯二氮䓬类药　地西泮、硝西泮、奥沙西泮、阿普唑仑、艾司唑仑等。苯二氮䓬类药也具有一定的依赖性，尤其是作用快速的药物如三唑仑、咪达唑仑、硝西泮等，依赖性更为明显。苯二氮䓬类药对儿童特别是幼儿的中枢神经异常敏感，新生儿不易将本类药代谢为无活性的产物，因此中枢神经可持久的抑制。处方安眠药给儿童除了偶尔用于夜间恐惧和睡行症，其他使用均为不合理。

3. 其他类药　唑吡坦、佐匹克隆等。

二、癫痫的药物治疗

目前对癫痫的治疗以药物控制发作为主，症状性癫痫虽然可以找到病因，但大多病因本身是不能治愈的，仍以药物控制发作为主，即使是可以治疗的病因，同时也应用抗癫痫药控制发作。

【药物治疗原则】

抗癫痫药治疗的目标有三个：①完全控制发作；②不良反应最少而轻；③达到最理想的生活质量。但这三个目标迄今均未能达到。

【用药指导】

1. 长期规则用药　保证血药浓度波动范围小。

2. 根据发作类型选药　如伴有或不伴泛化的部分性发作，首选卡马西平、丙戊酸钠等；强直阵挛性发作（大发作），首选苯妥英钠、卡马西平等；失神发作（小发作），首选丙戊酸钠和乙琥胺；肌阵挛发作，首选丙戊酸钠。

3. 单药治疗　这是目前公认的治疗原则，其优点是：无药物间的相互作用、不良反应少、费用少、依从性好。

4. 合理的多药治疗　单药治疗证明无效时可以考虑多药治疗，但需特别注意它们之间有无相互作用，并以不超过 2~3 种为宜。

5. 换药与停药　换药应遵守先加后减的原则，即先加新药证明有效以后，再缓慢减原用抗癫痫药。发作控制后再按原剂量服用 3~5 年，在神经内科医师指导下证实可以停用时，应逐渐停用，停药过程需 0.5~1 年。

三、抑郁症的药物治疗

抑郁症是一种常见的精神障碍，以持续的心境恶劣与情绪低落、兴趣缺失、精力不足等为主要临床特征，常伴随认知或精神运动障碍或躯体症状等。根据抑郁发作的严重程度分为轻度、中度及重度。

【药物治疗原则】

抗抑郁药不仅能治疗各类抑郁症，而且对焦虑、强迫、慢性头痛、疑病及恐怖等都有一定疗效。

【用药指导】

1. 用药宜个体化，须全面考虑患者症状特点、年龄、药物的耐受性、有无合并症等。

2. 使用抗抑郁药时，应该从小剂量开始，逐步递增剂量，尽可能采用最小有效量，使不良反应减至最少，以提高服药依从性。

3. 大多数药物起效时间较慢，因此要有足够的耐心，切忌频繁换药。

4. 换用抗抑郁药时要谨慎，只有在足量、足疗程使用某种抗抑郁药物仍无效时，方可考虑换用同类另一种或作用机制不同的另一类药物。换用不同种类的抗抑郁药物时，应该停留一定的时间，以利于药物的清除，防止发生药物相互作用。

5. 使用抗抑郁药应尽可能单一用药，应足量、足疗程治疗；当换药治疗无效时，可考虑两种作用机制不同的抗抑郁药联合使用。一般不主张联用两种以上抗抑郁药。

四、精神病的药物治疗

精神障碍（精神疾病）有精神病性与非精神病性两种。抗精神病药主要是用以治疗精神分裂症等精神病性精神障碍。

【药物治疗原则】

抗精神病的药物治疗应遵循尽早、足量、足疗程、个体化用药原则，争取最大疗效和最小的不良反应。心病还需治"心"，心理治疗的作用不容忽视。

【用药指导】

1. 以单一药物治疗为主，包括各种精神病性障碍的急性发作、复发和病情恶化的病例。疗效不满意时，若无严重不良反应，可在治疗剂量范围内适当增加剂量。经足够剂量、适当疗程（6~8周）治疗仍无效时，可考虑换用另一类化学结构的抗精神病药。

2. 经上述治疗，若疗效仍不满意，可考虑两种药物合用，以化学结构不同、作用机制不同的药物联合应用较好，在达到预期疗效后仍以单一用药为原则。

3. 药物种类、剂量和用法均应个体化，因人而异。

4. 治疗中应密切观察，正确评价疗效，注意药品不良反应，及时处理并调整剂量。

5. 给药时一般由小剂量开始，逐步增加至有效治疗量。剂量应递减，不宜骤停。调整药物速度和幅度，应根据患者情况和药物性质而定。疗程应充足，急性期治疗至病情缓解后，应有相当时间的巩固治疗，然后减少剂量作较长时间维持治疗，对精神分裂症等病程长的疾病，一般不少于2~5年，以预防疾病复发。

五、疼痛的药物治疗

疼痛是多种原因所致的常见症状，使患者感觉痛苦，尤其是剧痛，还可引起生理功能紊乱，甚至休克。根据疼痛的性质和持续时间分为急性疼痛和慢性疼痛。疼痛的评估方法有多种，常用的是视觉模拟评分和数字评估法。数字分级法程度分级标准：①1～3，轻度疼痛（疼痛尚不影响睡眠）；②4～6，中度疼痛；③7～10，重度疼痛（不能入睡或睡眠中惊醒）。

【药物治疗原则】

疼痛治疗的目的在于缓解疼痛、改善功能、提高生活质量。

【用药指导】

1. 对诊断未明的疼痛不宜过早用药物止痛，以免掩盖病情，贻误诊断。

2. 在用药过程中尽量选择口服给药途径。

3. 有规律按时给药，而不是按需（只在痛时）给药。

4. 根据疼痛的类型和疼痛的强度选择药物。对中、重度慢性非癌性疼痛患者，采用非甾体抗炎药无效时才考虑使用阿片类药物。

5. 合理使用辅助治疗手段。慢性疼痛与中枢的反应性密切相关，故使用影响中枢敏感性的药物已成为现代疼痛治疗的新手段。例如三环类抗抑郁药治疗神经痛、局部麻醉药治疗神经源性的疼痛、肌松药治疗肌肉痉挛性疼痛等。

6. 癌性疼痛尽量早期应用，不但可以减少患者精神上和肉体上的痛苦，也可以避免疼痛使患者一般状况恶化，免疫功能降低。除上述疼痛的治疗原则外，癌性疼痛患者更强调三阶梯止痛疗法：轻度疼痛选用非阿片类止痛药和适当的辅助药物；中度疼痛使用弱阿片类合用或不合用非阿片类止痛药和适当的辅助药物；重度疼痛使用强阿片类合用或不合用非阿片类止痛药和适当的辅助药物。

六、发热的药物治疗

发热（发烧）是指人体体温升高，超过正常范围。当直肠温度超过37.6℃、口腔温度超过37.3℃、腋下温度超过37.0℃，昼夜体温波动超过1℃时即为发热，超过39℃时即为高热。发热的原因以感染、肿瘤和结缔组织病三者较多见。

【药物治疗原则】

发热治疗要采用综合措施，包括物理治疗和药物治疗。常采用物理降温方法有乙醇擦浴、四肢大动脉处置冰袋及头部放置冰帽、冷盐水灌肠等。药物治疗基本上为对症治疗，服用药物将体温降至正常。应用退热药的同时需要积极进行病因治疗，不可用以代替抗感染、抗休克等治疗措施。

【用药指导】

1. 解热镇痛药用于退热纯属对症治疗，并不能解除疾病的致热原因，由于用药后改变体温，可能掩盖病情，影响疾病的诊断，应引起重视。

2. 应用解热镇痛药时，应严格掌握用量，避免滥用，老年人应适当减少剂量，并注意间隔一定的时间（4～6小时），同时，在解热时应多饮水，并及时补充电解质。

3. 为避免药物对胃肠道的刺激，多数解热镇痛药（肠溶制剂除外）宜在餐后服药，不宜空腹服药。

4. 不宜同时应用两种以上的解热镇痛药，以免引起肝、肾、胃肠道的损伤。

5. 解热镇痛药用于解热一般不超过 3 天，如症状未缓解或消失应及时向医师咨询，不得长期服用。如发热持续 3 天不退，或伴随有寒战、胸痛、咳嗽；儿童发热在 39℃以上同时神志不清；严重疼痛、频繁呕吐；长期反复发热或有不明白原因的发热时，应去医院就诊。

6. 中暑患者的高热，如使用物理降温无效或患者出现寒战时可使用氯丙嗪，严重者使用冬眠疗法。

目标检测

一、单项选择题

1. 地西泮不具有以下哪种作用
   A. 镇静　　　　　B. 催眠　　　　　C. 抗焦虑　　　　　D. 抗精神分裂

2. 苯二氮草类药物的不良反应不包括
   A. 头晕、嗜睡　　B. 焦虑　　　　　C. 呼吸抑制　　　　D. 共济失调

3. 苯巴比妥误服中毒时，为加速毒物从肾脏排泄应采取
   A. 静脉滴注 50% 葡萄糖注射液　　　B. 静脉滴注碳酸氢钠溶液
   C. 静脉滴注低分子右旋糖酐　　　　　D. 静脉滴注甘露醇

4. 苯妥英钠不宜用于
   A. 强直 – 阵挛性发作　　　　　　　B. 癫痫持续状态
   C. 失神性发作　　　　　　　　　　　D. 单纯部分性发作

5. 失神性发作的首选药是
   A. 乙琥胺　　　　B. 苯巴比妥　　　C. 卡马西平　　　　D. 硝西泮

6. 硫酸镁中毒引起血压下降时最好选用
   A. 氯化钙　　　　B. 去甲肾上腺素　C. 异丙肾上腺素　D. 肾上腺素

7. 长期应用氯丙嗪治疗精神病的最常见不良反应是
   A. 锥体外系反应　　　　　　　　　　B. 中枢抑制症状
   C. 体位性低血压　　　　　　　　　　D. 内分泌紊乱

8. 氯丙嗪引起的低血压状态应选用
   A. 多巴胺　　　　B. 去甲肾上腺素　C. 麻黄碱　　　　　D. 异丙肾上腺素

9. 碳酸锂主要用于治疗
   A. 精神分裂症　　B. 抑郁药　　　　C. 焦虑症　　　　　D. 躁狂症

10. 下列何药是选择性 5 – HT 再摄取抑制药，对其他递质和受体作用甚微
    A. 丙米嗪　　　　B. 阿米替林　　　C. 多塞平　　　　　D. 氟西汀

11. 以下具有抗抑郁抗焦虑作用的抗精神病药是

A. 氯丙嗪　　　　B. 五氟利多　　　　C. 氯普噻吨　　　　D. 氯氮平

12. 可用作神经安定镇痛术的药物是

    A. 氟哌啶醇　　　B. 氟奋乃静　　　　C. 氟哌利多　　　　D. 氯普噻吨

13. 能降低左旋多巴疗效的维生素是

    A. 维生素 A　　　B. 维生素 B_1　　　C. 维生素 B_2　　　D. 维生素 B_6

14. 以下药物单用时无抗帕金森病作用的是

    A. 金刚烷胺　　　B. 卡比多巴　　　　C. 苯海索　　　　D. 左旋多巴

15. 苯海索抗帕金森病的机制为

    A. 激动中枢内的多巴胺受体　　　　　B. 阻断中枢内的多巴胺受体

    C. 激动中枢内的胆碱受体　　　　　　D. 阻断中枢内的胆碱受体

16. 吗啡的药理作用有

    A. 镇痛、镇静、镇咳　　　　　　　　B. 镇痛、镇静、抗震颤麻痹

    C. 镇痛、呼吸兴奋　　　　　　　　　D. 镇痛、镇静、散瞳

17. 下列不属于吗啡治疗范围的是

    A. 镇痛　　　　　B. 止泻　　　　　　C. 心源性哮喘　　　D. 分娩止痛

18. 心源性哮喘应选用

    A. 肾上腺素　　　B. 麻黄素　　　　　C. 异丙肾上腺素　　D. 哌替啶

19. 广泛地应用于治疗海洛因成瘾的药物是

    A. 吗啡　　　　　B. 哌替啶　　　　　C. 美沙酮　　　　　D. 纳洛酮

20. 下列药物作用与阿片受体无关的是

    A. 哌替啶　　　　B. 罗通定　　　　　C. 可待因　　　　　D. 纳洛酮

21. 下列具有拮抗阿片受体的药物是

    A. 苯佐那酯　　　B. 纳洛酮　　　　　C. 喷他佐辛　　　　D. 喷托维林

22. 解热镇痛抗炎药共同的作用机制是

    A. 抑制白三烯的生成　　　　　　　　B. 抑制中枢阿片受体

    C. 抑制 PG 的合成　　　　　　　　　D. 直接抑制下丘脑体温调节中枢

23. 下列关于阿司匹林的叙述，正确的是

    A. 只降低过高体温，不影响正常体温

    B. 胃肠道反应轻微

    C. 采用大剂量可预防脑血栓形成

    D. 几乎无抗炎作用

24. 阿司匹林预防血栓形成的机制是

    A. 抑制 TXA_2 合成　　　　　　　　B. 促进 PGI_2 合成

    C. 促进 TXA_2 合成　　　　　　　　D. 抑制 PGI_2 合成

25. 下列药物几无抗炎作用的是

    A. 塞来昔布　　　B. 布洛芬　　　　　C. 阿司匹林　　　　D. 对乙酰氨基酚

26. 对 COX－2 有选择性抑制作用的药物是
　　A. 阿司匹林　　　B. 吲哚美辛　　　　C. 塞来昔布　　　　D. 布洛芬

27. 常在抗感冒的复方制剂中应用，用于缓解头痛的是
　　A. 哌甲酯　　　　B. 咖啡因　　　　　C. 胞磷胆碱　　　　D. 甲氯芬酯

28. 癫痫药物治疗，用药原则中下列哪项是不正确的
　　A. 若药物有过敏反应、皮疹、发热，应立即停药
　　B. 应从小剂量开始逐渐增加剂量
　　C. 药物无效时可以立即停药而改为其他抗癫痫药
　　D. 根据癫痫发作类型选用有效抗癫痫药物

29. 对于轻度癌症疼痛患者，按 WHO 癌痛三阶梯治疗指南，应首选
　　A. 弱阿片类药物　　　　　　　　　B. 强阿片类药物
　　C. 三环类抗抑郁药　　　　　　　　D. 非甾体抗炎药

30. 解热镇痛药用于解热一般不超过 3 天的主要原因是
　　A. 以免引起肝、肾损伤　　　　　　B. 退热属对症治疗，可能掩盖病情
　　C. 特异体质者用后可能发生皮疹　　D. 引起外周血管扩张、皮肤出汗

二、简答题

1. 为什么苯二氮䓬类可以取代巴比妥类在催眠方面的应用？
2. 简述苯妥英钠的药理作用和主要不良反应。
3. 为什么氯丙嗪可用于人工冬眠？
4. 氯丙嗪过量或中毒所致血压下降，为什么不能应用肾上腺素？
5. 简述左旋多巴和卡比多巴合用的理由。
6. 为什么吗啡可用于心源性哮喘而禁用于支气管哮喘？
7. 比较阿司匹林与氯丙嗪对体温影响的异同点。
8. 某癌症患者，体温 39.5℃，剧痛难忍，请应用所学知识选择可能应用的药物，并给予用药指导。

书网融合……

📱微课1　　　📱微课2　　　📝划重点　　　📖自测题

第五章 利尿药和脱水药

学习目标

知识要求

1. **掌握** 高效能和中效能利尿药的药理作用、临床应用和不良反应。
2. **熟悉** 各利尿药的临床用药指导。
3. **了解** 脱水药的药理作用、临床应用及其不良反应。

能力要求

1. 熟练掌握根据患者所患水肿等疾病指导患者正确用药的技能。
2. 学会避免药物引起电解质紊乱的有关措施。
3. 会运用利尿药和脱水药的相关知识，解决患者的合理用药咨询。

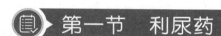

第一节 利尿药

PPT

实例分析

实例 患者，男性，68 岁，由于长期酗酒导致重度肝硬化，反复腹胀，诊断肝硬化腹水。医嘱给予呋塞米和螺内酯口服治疗，腹水量明显减少。

问题 采取这两种药物的作用是什么？两药联用的机制有哪些？

一、概述

利尿药是一类作用于肾脏，通过增加电解质（Na^+ 为主）及水排泄，使尿量增多的药物。血浆在肾小球滤过生成原尿，原尿经肾小管、集合管的重吸收和分泌生成终尿。

正常成人每天的原尿量可达 180L，而排出的终尿仅为 1~2L，约有 99% 的原尿被重吸收。目前常用的利尿药主要通过影响肾小管和集合管的重吸收，使水和电解质的重吸收减少而发挥利尿作用（图 5-1）。

临床主要用于治疗各种原因引起的水肿，单用或多与降压药合用治疗高血压，也是唯一能够充分控制心力衰竭患者体液潴留的药物。在某些经过肾排泄的药物或毒物中毒时，该类药物能促进这些物质的排泄。

常用的利尿药按效能分为三类：①高效能利尿药，包括呋塞米、布美他尼、托拉塞米等；②中效能利尿药，包括噻嗪类利尿药、氯噻酮等；③低效能利尿药，包括保钾利尿药，如螺内酯、氨苯蝶啶、阿米洛利等。

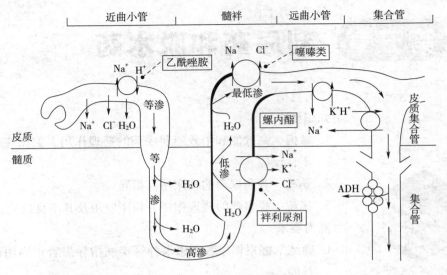

图 5 - 1　利尿药的主要作用部位

二、常用利尿药

(一)高效能利尿药

本类药物主要作用于肾小管髓袢升支粗段皮质部和髓质部,也称袢利尿药。

呋塞米(Furosemide,速尿)

口服吸收迅速,口服用药后 30 分钟左右显效,1 ~ 2 小时达峰,作用持续时间为 6 ~ 8 小时;静脉注射 2 ~ 5 分钟显效,1 小时达峰,作用持续约 2 小时。存在较大的个体差异。

【药理作用】

1. 利尿作用　作用部位在肾小管髓袢升支粗段的皮质部和髓质部,特异性地干扰 $Na^+ - K^+ - 2Cl^-$ 共同转运系统,从而抑制 NaCl 的重吸收而发挥强大的利尿作用。其特点是:①利尿作用快、强大而短暂;②Cl^- 的排出量往往超过 Na^+,可出现低氯碱血症,同时也增加 Ca^{2+}、Mg^{2+}、K^+ 的排泄,属于排钾利尿药。

2. 扩张血管　抑制前列腺素分解酶的作用,使前列腺素 E_2 的含量升高,血管扩张。扩张肾血管,降低肾血管阻力,从而增加肾血流量,在肾功能衰竭时尤为明显。呋塞米扩张肺部容量血管,减少心脏前负荷,降低左心室舒张末期充盈压,有助于急性左心衰竭的治疗。

【临床应用】

1. 严重水肿　对心性、肝性、肾性水肿及肺水肿和脑水肿均有效。尤其是应用其他利尿药效果不佳时,应用本品仍可能有效。可作为急性肺水肿的首选药。

2. 高血压　在高血压的阶梯疗法中,不作为治疗原发性高血压的首选药物,但当噻嗪类药物疗效不佳,尤其当伴有肾功能不全或出现高血压危象时,本类药物尤为适用。

3. 急慢性肾衰竭 用于各种原因导致的肾脏血流灌注不足，本药通过增加肾血流量，改善急性肾衰竭早期少尿及肾缺血情况。此外，强大的利尿作用还能冲洗肾小管，防止肾小管的萎缩和坏死，保护肾脏，故可用于急性肾衰竭早期的预防，但禁用于无尿的肾衰竭患者。

4. 加速毒物的排出 配合输液可促进毒物的排出，解救经肾排泄的一些酸性药物的中毒，如巴比妥类、水杨酸类等。

5. 高钾血症及高钙血症 强效利尿药可抑制髓袢升支粗段对钙的再吸收，增加钙排出而降低血钙浓度。

6. 急性药物中毒 可加速毒物排泄。

【不良反应】

1. 水、电解质紊乱 为最常见的不良反应，可出现低血容量、低钾血症、低镁血症、低钠血症、低氯性碱血症等，其中以低钾血症最为常见，应注意及时补充钾盐或同服保钾利尿药，并随访检查血电解质。

2. 耳毒性 眩晕、耳鸣、听力障碍等，多见于大剂量静脉快速注射时，多为暂时性，少数不可逆，故应缓慢注射。

3. 高尿酸血症 尿酸分泌减少，引起高尿酸血症，诱发痛风。

4. 其他 胃肠道反应，高血糖等；偶见过敏反应及骨髓抑制。

【用药指导】

1. 本品个体差异大，药物剂量应个体化，从最小有效剂量开始，然后根据利尿反应调整剂量，以减少副作用的发生。如每天用药一次，应早晨服药，以免夜间排尿次数增多。无尿或少尿应用24小时仍无效者应停药。

2. 存在低钾血症或倾向时，与强心苷合用时，应注意补充钾盐或同服保钾利尿药。

3. 对磺酰胺类、噻嗪类药物过敏者，肝性脑病及超量服用洋地黄者等禁用。

4. 下列患者慎用：①无尿或严重肾功能损害者，后者因需加大剂量，故用药间隔时间应延长，以免出现耳毒性等毒性反应；②糖尿病患者；③高尿酸血症或有痛风病史者；④严重肝功能损害者，因水电解质紊乱可诱发肝昏迷；⑤急性心肌梗死患者，过度利尿可促发休克；⑥红斑狼疮患者；⑦前列腺肥大患者。

5. 与氨基糖苷类具有耳毒性的抗生素合用，会增加耳毒性。

6. 与糖皮质激素、非甾体抗炎药（NSAIDs）、苯妥英钠等联用，减弱其利尿作用。

布美他尼 （Bumetanide）

布美他尼（丁苯氧酸）是呋塞米的衍生物，其作用部位、作用机制及特点与呋塞米相似。相同剂量时，其作用是呋塞米的 20 ~ 40 倍，起效快而强，用量小，毒性小。适应证同呋塞米，对某些呋塞米无效的病例仍有效，用于各种顽固性水肿、高血压、预防急性肾衰竭、高钾血症和高钙血症、急性药物中毒等。不良反应基本同呋塞米。耳毒性的发生率较同类药物低，但仍避免与同样具有耳毒性的药物合用。禁用于对本品、磺胺类和噻嗪类利尿药过敏者。

托拉塞米（Torasemide）

本品为一种较新的髓袢利尿药，与呋塞米类似，作用于肾小管髓袢升支粗段及远曲小管。髓袢利尿药的利尿强度排序大致为布美他尼＞托拉塞米＞呋塞米。生物半衰期较呋塞米长，通常每天只需用药一次即可。用于治疗各种原因所致的水肿、急慢性心力衰竭、高血压、急慢性肾衰竭、肝硬化腹水、急性药物中毒等。不良反应较呋塞米程度轻。

（二）中效能利尿药

本类药物主要作用于髓袢升支粗段皮质部（远曲小管开始部位）。

氢氯噻嗪（Hydrochlorothiazide，双氢克尿噻）

【药理作用和临床应用】

1. 利尿作用　主要作用于髓袢升支粗段皮质部（远曲小管开始部位），抑制 NaCl 的重吸收而产生利尿作用。特点是：①利尿作用温和，持久；②Cl^-、Na^+、K^+ 的排泄增加，属于排钾利尿药。

用于治疗各种水肿，为轻、中度心源性水肿的首选利尿药。常见的适应证有充血性心力衰竭、肝硬化腹水、肾病综合征、急慢性肾炎性水肿、慢性肾衰竭早期、肾上腺皮质激素和雌激素所致的水钠潴留。

2. 抗利尿作用　能明显减少尿崩症患者的尿量，主要用于肾性尿崩症及加压素无效的垂体性尿崩症，其机制尚不十分清楚。

3. 降压作用　有温和而确切的降压作用，是治疗高血压的基础药物，详见抗高血压药章节。

【不良反应】

1. 电解质紊乱　如低钾血症、低镁血症、低氯血症等，其中低钾血症最常见。

2. 潴留现象　如高尿酸血症、高钙血症，痛风者慎用。

3. 代谢变化　与剂量有关，可致高血糖、高脂血症。

4. 其他　可导致过敏反应等。

【用药指导】

1. 用药前须了解患者水肿的原因及程度、肝肾功能情况。孕妇、哺乳期妇女及痛风、糖尿病、高脂血症、严重肝肾功能不全者慎用。

2. 为避免水电解质紊乱，应从小剂量开始，间歇给药（服药 1~3 天，停药 2~4 天或隔天用药）。如每天用药一次，应早晨用药。为避免低钾血症，长期服用可适当补充钾盐或同服保钾利尿药，与强心苷合用时尤其要注意补充钾盐，以免增加强心苷的心脏毒性反应。

> **请你想一想**
> 轻中度心性水肿应首选哪一类药物？重度心力衰竭患者应选用哪一类药物？

（三）低效能利尿药

本类药物主要作用于远曲小管和集合管。本类药物作用较弱，较少单用，一般不作为首选药，主要是和其他利尿药联用。

螺内酯（Spironolactone，安体舒通）

螺内酯化学结构与醛固酮相似，但具有抗醛固酮作用，抑制远曲小管和集合管的 $Na^+ - K^+$ 交换，减少 Na^+ 的重吸收和 K^+ 的分泌，表现出排 Na^+ 留 K^+ 作用，属于保钾利尿药。其特点是：①利尿作用弱，起效慢而持久；②利尿作用与体内醛固酮的浓度有关。仅当体内有醛固酮存在时，它才发挥作用。

主要用于治疗与醛固酮升高有关的顽固性水肿，其中对于肝硬化和肾病综合征引起的水肿效果较好；对充血性心力衰竭效果较差，常与噻嗪类利尿药或高效利尿药合用以增强利尿效果并减少 K^+ 的丧失。治疗高血压，可以作为辅助用药。

久用可引起高钾血症，尤当肾功能不良时，故肾功能不良者禁用。还有性激素样副作用，可引起男子乳房女性化和性功能障碍、妇女多毛症等。

氨苯蝶啶（Triamterene）和阿米洛利（Amiloride）

两药虽化学结构不同，却有相同的药理作用。其保钾排钠的作用与螺内酯相似，但是作用机制不同。两药作用于远曲小管及集合管，直接阻滞 Na^+ 通道而减少 Na^+ 的重吸收，因而可发挥较弱的利尿作用。同时 K^+ 的排泄减少。

常与高、中效利尿药合用于各类水肿，如心力衰竭、肝硬化腹水、慢性肾炎水肿、糖皮质激素治疗引起的水钠潴留等。也用于氢氯噻嗪或螺内酯无效的患者。

两药长期服用均可引起高钾血症。其中，氨苯蝶啶还抑制二氢叶酸还原酶，引起叶酸缺乏，可发生巨幼细胞贫血，偶可引起高敏反应及形成肾结石。肾功能不良、糖尿病、高尿酸血症、肾结石等患者慎用。

乙酰唑胺（Acetazolamide）

碳酸酐酶抑制药，利尿作用弱，主要用于治疗青光眼和心性水肿和脑水肿。

常用利尿药的分类、作用部位、特点如表5-1所示。

表5-1 常用利尿药比较

分类	药物	作用部位	尿电解质排泄 Na^+	尿电解质排泄 K^+	尿电解质排泄 Cl^-	临床用途	不良反应
高效能利尿药	呋塞米布美他尼	髓袢升支粗段的皮质部和髓质部	↑	↑	↓	各类严重水肿、防治肾衰竭加速毒物排泄	低钾血症、耳毒性
中效能利尿药	氢氯噻嗪	髓袢升支粗段皮质部	↑	↑	↓	各类水肿、尿崩症、高血压	低钾血症、潴留现象
低效能利尿药	螺内酯 氨苯蝶啶	远曲小管和集合管	↑	↓	↑	水肿、慢性心力衰竭	高钾血症

第二节 脱水药

脱水药又称渗透性利尿药。静脉给药时在体内不被代谢或代谢较慢，不易透入组织液中，能迅速提高血浆渗透压而使组织脱水，易从肾小球滤过，肾小管内不被重吸收，提高肾小管腔液的渗透压而产生利尿作用。临床主要用于消除脑水肿，降低颅内压。常用药包括甘露醇、异山梨醇、高渗葡萄糖、甘油果糖等。

甘露醇（Mannitol）

临床应用20%的高渗溶液。

【药理作用】

1. 脱水作用 静脉注射后，该药不易从毛细血管渗入组织，能迅速提高血浆胶体渗透压，使组织间液水分向血浆转移而产生组织脱水作用，从而减轻水肿，降低眼压、颅内压。

2. 利尿作用 静脉注射高渗甘露醇后，能迅速增加尿量及排出 Na^+、K^+，经 2~3 小时利尿作用达高峰。甘露醇增加血容量，促进前列腺素 I_2 的分泌，扩张肾血管，增加肾血流量；甘露醇在肾小管后极少被重吸收，故提高了肾小管的渗透压，导致水、电解质排除增多。

【临床应用】

1. 脑水肿及青光眼。静脉滴入甘露醇的高渗溶液使脑组织特别容易脱水，对多种原因（如脑瘤、颅脑外伤等）引起的脑水肿是首选药。甘露醇也降低青光眼患者的房水量及眼内压，短期用于急性青光眼，或术前使用以降低眼内压。

2. 预防急性肾功能衰竭。应用甘露醇，能在肾小管液中发生渗透效应，阻止水分重吸收，维持足够的尿流量，且使肾小管内有害物质稀释，从而保护肾小管，使其免于坏死。

3. 对于因某些药物过量或毒物引起的中毒，可促进其排泄，预防肾毒性。

【不良反应】

1. 注射过快时可引起一过性头痛、眩晕和视物模糊。

2. 禁用于慢性心功能不全者，因可增加循环血量而增加心脏负荷。

3. 大剂量久用，可引起渗透性肾病。

目标检测

一、单项选择题

1. 主要作用于髓袢升支粗段髓质部和皮质部的利尿药是
　　A. 螺内酯　　　　B. 甘露醇　　　　C. 氨苯蝶啶　　　　D. 呋塞米

2. 治疗急性肺水肿应首选
　　A. 氢氯噻嗪　　　B. 螺内酯　　　　C. 氨苯蝶啶　　　　D. 呋塞米

3. 治疗急性脑水肿应首选
    A. 氢氯噻嗪　　　B. 螺内酯　　　　C. 甘露醇　　　　D. 呋塞米

4. 利尿作用的强弱与体内醛固酮水平有关的利尿药是
    A. 氢氯噻嗪　　　B. 螺内酯　　　　C. 阿米洛利　　　D. 氨苯蝶啶

5. 可加速毒物排泄的药物是
    A. 噻嗪类　　　　B. 布美他尼　　　C. 氨苯蝶啶　　　D. 阿米洛利

6. 具有抗利尿作用的药物是
    A. 呋塞米　　　　B. 氢氯噻嗪　　　C. 环戊氯噻嗪　　D. 氯噻酮

7. 不宜与氨基糖苷类抗生素合用的药物是
    A. 氢氯噻嗪　　　B. 螺内酯　　　　C. 呋塞米　　　　D. 氯噻酮

8. 氢氯噻嗪的临床应用不包括
    A. 高血压　　　　B. 肾性水肿　　　C. 青光眼　　　　D. 尿崩症

9. 充血性心力衰竭不宜选用的药物是
    A. 甘露醇　　　　B. 呋塞米　　　　C. 氢氯噻嗪　　　D. 螺内酯

10. 伴有血糖升高的水肿患者不宜用
    A. 呋塞米　　　　B. 氢氯噻嗪　　　C. 螺内酯　　　　D. 氨苯蝶啶

二、简答题

1. 简述常用利尿药的分类、代表药及其主要作用部位。

书网融合……

微课　　　划重点　　　自测题

▶▶ 第六章 心血管系统药

学习目标

知识要求

1. **掌握** 抗高血压药的分类；一线抗高血压药的药理作用、临床应用及不良反应；抗心力衰竭药的分类；强心苷类药和血管扩张药的药理作用、作用机制、临床应用、中毒的防治措施和用药指导；硝酸甘油、硝苯地平、普萘洛尔抗心绞痛药物的药理作用、临床应用及主要不良反应；他汀类药物的药理作用、临床应用及主要不良反应。

2. **熟悉** 可乐定、硝普钠、利血平及其他常用药物的抗高血压作用特点及主要不良反应；利尿药、β受体阻断药的作用特点及应用；抗心律失常药的分类和奎尼丁的药理作用、临床应用及主要不良反应；烟酸等抗动脉粥样硬化药物的药理作用特点。

3. **了解** 抗高血压药的用药原则；非苷类正性肌力药和其他类药物的作用特点；其他抗心律失常药的药理作用特点；心律失常的电生理基础及抗心律失常药的分类；抗心绞痛药物的联合应用；其他常用抗动脉粥样硬化药物的药理作用特点。

能力要求

1. 熟练掌握根据患者所患心血管疾病推荐合适药品的技能。

2. 学会指导患者正确使用心血管系统药，并交代用药注意事项。

3. 会运用心血管系统药的理论知识解决患者的合理用药咨询，并开展健康宣教。

📖 第一节 抗高血压药

PPT

📑 实例分析

实例 男，65岁，饮酒史30余年。因近期时有头痛、头晕、心悸、运动加重不适等症状到门诊就诊。测定血压为165/105mmHg，心率90次/分，听诊无异常，眼底检查及心电图正常，无下肢水肿。相关检查结果：血糖及糖化血红蛋白正常；转氨酶升高，B 超显示肝硬化；肾功能基本正常。诊断高血压伴肝硬化。医生处方如下：

1. 福辛普利 10mg×20 片

　　用法：每次 10mg，每天 2 次，口服。

2. 氢氯噻嗪片 25mg×20 片

　　用法：每次 25mg，每天 1 次，口服。

问题　1. 高血压的诊断标准是什么？以上处方是否合理？

　　　　2. 高血压患者怎样选择用药？

高血压是严重危害人类健康常见的心血管系统疾病，以动脉血压持续增高为临床主要表现，可引起靶器官心、脑、肾的并发症。高血压的诊断标准为：未服抗高血压药的情况下，收缩压 ≥ 140mmHg（18.7kPa）和（或）舒张压 ≥ 90mmHg（12.0kPa）。根据血压升高水平，将高血压分为 1 级、2 级和 3 级。高血压的分级见表 6 − 1。

表 6 − 1　高血压的分级

分类		收缩压（mmHg）		舒张压（mmHg）
正常血压		90 ~ 139		60 ~ 89
	理想值	< 120	和	< 80
	正常高限	120 ~ 139	和（或）	80 ~ 89
高血压		≥140	和（或）	≥90
	1 级高血压（轻度）	140 ~ 159	和（或）	90 ~ 99
	2 级高血压（中度）	160 ~ 179	和（或）	100 ~ 109
	3 级高血压（重度）	≥180	和（或）	≥110
	单纯收缩期高血压	≥140	和	< 90

注：当收缩压与舒张压分属不同的级别时，以较高的分级作为标准。

一、抗高血压药的分类 🅴 微课

目前使用的各类抗高血压药，均通过不同方式降低外周血管阻力、心排血量或血容量，从而发挥降压作用。根据药物作用部位及作用机制的不同，将高血压药分为以下几类。

1. 利尿药　如氢氯噻嗪、吲达帕胺等。

2. 钙通道阻滞药　如硝苯地平、氨氯地平等。

3. 影响肾素 – 血管紧张素系统的降压药

（1）血管紧张素转换酶抑制药　如卡托普利、依那普利等。

（2）血管紧张素 Ⅱ 受体阻断药　如氯沙坦、缬沙坦等。

（3）肾素抑制药　如阿利吉仑等。

4. 抗交感神经药 此类药按作用部位不同，又分为以下几类。

（1）中枢性降压药 如可乐定等。

（2）神经节阻断药 如美卡拉明等。

（3）抗去甲肾上腺素能神经末梢药 如利血平和胍乙啶等。

（4）肾上腺素受体阻断药 ①α_1受体阻断药，如哌唑嗪等；②β受体阻断药，如普萘洛尔、美托洛尔等；③α、β受体阻断药，如卡维地洛、拉贝洛尔等。

5. 血管扩张药

（1）直接舒张血管平滑肌 如肼屈嗪、硝普钠等。

（2）钾通道开放药 如米诺地尔等。

（3）5 - HT_2受体阻断药 如酮色林等。

其中，常用高血压药利尿药、β受体阻断药、钙通道阻滞药、血管紧张素转换酶抑制药、血管紧张素Ⅱ受体阻断药，临床应用价值高，是国内外认可的一线抗高血压药。

二、常用抗高血压药

（一）利尿药

利尿药是治疗高血压的基础药物。

氢氯噻嗪（Hydrochlorothiazide）

【药理作用和临床应用】

用药初期，通过排钠利尿，减少血容量，使心排血量减少，血压降低。长期应用时，血管平滑肌细胞内 Na^+ 减少，导致 $Na^+ - Ca^{2+}$ 交换机制减弱，使细胞内 Ca^{2+} 减少，血管舒张，产生温和、持久的降压作用。

单用本药适用于1级和2级高血压的治疗，也经常与其他抗高血压药联合应用治疗各类高血压，尤其适用于高血压伴心衰的患者。

【不良反应】

长期用药可致电解质紊乱，糖、脂质代谢改变，产生低钾血症、高脂血症、糖耐量降低等现象，并可提高血浆肾素活性。

【用药指导】

单独使用应从小剂量开始，产生降压效果后酌减为维持量，大剂量给药降压作用并不一定增强。长期使用易导致低钾血症，应注意补钾或与保钾利尿药合用。

> **请你想一想**
>
> 氢氯噻嗪可提高肾素活性，这对于其降压作用有何影响？适宜和哪些药物合用来进行纠正？

吲达帕胺（Indapamide）

吲达帕胺是一强效、长效降压药，兼具利尿和钙通道阻滞双重作用，适用于轻、中度高血压，伴有水肿者更适宜。本药不引起血脂改变，适用于高脂血症及高血糖者。

长期应用可使血尿酸轻度升高，血钾降低。对磺胺类过敏、严重肾功能不全者禁用。

（二）β受体阻断药

本类药物可用于治疗心律失常、心绞痛及高血压等心血管疾病。抗高血压药用药不仅价廉、安全有效，还能降低心血管疾病的并发症，如脑卒中、心肌梗死的发生率和死亡率。

普萘洛尔（Propranolol，心得安）

【药理作用】

普萘洛尔是非选择性β受体阻断药，是本类药物的代表药。

1. 阻断心脏 β_1 受体，使心收缩力减弱，心率减慢，心排血量减少。

2. 阻断肾脏入球小动脉 β_2 受体，肾素释放减少，从而抑制 RAS 活性。

3. 在不同水平（中枢、外周）抑制交感神经系统活性。

【临床应用】

普萘洛尔降压作用温和缓慢，需连续用 1～2 周才出现降压作用，不引起直立性低血压，不易产生耐受性。

1. 轻、中度高血压，对心排血量偏高或血浆肾素水平偏高的高血压疗效较好。

2. 对伴有心绞痛、快速性心律失常、甲亢、脑血管病变的高血压患者也有显著效果。

3. 重度高血压常与氢氯噻嗪合用，以增强作用。

【不良反应】

一般不良反应有乏力、嗜睡、头晕、失眠、幻觉、恶心、呕吐、轻度腹泻，可出现窦性心动过缓、房室传导阻滞、心功能不全等，可诱发或加重哮喘，可使血脂、血糖升高。

【用药指导】

1. 长期用药切忌突然停药，因其可使血压反跳，甚至诱发心绞痛、各种心律失常，甚至猝死于心肌梗死，停药前 10～14 天宜逐步减量。

2. 严重窦性心动过缓、房室传导阻滞、心功能不全、支气管哮喘等患者禁用。普萘洛尔可引起糖尿病患者血糖降低，可掩盖低血糖时出汗、心悸等症状，可导致严重后果。

同类药物中，纳多洛尔（Nadolol）与普萘洛尔作用相似，但作用更强；阿替洛尔（Atenolol）、美托洛尔（Metoprolol）、比索洛尔（Bisoprolol）为选择性 β_1 受体阻断药，对血管和支气管平滑肌上的 β_2 受体影响较小；卡维地洛（Carvedilol）为 α、β 受体阻断药，降压作用较普萘洛尔强 2～4 倍，可用于治疗轻、中度高血压或伴有肾功能不全、糖尿病的高血压患者。

请你想一想

普萘洛尔是否能用于高血压合并糖尿病者？为什么？

（三）钙通道阻滞药（CCB）

硝苯地平（Nifedipine，心痛定）

【药理作用和临床应用】

硝苯地平能选择性阻滞钙通道，抑制 Ca^{2+} 内流，从而降低细胞内 Ca^{2+} 浓度，松弛血管平滑肌，导致小动脉扩张，总外周血管阻力下降而降低血压。同时还能改善心血管重构，延缓动脉粥样硬化的形成与发展，松弛支气管平滑肌。硝苯地平适用于各型高血压，尤其是伴有心绞痛、哮喘、左心室肥厚的患者，也可用于伴有肾脏疾病、糖尿病、高脂血症的患者。

【不良反应】

常见的有头痛、面部潮红、眩晕、乏力、心悸、踝部水肿等。

【用药指导】

1. 若首剂剂量过大，血压下降过快，会出现明显不适，故宜从小剂量开始用药。长期治疗宜选用缓控释制剂，急症时可舌下含服普通片。

2. 短效制剂会引起血压波动较大，反射性心率加快，心排血量增加，血浆肾素活性增强，可改用缓控释制剂；或与 β 受体阻断药、利尿药合用，可增强疗效，并降低该不良反应，但要注意血压过低、心功能受抑制等不良反应。

此外，钙通道阻滞药还有氨氯地平（Amlodipine）、拉西地平（Lacidipine）、尼卡地平（Nicardipine）、尼群地平（Nitrendipine）、尼索地平（Nisodipine）等，作用和临床应用与硝苯地平相似，降血压作用更强，维持时间更长。

（四）影响肾素-血管紧张素系统的降压药

你知道吗

肾素-血管紧张素系统（RAS）是重要内分泌系统，在调节心血管系统的正常生理功能与高血压、心肌肥大、充血性心力衰竭等病理过程中具有重要作用。血管紧张素原在肾素的作用下转化为血管紧张素Ⅰ（AngⅠ），后者在血管紧张素转换酶（ACE）的作用下转化为血管紧张素Ⅱ（AngⅡ）。AngⅡ是 RAS 中主要的生物活性物质，是体内最强的缩血管物质之一。AngⅡ作用于 1 型受体（AT_1），可直接收缩血管、使心肌收缩增强并促进醛固酮释放，增加血容量，升高血压。

卡托普利（Captopril）

卡托普利是血管紧张素转换酶抑制药（ACEI）的代表药。

【药理作用和临床应用】

其作用机制主要有抑制 ACE 活性，减少 AngⅡ生成，抑制缓激肽的水解，舒张小动脉，增加肾血流量，保护肾脏，并能预防和逆转血管壁和心脏的不良重构，改善胰岛素抵抗，且降压时不伴有反射性心率加快。

适用于各种类型高血压，尤其是肾素活性高者。对于伴有糖尿病及胰岛素抵抗、左心室肥厚、充血性心力衰竭、急性心肌梗死的高血压患者，可显著降低高血压患者的病残率和死亡率，更有效地减少致死性心血管事件的发生率。

【不良反应】

1. 由于缓激肽水平的升高，可产生刺激性干咳、血管神经性水肿等。

2. 部分患者出现皮疹、味觉减退等不良反应。当肾功能严重受损或保钾利尿药合用时易出现高钾血症。

3. 首剂现象：首次给药剂量过大，患者血压下降明显，出现眩晕、乏力、心悸等低血压不适症状。

【用药指导】

1. 本类药物大部分经肾脏排出，所以对肾功能明显降低者要减少用量。孕妇禁用。

2. 出现刺激性干咳可加服钙剂，不能缓解者可改用 AT_1 受体阻断药。血管神经性水肿一旦发生立即停药，及时采取治疗措施，并终生禁用。

依那普利（Enalapril）

依那普利作用较卡托普利强 10 倍，降压作用强而持久。临床用于高血压和充血性心力衰竭的治疗。不良反应较卡托普利轻。

此外，ACEI 类抗高血压药还有赖诺普利（Lisinopril）、培哚普利（Perindopril）、雷米普利（Ramipril）、贝那普利（Benazepril）、福辛普利（Fosinopril）等，更为长效，每天服用一次。

氯沙坦（Losartan）

氯沙坦为新型的血管紧张素Ⅱ受体 AT_1 阻断药（ARB）的代表药。

【药理作用和临床应用】

氯沙坦能特异性与 AT_1 受体结合，拮抗各种途径产生的 AngⅡ的缩血管作用，使血压下降，同时保护肾功能，延缓糖尿病肾病的进程，可预防和逆转心肌和血管重构。适用于各级高血压，对伴有糖尿病、肾功不全、左心室肥厚、充血性心力衰竭的患者有良好疗效。不影响缓激肽的降解，故无刺激性干咳、血管神经性水肿等不良反应，最适用于不能耐受 ACEI 类所致干咳的患者。

【不良反应】

少数患者出现肾功能损害、高钾血症等。孕妇、哺乳期妇女禁用。

【用药指导】

建议与利尿药或 CCB 合用，增强降压疗效，减少不良反应。

血管紧张素Ⅱ受体阻断药还有缬沙坦（Valsartan）、奥美沙坦酯（Olmesartan Medoxomil）、厄贝沙坦（Irbesartan）、替米沙坦（Telmisartan）、坎地沙坦（Candesartan）等，作用和临床应用与氯沙坦相似，降血压作用强度和维持时间有所差异。

三、其他抗高血压药

（一）中枢性降压药

可乐定（Clonidine）

【药理作用和临床应用】

可乐定通过兴奋延髓的 α_2 受体和咪唑啉受体（I_1 受体），降低外周交感神经功能，降压作用中等偏强。适用于治疗 1 级、2 级高血压，特别是其他药物无效时应用本药效果较好，尤其适用于消化性溃疡的高血压患者。本品尚可用于偏头痛以及开角型青光眼的治疗，也用于吗啡类镇痛药成瘾者的戒断治疗。

【不良反应】

常见有口干、便秘、镇静、嗜睡等。久用可致水钠潴留。

【用药指导】

1. 与利尿药合用可减轻本药引起的水钠潴留。
2. 长期用药后宜逐渐减量停药（尤其是一天量超过 1.2mg 的患者），以防停药反跳。
3. 由于产生镇静作用，故不宜用于高空、高危和高速作业的工作人员。

莫索尼定（Moxonidine）和利美尼定（Rilmenidine）

二者为第二代中枢性降压药，主要激动延髓咪唑啉受体，强度和 β 受体阻断药、ACEI 及可乐定相当。特别适用于轻、中度原发性高血压。长期应用效果好，并可逆转高血压心肌肥厚。

（二）抗去甲肾上腺素能神经末梢药

利血平（Reserpine）

利血平通过耗竭外周去甲肾上腺素能神经末梢中的递质而导致血压下降。特点是缓慢、温和而持久。还具有镇静和安定作用，有利于改善精神紧张、烦躁及失眠等症状。

适用于轻、中度高血压。不良反应较多，长期使用会导致抑郁和消化性溃疡。多与其他抗高血压药组成复方制剂以减少不良反应，有价廉优点，如复方利血平氨苯蝶啶片等。

（三）肾上腺素受体阻断药（α_1 受体阻断药）

哌唑嗪（Prazosin）

哌唑嗪可选择性阻断血管突触后 α_1 受体，迅速扩张动脉和静脉血管，降低外周阻力及回心血量。降压作用快而强，不引起心率加快及肾素分泌增加。还能改善前列腺肥大患者排尿困难的症状。适用于轻、中度高血压，尤其是伴肾功能不全、高脂血症、前列腺肥大的患者。因能降低心脏前负荷，故也用于治疗心力衰竭。

不良反应主要有首剂现象，即部分患者首次给药 30～90 分钟后，患者出现恶心、眩晕、头痛、晕厥、心悸、直立性低血压等现象。偶有乏力、口干、恶心、水肿、鼻塞等。为避免首剂现象应做到首剂限于 0.5mg 并于睡前服用，在给药前一天禁用利尿药。其他不良反应有口干、头痛、鼻塞等。服药后还会出现尿频、尿急，驾驶员慎用。

同类药物特拉唑嗪（Terazosin）和多沙唑嗪（Doxazosin）作用与哌唑嗪相似，但维持时间较长，不良反应轻。

（四）血管扩张药

硝普钠（Sodium Nitroprusside）

硝普钠在体内被平滑肌细胞代谢为活性代谢产物一氧化氮（NO），扩张小动脉和小静脉。降压作用强大、迅速、短暂。本品口服不吸收，只宜做静脉滴注，作用迅速，给药30秒内起效，2分钟达最大降压效应，停药后作用能维持1~10分钟。主要用于高血压危象、高血压脑病的治疗，尤其适用于伴有心肌梗死或左室功能衰竭的严重高血压患者。

本药可转化为氰化物和硫氰酸盐在体内蓄积，导致中毒，肾功能受损患者更容易发生。本品遇光易被破坏，应新鲜配制，避光滴注。

米诺地尔（Minoxidil，长压定）

米诺地尔直接作用于血管平滑肌，开放ATP敏感性K^+离子通道，舒张小动脉。起效快，作用持久，一次用药可维持作用24小时以上，可用于顽固性高血压及肾性高血压，降压作用比肼屈嗪长。需与利尿药、β受体阻断药合用。配置2%溶液外用有促进毛发生长作用，可用于治疗秃发。

（五）肾素抑制药

阿利吉仑（Aliskiren）

阿利吉仑为口服有效的非肽类肾素抑制药，抑制肾素活性，进而减少AngⅡ和醛固酮的生成。与ACEI及ARB不同，阿利吉仑不引起血浆肾素活性代偿升高。用于治疗高血压，耐受性良好，最常见的不良反应为皮疹、腹泻。

四、抗高血压药物的应用原则

1. 平稳持续降压 高血压一旦确诊就应积极治疗，一般高血压患者应降至140/90mmHg以下，能耐受者和部分高危及以上的患者可进一步降至130/80mmHg以下。药量宜由少渐增，达到效果后改用维持量。避免降压过快过强，血压波动过大可增加靶器官的损害。尽量采取缓释制剂或长效制剂，以有效控制24小时血压，坚持长期系统用药，更换药物应逐渐代替。

2. 根据高血压程度选药，合理联合用药 初期轻度高血压患者宜先改善生活方式，无效时选用单药治疗。中度高血压在原用药基础上，加用或单用其他药物，如钙通道阻滞药、β受体阻断药、ACEI等。对重度高血压用利尿药加β受体阻断药或加直接扩张血管药。高血压危象及高血压脑病选用硝普钠静脉滴注，但注意降压速度不宜过快。

3. 根据并发症选药　高血压伴有心绞痛者宜用硝苯地平；伴有心力衰竭、心脏扩大者宜用氢氯噻嗪、卡托普利，不宜用 β 受体阻断药；伴有窦性心动过速者宜用普萘洛尔；伴有消化性溃疡者宜用可乐定，不宜用利血平；伴有肾功不全的宜用卡托普利、硝苯地平等；伴有支气管哮喘者不宜用 β 受体阻断药；伴有精神抑郁者不宜用利血平；伴有糖尿病及痛风者不宜用噻嗪类利尿药；伴有糖尿病者可首选 ACEI 和 ARB；伴有前列腺肥大者宜用特拉唑嗪。

4. 个体化治疗　理想目标是用最小剂量的药物达到控制高血压的目的，减少药物的不良反应使患者能坚持长期服用。降压药物剂量因人而异，有效剂量相差很大，应根据患者的年龄、性别、种族、病理特点、伴发的其他疾病和药物的特点，采用个体化治疗方案，让患者得到最佳的治疗。

第二节　抗心力衰竭药

PPT

实例分析

实例　男，54 岁，既往高血压史 10 年，反复心悸、气促半年，一周前出现恶心、呕吐、上腹饱胀，按胃肠炎治疗未见好转。经检查血压 180/90mmHg。双肺闻及少量湿啰音。心律齐，心率 90 次/分，未闻及杂音。心彩超示符合高血压性心脏病改变，心脏缩舒功能减退，LVEF 32%。血生化：Scr 117μmol/L，K^+ 3.82mmol/L。

诊断为高血压病 3 级，高血压性心脏病及心力衰竭，给予氨氯地平、呋塞米、螺内酯、地高辛口服，硝普钠静脉滴注，口服补钾液等药物治疗。1 周后，症状改善，胃肠道反应消失，但继续服药两周后又出现了恶心、呕吐的反应。

问题　1. 患者两次出现消化道症状的原因分别是什么？
　　　　2. 使用强心苷类药物治疗心力衰竭时注意事项有哪些？

心力衰竭又称心功能不全，是多种原因导致的心脏结构和（或）功能的异常改变，使心室收缩和（或）舒张功能发生障碍，从而引起的一组复杂的具有血流动力学异常和神经、体液激活的临床综合征，主要表现为呼吸困难、疲乏及体液潴留等。若心力衰竭呈慢性过程，如长期的高血压、心瓣膜病和肺动脉高压等，可导致血容量和组织间液异常增多，并引起静脉系统淤血，故又称充血性心力衰竭（CHF）。

根据作用机制，可将抗慢性心功能不全药分为强心苷类、利尿药、血管扩张药、非苷类正性肌力药和其他药物等。

一、强心苷

强心苷是一类具有选择性加强心肌收缩力和影响心肌电生理特性作用的苷类药物，抗心衰的经典代表药物在临床上常用的有地高辛（Digoxine）、去乙酰毛花苷（Deslanoside）、毒毛花苷 K（Strophanthin K）和洋地黄毒苷（Digitoxin）等。

【药理作用】

1. 正性肌力作用 是指强心苷选择性加强心肌收缩力的作用。通过抑制心肌细胞膜上的 Na^+,K^+ – ATP 酶，减少钠钾交换，使细胞内的 Na^+ 水平升高，促进 Na^+,Ca^{2+} 双向交换，使 Ca^{2+} 内流增加，从而加强心肌收缩力和速度。治疗剂量的强心苷能选择性作用于心脏，直接增强心肌的收缩力，这是本类药治疗心力衰竭的药理学基础，具有以下特点。

（1）加强衰竭心脏的收缩力 通过加快心肌收缩速度，使心肌的收缩更加敏捷，相对延长了心脏舒张期。

（2）减少衰竭心脏的耗氧量 心肌收缩力增强，心室排血充分，心室壁张力随之下降；加之心率反射性减慢，外周血管阻力下降。两者明显地降低了心肌耗氧量，抵消或超过了因心肌收缩力增强所致的心肌耗氧量增加，故总耗氧量降低。

（3）增加衰竭心脏的输出量 舒张期相对延长，静脉回流增加，使心脏输出量增加；反射性兴奋迷走神经，使外周血管扩张，心排血阻力减少，心脏输出量明显增加。

2. 负性频率作用 是指强心苷减慢心率的作用。可直接或间接降低交感神经活性，使心率减慢。

3. 负性传导作用 是指强心苷减慢房室传导作用。心脏输出量增加后，反射性兴奋迷走神经，从而降低窦房结自律性，减慢房室传导。

4. 其他作用 降低血浆中肾素活性，从而减少 AngⅡ 及醛固酮的分泌；对心力衰竭患者有明显的利尿作用。

【临床应用】

1. 充血性心力衰竭 强心苷对多种原因所致的心力衰竭都有一定的疗效。但不同病因导致的病理生理特征和心肌受损程度不同，强心苷应用的临床效果也不同。

（1）对伴有房扑、房颤的心衰疗效最好。

（2）对高血压、冠心病、心瓣膜病等原因引起的心衰疗效较好。

（3）对甲亢、严重贫血、维生素 B_1 缺乏所致的心衰疗效较差。

（4）对肺源性心脏病、严重心肌损伤或活动性心肌炎引起的心衰疗效也差。

（5）对缩窄性心包炎、重度二尖瓣狭窄引起的心衰疗效很差或无效。

2. 某些心律失常

（1）心房扑动、心房颤动 通过迷走神经效应缩短心房不应期，使心房扑动转变为心房颤动，进而抑制房室传导，阻止过多的心房冲动传到心室，使心室频率减慢。

（2）阵发性室上性心动过速 强心苷可增强迷走神经功能，降低心房的兴奋性，已少用。

【不良反应】

强心苷安全性范围小（临床有效剂量已达中毒剂量的60%），个体差异较大，影响因素多，约25%患者在用药期间发生不同程度的不良反应。

1. 毒性反应

（1）胃肠道反应　为常见的早期中毒症状，表现为厌食、呕吐、恶心、腹痛、腹泻等症状，可作为判断强心苷中毒的先兆症状，但应注意与用量不足疾病未得到控制所致的胃肠道淤血症状相区别。

（2）中枢神经反应　可出现谵妄、疲倦、头晕、头痛、嗜睡等。也可以发生黄视、绿视、视物模糊等。其中黄视、绿视是强心苷特异性中毒指征，但发生率不高。

（3）心脏反应　可引起各种类型的心律失常，是本药最重要的毒性反应。①快速性心律失常。其中，室性期前收缩是最多见也是最早出现的一种，约占心脏毒性反应的三分之一。也可出现二联律、三联律，严重时可致室性心动过速，甚至心室颤动。②缓慢性心律失常。主要有房室传导阻滞、窦性停搏等。

2. 中毒的防治　强心苷中毒发生率较高，应密切观察，一旦发现中毒先兆症状如频发室性期前收缩、心率低于 60 次/分、黄绿视等，应及时采取治疗措施。

（1）停用强心苷类药物和排钾利尿药。

（2）补钾　氯化钾是治疗强心苷中毒所致的快速性心律失常的有效药物。K^+ 能减少强心苷与酶的结合，阻止中毒的继续发展，但不能将已经结合的强心苷置换出来，故预防低钾血症更为重要。

（3）合理选用抗心律失常药治疗　室性心动过速首选苯妥英钠，次选利多卡因治疗。出现心动过缓和房室导阻滞等缓慢性心律失常，选用 M 受体阻断药阿托品治疗。对危及生命的严重地高辛中毒者，宜用地高辛抗体 Fab 片段静脉注射。

【用药指导】

为降低强心苷中毒发生率，应注意以下事宜。

1. 合理制定给药方案。强心苷给药有传统方案（洋地黄化法）和逐日恒量给药法。

（1）传统用药方法　先给全效量再给维持量，即先在短期内给予能充分发挥最大疗效的剂量，以基本控制临床症状，再每天给予小剂量补充每天消除量以维持疗效。对于急重病例，一天内给足全效量，对于慢性病例，2～4 天内给足全效量。

（2）逐日恒量给药法　即每天给一定剂量的地高辛，经 4～5 个半衰期（约 1 周时间），达到稳态血药浓度而发挥治疗作用。此法可降低地高辛中毒的发生率。

2. 询问病史和相关信息，尽量避免诱发中毒的因素，如低钾、低镁、高钙血症等，告诉患者不得擅自调整剂量，并介绍有关中毒指征。

3. 用药期间慎用利尿药、拟肾上腺素药，禁止静脉应用钙剂。

4. 禁忌证有室性心动过速、心室颤动、梗阻性肥厚型心肌病、预激综合征伴心房颤动或扑动。

二、利尿药

利尿药是能充分控制心衰患者体液潴留的药物，是标准治疗中必不可少的基础和关键药物。通过减少血容量和回心血量，扩张外周血管，降低心脏前、后负荷，改善心脏功能，消除心衰患者水钠潴留，但不能单一使用。

对于心衰伴有明显水肿者，首选强效利尿药呋塞米，通过静脉注射可产生较好疗效。氢氯噻嗪为中效利尿药，适用于轻、中度心力衰竭。螺内酯一般与呋塞米或氢氯噻嗪合用，可增强疗效，防止低钾血症。螺内酯等醛固酮受体拮抗药（MRA）能够阻断醛固酮效应，抑制心血管重构。

三、血管扩张药

【常用药物及临床应用】

血管扩张药通过扩张小静脉（容量血管），减少静脉回心血量，降低心脏前负荷；扩张小动脉（阻力血管），降低外周阻力，降低心脏后负荷，使心排血量增加。除ACEI类药物外，多为辅助用药，主要用于正性肌力药、利尿药无效的 CHF 或者顽固性 CHF。

1. 扩张阻力血管药物 包括 ACEI、CCB、肼屈嗪等，用于心排血量明显减少，外周阻力高的 CHF 患者。

2. 扩张容量血管药物 常用药物有硝酸酯类药硝酸甘油、硝酸异山梨酯等，适用于肺动脉压增高、冠心病的 CHF 患者。

3. 同时扩张阻力血管和容量血管药物 如硝普钠、哌唑嗪，适用于心排血量低，有肺静脉高压、肺淤血的 CHF 患者。

【用药指导】

1. 在应用血管扩张药时，要注意调整剂量使血压维持在（90～100）/（50～60）mmHg 为宜，调节过低会因动脉压下降，冠状动脉灌注压降低，心肌供血减少。

2. 硝普钠静脉滴注给药，可迅速控制危急 CHF，应从小剂量开始逐渐增加剂量。停药时应逐渐减量，并加用口服血管扩张药，以免出现反跳现象。

3. ACEI 是治疗充血性心力衰竭的基石和首选药物，其最主要的优点是可防止和逆转心肌与血管重构。不能耐受 ACEI 的可改用 ARB。

四、非苷类正性肌力药

多巴酚丁胺（Dobutamine）

多巴酚丁胺是选择性 β_1 受体激动药，能激动心脏 β_1 受体，增强心肌收缩力，轻度激动血管 β_2 受体降低血管阻力，降低心脏前、后负荷，增强衰竭心脏的输出量。

适用于强心苷治疗效果不好的严重左心功能衰竭者，也应用于急性心力衰竭的抢救。剂量过大可引起血压升高，心率增加，心肌耗氧增加而诱发心律失常、心绞痛等，故应注意控制药物的剂量。

米力农（Milrinone）和氨力农（Amrinone）

米力农和氨力农均为磷酸二酯酶Ⅲ抑制药，选择性抑制磷酸二酯酶的活性，兼具正性肌力和扩血管作用。目前仅用于其他治疗无效的心力衰竭短期静脉给药改善症状。

五、β 受体阻断药

β 受体阻断药具有负性肌力作用，传统观念认为禁用于 CHF。但在 CHF 的病理生理过程中，交感神经系统长期代偿性增强，对心血管系统造成损害。现代理论认为，合理应用 β 受体阻断药，特别是以卡维地洛为代表第三代药物，可显著改善 CHF 患者血流动力学变化，降低其住院率和病死率。这也是近年来 CHF 治疗的重要进展之一。临床常用药物有美托洛尔、比索洛尔、卡维地洛等，用于某些常规药物治疗无效的 CHF、伴有扩张型心肌病、冠心病心绞痛的心力衰竭以及伴交感神经亢进的风湿性心脏病心力衰竭。

使用 β 受体阻断药治疗心力衰竭，应注意下列情况：①开始如剂量过大可导致心力衰竭的加重，应从小剂量开始服用，逐渐增大药物剂量至患者既能耐受又不引起 CHF。②一般心功能改善的平均显效时间为 3 个月，如心功能改善与治疗时间成正相关，则其长期治疗效果显著。即使症状不改善，亦能防止疾病进展。对严重心动过缓、左室功能衰竭、重度房室传导阻滞、低血压和支气管哮喘者禁用。

第三节　抗心律失常药

PPT

心律失常即心脏搏动的节律和频率等异常。此时心房、心室的正常激活和运动顺序发生障碍，心脏泵血功能异常，影响全身器官的供血，是严重的心脏疾病。心律失常有快速性与缓慢性两种。这两者用药完全不同，后者主要用异丙肾上腺素和阿托品等，前者的药物治疗比较复杂。本章主要讨论的是治疗快速性心律失常的药物。

一、心律失常的发生机制

1. 冲动形成异常

（1）自律性增高　自律细胞以窦房结自律性最高，当自律细胞 4 相自动除极速度增快，从舒张期电位达到阈电位的时间缩短，或心肌缺血、心肌儿茶酚胺释放增加和强心苷中毒等病理状态，非自律细胞的自律性超过了窦房结，引起异常自律性，均可致冲动形成增多，发生快速性心律失常。

（2）后除极　是心肌细胞在一个动作电位后产生一个提前的去极化，其频率高、振幅小，可呈震荡性波动。膜电位不稳定，后除极的扩布可诱发心律失常，称为触发活动。后除极可分两种：早后除极（EAD）是指在复极化尚未完成时出现的除极，多发生在 2、3 相中，主要由 Ca^{2+} 内流增多所致；迟后除极（DAD）是指在完全复极之后的继发性除极，多发生在 4 相中，是细胞内 Ca^{2+} 过多通过 $Na^+ - Ca^{2+}$ 交换而诱发 Na^+ 短暂内流所致。

2. 冲动传导异常

（1）单纯性传导障碍　当冲动下传适逢心肌的相对不应期或绝对不应期，则冲动传导延缓或中断，包括传导减慢、传导阻滞、单向传导阻滞等。其中，单向传导阻滞是形成折返的条件之一。

（2）折返激动　指一次冲动下传后，又可顺着另一环形通路折回再次兴奋原已兴奋过的心肌，是引发快速性心律失常的最常见的机制。

二、抗心律失常药的作用机制及分类

根据药物主要的心肌电生理特点和作用机制，将抗心律失常药分为五类，见表6-2。

表6-2　抗心律失常药物分类

类别	作用机制	常用代表药物
I	阻滞钠通道	
I A	适度阻滞钠通道（＋＋）	奎尼丁、普鲁卡因胺、丙吡胺
I B	轻度阻滞钠通道（±）	利多卡因、苯妥英钠、美西律
I C	显著阻滞钠通道（＋＋＋）	普罗帕酮、氟卡尼
II	阻断β肾上腺素受体	普萘洛尔、美托洛尔
III	阻滞钾通道延长APD	胺碘酮、索他洛尔
IV	阻滞钙通道	维拉帕米、地尔硫䓬
其他	开放钾通道	腺苷
	阻滞M_2受体	阿托品
	阻滞钠钾泵	地高辛

注：＋表示作用强度

三、常用抗心律失常药

（一）I A类——适度阻滞钠通道药

奎尼丁（Quinidine）

【药理作用】

阻滞心肌细胞膜上的Na^+通道，抑制Na^+内流，从而降低浦肯野纤维的自律性并减慢传导。还具有一定的抑制K^+外流和Ca^{2+}内流的作用，使ERP和APD同时延长，ERP延长更明显。此外，奎尼丁还有明显的抗胆碱作用和α受体阻断作用。

【临床应用】

适用于房颤、房扑、室性和室上性心律失常的转复和复律后窦律的维持。因其不良反应多，近年已少用。

【不良反应】

奎尼丁安全范围小，约有1/3患者出现不良反应。

1. 胃肠道反应　恶心、呕吐、腹泻等。

2. 金鸡纳反应　久用出现头痛、头晕、耳鸣、听力减退、视物模糊、神志不清等。

3. 心血管系统　治疗浓度引起心动过缓，高浓度引起心动过缓或停搏，也可引起室性心动过速或心室颤动。房颤最易形成血栓，脱落后引起栓塞。偶见奎尼丁晕厥或猝死。

【用药指导】

1. 严重心肌损害、心力衰竭、重度房室传导阻滞、强心苷中毒、高钾血症及对本药过敏者、孕妇禁用；低血压、肝肾功能不全者慎用。

2. 肝药酶诱导药苯巴比妥可减弱奎尼丁的作用；奎尼丁扩血管作用合用硝酸甘油可诱发严重的直立性低血压；与地高辛合用时，需减少地高辛的剂量。

3. 抑制 Ca^+ 内流和阻断 α 受体的作用，可引起低血压，故心力衰竭和低血压患者不宜使用。

普鲁卡因胺（Procainamide）

普鲁卡因胺与奎尼丁相比作用相似而弱，仅推荐用于静脉注射短期控制严重的有症状的心律失常，如血流动力学稳定的宽 QRS 心动过速，包括室性心动过速。口服可出现胃肠道反应、皮疹、药物热、粒细胞减少；长期用药会出现红斑狼疮综合征；静脉给药可引起低血压、窦性停搏、房室传导阻滞等。

（二）ⅠB类——轻度阻滞钠通道药

利多卡因（Lidocaine）

【药理作用】

主要作用于浦肯野纤维和心室肌，抑制 Na^+ 内流，促进 K^+ 外流。降低浦肯野纤维自律性，对心房和窦房结的作用很轻。明显缩短 APD 和 ERP，其中以缩短 APD 显著，相对延长 ERP，有利于消除折返。

【临床应用】

仅用于室性心律失常，特别适用于危急病例，是急性心梗引起的室性心律失常包括室性期前收缩、阵发性室性心动过速、心室颤动的首选药物，也用于强心苷中毒、心脏外科手术及心导管引起的室性心律失常。对房性心律失常无效。

【不良反应】

少而轻，主要是中枢神经系统症状，如恶心、呕吐、嗜睡、眩晕、语言障碍、惊厥等。

【用药指导】

1. 对低钾血症患者，应先补钾，否则因膜对 K^+ 通透性降低而影响疗效。

2. 严重心脏传导阻滞及严重窦房结功能障碍者禁用。

请你想一想

请同学们结合麻醉药和本章内容，思考利多卡因除治疗室性心律失常，还有哪些临床应用？

苯妥英钠 （Phenytoin Sodium）

苯妥英钠作用与利多卡因相似，且可以和强心苷竞争 Na^+,K^+-ATP 酶，是强心苷中毒所致的室性及室上性心律失常的首选药。对其他各种原因的心律失常疗效较差，已少用。

（三） I C 类——明显阻滞钠通道药

普罗帕酮 （Propafenone）

普罗帕酮化学结构与普萘洛尔相似，具有一定 β 受体阻断作用和钙通道阻滞作用。能明显阻滞 Na^+ 通道，减慢心房、心室和浦肯野纤维的传导，延长 APD 和 ERP。

用于预防或治疗室性或室上性心律失常，经临床使用，疗效确切，起效迅速，作用持久。不良反应主要为口干、舌唇麻木等，也有出现房室阻断症状。因此，心肌缺血、心力衰竭和严重房室传导阻滞者慎用。

（四） II 类——β 受体阻断药

普萘洛尔 （Propranolol）

【药理作用和临床应用】

普萘洛尔通过阻断 β 受体，减慢窦房结和房室结舒张期自动除极速率，降低其自律性，减慢窦性频率，对由于精神紧张或运动引起的心率过快作用更加明显。主要用于室上性心律失常的治疗，对窦性心动过速、心房颤动、心房扑动和阵发性室上性心动过速疗效好。对甲状腺功能亢进症及嗜铬细胞瘤等引起的室性心律失常也有效。特别适用于伴有心绞痛或高血压的心律失常患者。

【不良反应】

可致窦性心动过缓、房室传导阻滞，并可诱发心力衰竭和哮喘、低血压等。长期应用对脂质和糖代谢有不良影响，故血脂异常、糖尿病患者应慎用。

美托洛尔 （Metoprolol）

美托洛尔是选择性的 $β_1$ 受体阻断药，其抗心律失常作用与普萘洛尔类似，主要用于室上性心律失常。对于心肌梗死患者，可明显减少室性心动过速或室颤的发生，降低死亡率。

其他

艾司洛尔 （Esmolol） 为短效的选择性 $β_1$ 受体阻断药，主要用于室上性心律失常，也可用于围术期心动过速紧急控制心室率，常用于麻醉时。阿替洛尔 （Atenolol） 为长效的选择性 $β_1$ 受体阻断药，主要用于室性及室上性心律失常（房扑、房颤）、甲状腺功能亢进引起的心律失常，也可用于糖尿病和哮喘患者。

（五） III类——选择性延长动作电位时程药

胺碘酮 （Amiodarone）

【药理作用和临床应用】

阻滞细胞膜 K^+、Na^+、Ca^{2+} 通道，较明显的抑制复极过程，降低窦房结自律性，减慢房室结传导，延长心房肌和心室肌 APD 和 ERP。对 α 和 β 受体也具有一定的阻断作用，扩张外周和冠脉血管，增加心肌供氧降低耗氧，缩小梗死范围，改善心梗患者预后。

胺碘酮为广谱、高效、长效抗心律失常药，适用于室上性和室性心律失常，可用于器质性心脏病、心功能不全者，促心律失常反应少。对心房扑动、心房颤动、室上性心动过速和预激综合征有较好效果。对室性心动过速、室性前期收缩亦有效。对奎尼丁、维拉帕米和 β 受体阻断药治疗无效的顽固性阵发性心律失常可产生较好的作用。

【不良反应】

1. 甲亢或甲低。
2. 诱发肝炎、肝坏死。
3. 角膜色素沉着，停药可恢复。
4. 胃肠道反应。
5. 过敏反应，如皮疹和皮肤光敏（呈灰蓝色）。
6. 严重肺纤维化。
7. 低血压、心律失常（窦性心动过缓、房室传导阻滞）。

【用药指导】

1. 对老年人或窦房结功能低下者，胺碘酮进一步抑制窦房结，窦性心律 <50 次/分钟者，宜减量或停药。因本药不良反应与剂量和用药时间成正比，故不宜长期连续使用。
2. 本药含有碘，对碘过敏者禁用，长期应用应定期检查甲功。

索他洛尔（Sotalol）

索他洛尔是非选择性 β 受体阻断药，因能阻滞 K^+ 通道，从而降低自律性，抑制窦房结、房室结传导，明显延长 APD 而作为第Ⅲ类抗心律失常药。用于各种严重室性心律失常，也可用于治疗阵发性室上性心动过速和心房颤动。

伊布利特（Ibutilide）

伊布利特是一种新型的Ⅲ类抗心律失常药，但作用机制与其他Ⅲ类略有不同。用于中止房颤、房扑的发作。不宜用于预防反复发作或阵发性房颤。不良反应有低血压、心力衰竭等，最严重是尖端扭转型室速。

（六）Ⅳ类——钙通道阻滞药

维拉帕米（Verapamil）

【药理作用和临床应用】

选择性阻滞心肌 Ca^{2+} 通道，减少 Ca^{2+} 内流，主要作用于窦房结和房室结，降低自律性，减慢传导速度和延长 ERP，消除折返。

为治疗阵发性室上性心动过速的首选药物，使阵发性室上速转为窦性；对室上性和房室结折返激动引起的心律失常效果较好，使房扑或房颤的心室率减慢；对急性心肌梗死、心肌缺血及强心苷中毒引起的室性期前收缩有效；对伴有冠心病及高血压的心律失常患者尤为适用。

【不良反应】

恶心、呕吐、头痛、眩晕、颜面潮红，静脉注射引起窦性心动过缓、低血压、甚至心搏骤停。一般不与 β 受体阻断药合用。窦房结疾病、房室传导阻滞及严重心功能不全者应慎用或禁用。

（七）其他

腺苷 （Adenosine）

本品能产生短暂的负性肌力、负性传导和负性心率作用，其产生的一过性房室传导阻滞能成功地终止房室结参与折返的阵发性室上性心动过速。适用于阵发性室上性心动过速，对于房室结参与折返的阵发性室上性心动过速非常有效，可作为治疗的首选药物，也可在维拉帕米无效或禁忌时用。常有颜面潮红、头痛、恶心、呕吐、咳嗽、胸闷、胸痛等不良反应，但一般在数分钟内消失。

🔲 第四节　抗心绞痛药

PPT

心绞痛是心脏冠状动脉供血不足引起的心肌急剧的、暂时的缺血与缺氧综合征，是缺血性心脏病的主要症状。其典型临床表现为急性发作时患者胸骨后及心前区阵发性压迫性绞痛，常放射到心前区、左肩并沿左臂的屈肌下传。

临床上根据其发作特点分为稳定型、不稳定型和变异型。前两种又可称为劳力型心绞痛，主要与冠状动脉粥样硬化有关；变异型心绞痛多在静息或睡眠状态下发病，主要是冠脉痉挛造成的。

心绞痛发病机制的核心是心肌血氧供需失衡。目前，治疗心绞痛的药物通过增加心肌供氧或减少耗氧来减轻心肌缺血。常用的抗心绞痛药有硝酸酯类、β 受体阻断药、钙通道阻滞药和其他类等。

一、硝酸酯类

硝酸甘油 （Nitroglycerin）

硝酸甘油是硝酸酯类的代表药物，口服首关消除明显，急性发作时需采用舌下含化，可在 1～3 分钟内起效，也可制成软膏或贴膜剂使用。

【药理作用】

硝酸甘油的基本作用是松弛血管平滑肌，其机制主要是药物在血管内皮细胞内释放形成 NO，该物质是内源性舒张血管物质。

1. 降低心肌耗氧量　舒张全身静脉（容量血管），减少回心血量，使心室容积缩小和前负荷降低；同时舒张动脉（阻力血管），减轻心脏射血阻力和后负荷，使心肌收缩力减弱，二者均使心肌耗氧减少。

2. 增加心肌供氧量　扩张较大的输送血管和侧支血管，增加冠脉灌流量，心肌供氧增加。

3. 促使心肌血流重新分布　因容量血管扩张，心室内压和心室壁张力减小，有利于血流从心外膜流向心内膜缺血区。缺血时，非缺血区阻力大于缺血区，当输送性血管和侧支血管选择性扩张时，血流容易从非缺血区流向缺血区，有利于改善缺血区供血。

【临床应用】

1. 各种类型心绞痛的预防和治疗　舌下含服或喷雾吸入，能迅速终止心绞痛急性发作；对稳定型心绞痛作用最明显，是首选药。

2. 急性心肌梗死　早期、静脉小剂量给药，可以降低心肌耗氧，增加心肌供血，减轻缺血损伤，缩小梗死面积。

3. 心功能不全　降低心脏前、后负荷，治疗重度和难治性心功能不全。

【不良反应】

1. 血管扩张反应　主要是搏动性头痛、皮肤潮红、心悸等，一般连服数日即可消失。

2. 高铁血红蛋白血症　出现呼吸困难、发绀等症状，重者危及生命。

3. 快速耐受性　一般连续使用 2～3 周即可出现，同类药物有交叉耐受性，停药 1～2 周后均可恢复。

【用药指导】

1. 心绞痛急性发作应舌下含服，不可口服。建议采用坐位或者半卧位给药，改变体位不宜过快、过猛。给药后绞痛、胸闷等症状应明显缓解；必要时可重复含服，一般不超过 3 片。若症状没有有效缓解则考虑病情进展为心肌梗死，应立即就诊。

2. 对频发心绞痛患者建议有规律使用长效制剂，并与 β 受体阻断药配伍，有助于控制剂量、提高疗效、减轻不良反应。

3. 青光眼、颅内压升高者禁用。

硝酸异山梨酯（Isosorbide Dinitrate，消心痛）和单硝酸异山梨酯（Isosorbide Mononitrate）均为长效制剂，口服有效。作用机制均与硝酸甘油相似，但作用较弱，起效较慢。主要用于心绞痛的预防和心肌梗死后心力衰竭的长期治疗。

二、β 受体阻断药

本类药物除用于治疗高血压、心律失常外，亦是治疗心绞痛的重要药物。常用药物有普萘洛尔和选择性 $β_1$ 受体阻断药美托洛尔、阿替洛尔等，后者临床疗效评价更高，应用更广。

普萘洛尔（Propranolol）

【药理作用】

1. 降低心肌耗氧量　阻断 $β_1$ 受体，减弱心肌收缩力和减慢心率，使心肌耗氧量减少，对处于交感活性较高状态的心肌作用更加明显。

2. 增加缺血区供血　由于心率减慢，舒张期延长，使心肌灌流增加，增加心肌供氧。

3. 改善心肌代谢　抑制心肌脂肪酸代谢，改善糖代谢，促进氧合血红蛋白解离。

【临床应用】

主要用于稳定型心绞痛，尤适用于伴有高血压或心律失常者。对不稳定型心绞痛亦可防止发作，减轻疼痛程度。

【用药指导】

1. 要特别注意，本类药物对变异型心绞痛无效，甚至增加发作和加重症状。

2. 治疗心绞痛的时候一般采用逐次加量相对更安全。

三、钙通道阻滞药

本类药物是治疗心脑血管疾病的重要药物，其中用于治疗心绞痛的钙通道阻滞药主要有硝苯地平、维拉帕米、地尔硫䓬、氨氯地平等，上述药物具有相同的作用机制，药理作用的选择性和体内过程特点各有不同。

硝苯地平（Nifedipine，心痛定）

硝苯地平是钙通道阻滞药的代表药，起效快，舌下、口服给药均可。

【药理作用】

通过抑制 Ca^{2+} 内流，使细胞内 Ca^{2+} 水平降低而产生以下效应。

1. 降低心肌耗氧量　扩张动脉血管，减轻心脏后负荷，又可抑制心肌收缩力，减慢心率，从而降低心肌耗氧量。

2. 扩张冠状动脉，改善缺血区供血　扩张冠状动脉中输送血管和阻力血管，解除冠状动脉痉挛，并可增加侧支循环，改善缺血区的供血供氧。

3. 保护缺血的心肌细胞　保护心肌细胞线粒体结构和功能因缺血细胞内 Ca^{2+} 超载引起的损伤。

【临床应用】

主要适用于冠脉痉挛引起的变异型心绞痛，对稳定型心绞痛也有效。本类药物对气管平滑肌有一定扩张作用，故对伴有哮喘或阻塞性肺病患者更为适用；可扩张外周血管，可用于伴有外周血管痉挛性疾病者；硝苯地平降压作用强，对伴有高血压者尤为适用。

【不良反应】

不良反应较低，偶见头痛、眩晕、潮红等。

【用药指导】

短效制剂在降压时会引起心率加快，心肌收缩力增强，故对伴有房室传导阻滞的患者较为安全，不易引起心衰，但易增加心肌梗死的发生率。提倡使用缓释剂型，每天 1 次即可达到较好疗效，减少不良反应；配伍 β 受体阻断药也可以提高疗效。

本类药物还有维拉帕米和地尔硫䓬。其中维拉帕米扩张冠状动脉较弱而抑制心脏作用较强。地尔硫䓬扩张冠状动脉和抑制心脏的作用，强度介于硝苯地平和维拉帕米之间。对变异型、稳定型心绞痛和不稳定型心绞痛均可使用。特别是用于治疗伴有快速性心律失常的心绞痛患者。病窦综合征、严重传导阻滞、心功能不全、低血压者慎用。

> **请你想一想**
>
> 普萘洛尔和硝苯地平这两个药都能治疗哪些心血管疾病？治疗心绞痛时，这两个药能否合用？

四、其他抗心绞痛药

除以上三类经典的抗心绞痛药外，还有主要围绕扩张血管、增加心肌供氧量以及抗血小板聚集等环节的抗心绞痛药物有：卡托普利（Captopril）、卡维地洛（Carvedilol）、尼可地尔（Nicorandil）、奥昔非君（Oxyfedrine）、双嘧达莫（Dipyridamole）、吗多明（Molsidomine）、曲美他嗪（Trimetazidine）等。

第五节 调血脂药和抗动脉粥样硬化药

PPT

动脉粥样硬化是心脑血管疾病的主要病理基础，其发病原因是多方面的，血脂异常是这类疾病发生最重要的致病性危险因素。用于防治动脉粥样硬化的药物称为调血脂药和抗动脉粥样硬化药。

一、调血脂药

血脂是血浆或血清中所含的脂类的总称，包括胆固醇（Ch）、甘油三酯（TG）、磷脂（PL）和游离脂肪酸（FFA）等。除游离脂肪酸和白蛋白结合外，其余均与载脂蛋白（Apo）结合成脂蛋白（LP）进行转运与代谢。脂蛋白可分为乳糜微粒（CM）、极低密度脂蛋白（VLDL）、中间密度脂蛋白（IDL）、低密度脂蛋白（LDL）和高密度脂蛋白（HDL）等。凡血浆中 VLDL、IDL、LDL 及 ApoB 浓度高出正常范围称为高脂血症，易致动脉粥样硬化。近年来证明，HDL、ApoA 浓度低于正常也为动脉粥样硬化危险因子。高脂血症常见类型可分为 6 类，见表 6-3。

表 6-3 血脂异常的分型

分类	脂蛋白升高的种类	TG	TC	发生率
I	CM	↑↑↑	↑	罕见
IIa	LDL	—	↑↑	较多见
IIb	VLDL 及 LDL	↑↑	↑↑	较多见
III	IDL	↑↑	↑↑	少见
IV	VLDL	↑↑	—	较多见
V	CM 及 VLDL	↑↑	↑	少见

TC 是指血液中各种脂蛋白所含胆固醇之总和。

调血脂药是一类能调整血脂代谢异常，能防治动脉粥样硬化的药物。临床上的调血脂药大体上可以分为两大类：①主要降低 TC 和 LDL 的药物，如他汀类、胆汁酸螯合药等。②主要降低 TG 和 VLDL 的药物，如贝特类和烟酸类等。

（一）HMG – CoA 还原酶抑制药（他汀类）

【药理作用】

HMG – CoA 还原酶抑制药又称他汀类药，能够抑制肝细胞胆固醇合成限速酶 HMG – CoA 还原酶，减少胆固醇合成，负反馈性上调细胞表面 LDL 受体，加速血清 LDL 分解代谢。因此，他汀类能显著降低血清 LDL – C、TC 和 Apo B 水平，降低 TG 作用很小，轻度升高 HDL – C 水平。呈剂量依赖性，约 2 周出现明显疗效，4~6 周达高峰，长期应用可保持疗效。目前临床上应用的有洛伐他汀（Lovastatin）、辛伐他汀（Simvastatin）、普法他汀（Pravastatin）、氟伐他汀（Fluvastatin）、阿托伐他汀（Atorvastatin）、瑞舒伐他汀（Rosuvastatin）和匹伐他汀（Pitavastatin）等。

【临床应用】

1. 动脉粥样硬化 他汀类是目前降低胆固醇最有效的药物。适用于治疗以胆固醇升高为主的高脂血症，特别是伴有 LDL 升高者，可作为首选药，如原发性高胆固醇血症、杂合子家族性高胆固醇血症、Ⅲ型高脂血症，以及糖尿病性、肾性高脂血症。

2. 肾病综合征 对肾功能有一定的保护和改善作用。

3. 血管成形术后再狭窄

4. 预防心脑血管急性事件 他汀类能增加动脉粥样硬化斑块的稳定性或使斑块缩小，而减少脑中风或心肌梗死的发生。

【不良反应】

他汀类药物不良反应较小而轻。

1. 一般不良反应 大剂量应用时，患者可出现肠胃反应、肌痛、皮肤潮红、头痛。

2. 肝脏毒性 无症状性氨基转移酶升高，停药后恢复正常。

3. 肌病 可出现血浆肌酸磷酸激酶（CPK）升高，偶有横纹肌溶解症，虽然罕见，但是一旦出现可能危及生命，应立即停药。西立伐他汀（Cerivastatin）因发生横纹肌溶解症或严重者致死的病例较多，已撤出市场。

【用药指导】

1. 用药期间应定期检测肝功能，如出现全身性肌肉疼痛、僵硬、乏力，应监测 CPK，警惕横纹肌溶解症的发生。孕妇、哺乳期妇女、儿童和青少年及有活动性肝病者禁用。

2. 阿托伐他汀和瑞舒伐他汀可在任何时间段每天服用 1 次，其余制剂在每晚顿服 LDL – C 降低幅度可稍有增多。

3. 洛伐他汀调血脂作用稳定可靠，明显降低 TC、LDL – C 和 TG，升高 HDL – C，ApoB 相应降低，ApoA Ⅰ 有所提高。辛伐他汀升高 HDL 和 ApoA Ⅰ 的作用强于阿托伐他汀。普伐他汀适用于肝肾功能不全者。阿托伐他汀半衰期可达 20~30 小时，降 TG 作用较强，大剂量对纯合子家族性高胆固醇血症也有效。

（二）胆汁酸螯合药

本类药物进入肠道后不被吸收，与胆汁酸牢固结合，阻滞胆汁酸的肝肠循环和反复利用，从而消耗胆固醇使血浆 TC 和 LDL－C 水平降低。

考来烯胺（Colestyramine，消胆胺）和考来替泊（Colestipol，降胆宁）

二者为阴离子交换树脂。临床主要用于治疗以 TC 和 LDL 升高为主的高胆固醇血症、动脉粥样硬化以及肝硬化、胆石症引起的瘙痒。患者常见胃肠道反应，如胃部不适、便秘、腹胀等。长期大剂量应用，可能会出现脂肪痢、骨质疏松和增加出血倾向，应适当补充脂溶性维生素 A、D、K 等。

考来维仑（Colesevelam）

考来维仑为大分子聚合体的亲水凝胶，可降低 LDL－C。用于以胆固醇升高为主的高脂血症（Ⅱa、Ⅱb 型），对各种动脉硬化引起的头痛、头重、眩晕、气喘、心悸等症状均明显改善。

（三）胆固醇吸收抑制药

依折麦布（Ezetimibe）

依折麦布口服后附着于小肠绒毛刷状缘，抑制小肠胆固醇转运蛋白，选择性地抑制胆固醇及相关谷甾醇的吸收，使得肝脏胆固醇贮量降低从而清除血液中的胆固醇。与他汀类联用能有效改善血清中的 TC、LDL－C、ApoB、TG 及 HDL－C 的水平。不增加胆汁的分泌，不影响小肠对甘油三酯、脂肪酸、胆汁酸及脂溶性维生素 AD 的吸收。

常用于家族性高胆固醇血症的初期治疗。安全性和耐受性良好，其不良反应轻微且多为一过性，主要表现为头疼和消化道症状，与他汀类联用也可发生转氨酶增高和肌痛等，禁用于妊娠期和哺乳期妇女。

（四）贝特类

【药理作用和临床应用】

贝特类又称贝丁酸类、苯氧芳酸类，与他汀类不同，此类药物降低血 TG 的作用比降低胆固醇的作用强。其调脂作用主要是通过激活过氧化物酶体增殖物激活受体 α（PPARα）和激活脂蛋白脂酶（LPL）而降低血清 TG 水平，减少 VLDL 的分泌以及升高 HDL－C 水平。目前临床上应用的有非诺贝特（Fenofibrate）、吉非贝齐（Gemfibrozil）、苯扎贝特（Bezafibrate）、环丙贝特（Ciprofibrate）等。

【不良反应和用药指导】

1. 主要常见不良反应 与他汀类药物类似，常见有胃肠道反应、肌痛、肌病、肝脏转氨酶 AST 及 ALT 升高、胆石症、胆囊炎等，与他汀类、烟酸以及其他同类药合用可增加横纹肌溶解症危险。尤其禁止吉非贝齐联合他汀类治疗。

2. 增强香豆素类抗凝血药的疗效，合用时应减少抗凝血药剂量。

3. 经肾排泄，与免疫抑制药（环孢素）等具肾毒性的药物合用时，可致肾功能不全。

非诺贝特（Fenofibrate）

非诺贝特具有显著降低血浆中胆固醇、甘油三酯和升高 HDL 的作用。临床上为治疗严重高 TG 血症和家族性高脂血症的首选药。对混合型高脂血症有较好的疗效，尤其是糖尿病和代谢综合征时伴有的血脂异常。

请你想一想

一位Ⅱb型高脂血症患者，男，78 岁，医生给予辛伐他汀片、苯扎贝特片，口服给药予以治疗，两周后患者出现肌肉酸痛的症状，其最有可能的原因是什么？

吉非贝齐（Gemfibrozil）

吉非贝齐起效快，稳定，对血浆 TG 明显增高和伴有 HDL 降低或 LDL 升高的高脂血症疗效最好，用于Ⅱa、Ⅱb、Ⅲ、Ⅳ、Ⅴ型高脂血症的治疗。长期应用可明显降低冠心病的死亡率。不良反应较轻。

（五）烟酸类

烟酸（Nicotinic Acid）

【药理作用】

烟酸是一种维生素，大剂量应用时则为一种广谱调血脂药，能降低血浆 TC、LDL－C 和 TG，以及升高 HDL－C。烟酸抑制脂肪组织中激素敏感脂酶活性、减少游离脂肪酸进入肝脏，减少 TG 的合成和降低 VLDL 分泌。

【临床应用】

对多种高脂血症均有一定效应，对Ⅱb 和Ⅳ型最好。适用于混合型高脂血症、高 TG 血症、高胆固醇血症、低 HDL 血症及高 Lp（a）血症。长期应用能减少冠心病的发作和病死率。若与他汀类或贝特类合用，可提高疗效。

【不良反应和用药指导】

由于用量较大，开始数周常有皮肤潮红及瘙痒等，若与阿司匹林合用，可使反应减轻。另外，烟酸刺激胃黏膜发生消化道症状，加重或引起消化道溃疡，餐时或餐后服用可以减轻。长期应用可致皮肤干燥、色素沉着或棘皮症。个别患者可有肝功能异常、血尿酸增多、糖耐量降低等，停药后可以恢复。溃疡病、糖尿病、严重痛风及肝功能异常者禁用。

阿西莫司（Acipimox）

阿西莫司化学结构、药理作用类似烟酸，作用较强而持久，不良反应较少、较轻。除用于Ⅱa、Ⅱb、Ⅲ和Ⅳ型高脂血症外，也适用高 Lp（a）血症及 2 型糖尿病伴有高脂血症患者。

（六）调血脂药的联合应用

调血脂药物联合应用提高脂血症控制达标率，同时降低不良反应发生率。由于他汀类药物作用肯定、不良反应少、可降低总死亡率，联合调脂方案多由他汀类与另一种作用机制不同的调血脂药组成。

他汀类与依折麦布联合应用，两种药物分别影响胆固醇的合成和吸收，可产生良好协同作用；和胆汁酸螯合药合用，对降低胆固醇和 LDL 有协同作用；与烟酸类合用，在降低总胆固醇和提升 HDL 等方面有协同作用，且不会增加肌病的发生率；与贝特类药物联用时，能更有效降低 LDL – C 和 TG 水平及升高 HDL – C 水平，但是肌病发生率增高，必需联用时，首选非诺贝特。

二、抗动脉粥样硬化药

（一）抗氧化剂

普罗布考（Probucol）

【药理作用】

1. 抗氧化作用　能抑制氧化 LDL（ox – LDL）的生成及其引起的一系列病变过程，如内皮细胞损伤、单核细胞向内皮下游走、血管平滑肌细胞（VSMCs）增殖及迁移等。

2. 调血脂作用　普罗布考通过掺入 LDL 颗粒核心中，影响脂蛋白代谢，使血浆 TC 和 LDL – C 降低。

3. 对动脉粥样硬化病变的影响　较长期应用可使冠心病发病率降低，已形成的动脉粥样硬化病变停止发展或消退，黄色瘤明显缩小或消除。

【临床应用】

主要用于高胆固醇血症，包括纯合子和杂合子家族性高胆固醇血症，尤其是黄色瘤患者，有减轻皮肤黄色瘤的作用。

【不良反应】

不良反应轻微，以消化道反应为主，偶见肝功能异常、感觉异常、Q – T 间期延长者。对近期有心肌损伤者、孕妇及小儿禁用。

维生素 E（Vitamin E）

维生素 E 有很强的抗氧化作用，能防止脂蛋白的氧化修饰及其所引起的一系列动脉粥样硬化病变过程，从而抑制动脉粥样硬化的发展，降低缺血性心脏病的发生率和病死率。

（二）多烯脂肪酸类

高纯度鱼油制剂

鱼油主含有丰富的 ω – 3 脂肪酸，主要成分为二十碳五烯酸（EPA）、二十二碳六烯酸（DHA）。EPA 和 DHA 明显降低 TC、VLDL 及 TG，升高 HDL – C，呈现较强的抗血小板聚集、抗血栓形成和扩张血管的作用。对动脉粥样硬化早期的白细胞、内皮细胞炎性反应的多种细胞因子表达呈明显的抑制作用。

EPA 和 DHA 适用于高 TG 性高脂血症、动脉粥样硬化、冠心病，对心肌梗死患者的预后有明显改善，亦可适用于糖尿病并发高脂血症等。不良反应少见，长期或大剂量应用有可能使出血时间延长、免疫反应降低。

其他

月见草油（Evening Primrose Oil）是从其他月见草种子所提取的油脂，能降低胆固醇、TG，抑制血小板聚集等抗动脉粥样硬化效应，用于治疗高脂血症，防治冠心病、心肌梗死等。

亚油酸（Linoleic Acid）能与胆固醇结合，促进其降解为胆酸而排泄，故有降低血浆中胆固醇的作用，亦可以降低 TG 的含量，维持血脂代谢平衡，防止胆固醇在血管壁上的沉积。用于动脉粥样硬化的预防和治疗。常将其做成胶丸，或与其他调血脂药和抗氧化药配合制成多种复方制剂应用。

（三）保护动脉内皮药

冠心舒（脑心舒）是从猪肠黏膜提取的硫酸乙酰肝素、硫酸皮肤素和硫酸软骨素的复合物。有调血脂、降低心肌耗氧量、抗血小板、保护血管内皮和阻滞动脉粥样硬化斑块形成等作用，用于心及脑缺血性病症。

酸性糖酯类如糖酐酯、藻酸双酯钠等也具有肝素样的药理活性，能调血脂、抗血栓形成、保护动脉内皮、阻止动脉粥样硬化病变的发展等，临床用于缺血性心脑血管疾病。

第六节　心血管系统疾病的药物治疗学基础

PPT

临床上常将发生在循环系统的疾病称为心血管系统疾病，是危害人类健康的常见病和多发病。本节主要介绍高血压、心力衰竭、心律失常、心绞痛和动脉粥样硬化等疾病的治疗原则和合理用药。

一、高血压的药物治疗

【药物治疗原则】

坚持长期平稳有效地控制血压，最大限度降低心、脑、肾及血管并发症与病死率，逆转器官的损害，提高生活质量。药物治疗是主要手段。

【临床应用】

1. 大多数无并发症的 1 级、2 级患者可单独或者联合使用噻嗪类利尿药、β 受体阻断药、CCB 和 ACEI 等。均为小剂量开始，药物治疗后血压未达标者，可在原药基础上加量或加用另一种降压药，如血压达标，则维持用药。

2. 高血压联合药物治疗是目前常规治疗方案，以增加降压效果又不增加不良反应。根据患者具体情况和耐受性及个人意愿或长期承受能力，选择适合患者的降压药物。应采用不同作用机制的药物，比较合理的两种降压药联合治疗方案是：①利尿药与 β 受体阻断药；②利尿药与 ACEI；③CCB 与 β 受体阻断药；④CCB 与 ACEI。三种降压药联合治疗方案除有禁忌证外必须包括利尿药。

3. 对靶器官的损害及相应的功能障碍要及时进行药物干预，如肾功能不全者，适当给利尿药等。对伴有糖尿病、肾病、冠心病、充血性心力衰竭等其他疾病的高血压患者，应根据降压药物特点合理选择用药。

【用药指导】

1. 降压药物应用应选择低毒、高效、小剂量的降压药物或选择长效、缓释、控释制剂，提倡一天 1 次口服给药，降压作用平稳，服用方便。

2. 新加用降压药物的患者若出现相应不良反应且不能耐受时，应及时就医换药。

3. 应告诫患者，尤其是高危患者，应坚持长期用药，平稳控制血压可以降低发病率，无医嘱不能随意开始或停止服药或改变剂量。

二、心力衰竭的药物治疗

心力衰竭（CHF）是一种复杂的临床症状群，是各种心脏病的严重和终末阶段。合理使用药物缓解症状，防止和延缓心肌重构的发展，降低病死率和住院率。

【药物治疗原则】

CHF 是多病因、多病理变化、多症状的慢性综合征，很难用一种药物治疗方案统一治疗。当前临床应用强心苷、利尿药、新型正性肌力药、血管扩张药及 ACEI 等和它们的联合用药已取得不同程度的疗效。

【临床应用】

在去除诱发因素的基础上，根据心衰的类型和临床表现，制定合理的治疗方案。如 ACEI 和 β 受体阻断药两药合用称之为黄金搭档，可产生相加的有益效应，应尽早合用。而 ACEI 和 β 受体阻断药加用醛固酮受体拮抗药合称为"金三角"，是治疗 CHF 的基本治疗方案。所有的收缩性慢性心力衰竭都必须使用 ACEI 类药物，不能耐受者则以 ARB 药物代替。已用 ACEI（或 ARB）和 β 受体阻断药治疗后，仍有持续症状者推荐使用醛固酮受体拮抗药。有体液潴留者应给予利尿药，且应在出现水钠潴留的早期应用，除非有禁忌证或不能耐受。地高辛适用于已应用 ACEI（或 ARB）、β 受体阻断药、抗醛固酮药和利尿药治疗仍持续有症状的患者，尤其是心力衰竭合并心室率快的心房颤动者。

【用药指导】

1. 强心苷类药因安全范围小、个体差异大、易产生中毒反应，应注意消除诱发中毒的因素，观察中毒表现，一旦产生中毒应及时、合理的处理。

2. 要教育患者进行体重日常监测，能简便直观地反映患者体液潴留情况及利尿药疗效，帮助指导调整治疗方案，体重改变往往发生在临床体液潴留症状和体征出现之前。

三、心律失常的药物治疗

【药物治疗原则】

在明确心律失常发生的病因、基础心脏病变和严重程度的基础上，消除诱因、合理选用药物、消除或减少心律失常的发生。

【临床应用】

临床上应根据不同类型的心律失常制定不同的治疗方案。

1. 窦性心动过速（窦速） 是常见的心律失常之一，首选 β 受体阻断药。不能使用 β 受体阻断药时，可选用维拉帕米或地尔硫䓬。

2. 房性心动过速 发作时治疗的目的在于终止心动过速或控制心室率，可选用毛花苷 C、β 受体阻断药、胺碘酮或钙通道阻滞药治疗。

3. 室上性心动过速 急性发作的处理可选用：①维拉帕米静脉注入；②普罗帕酮缓慢静脉推注；③腺苷或三磷腺苷静脉快速推注，往往在 10~40 秒内能终止心动过速。发作频繁者，应首选经导管射频消融术以根除治疗，药物有口服普罗帕酮或莫雷西嗪，必要时伴以阿替洛尔或美托洛尔；发作不频繁者不必常年服药。

4. 心房颤动 治疗时首先应使心室率降低，地高辛和 β 受体阻断药是常用药物，对有心力衰竭者尤其适合；也可选用钙通道阻滞药治疗。中止房颤可用胺碘酮、普罗帕酮、莫雷西嗪、普鲁卡因胺、奎尼丁、丙吡胺、索他洛尔等。

5. 室性心动过速 可首选静脉注射利多卡因或普鲁卡因胺，或同时静脉持续滴注，也可选用普罗帕酮静脉注射。当其他药物无效时，可选用胺碘酮或改用电复律。

6. 心室颤动与心室扑动 在生命支持、持续心肺复苏、电除颤的基础上，可静脉滴注利多卡因。对难治性心室颤动可使用胺碘酮。

【用药指导】

1. 合理选用治疗药物，采用个体化用药。注意抗心律失常药物的不良反应，避免诱发和加重心律失常。

2. 应注意各类药物的禁忌证，如钙通道阻滞药、β 受体阻断药、普罗帕酮延缓防治传导的作用显著，禁用于房室传导阻滞患者；有慢性肺部疾病的患者禁用胺碘酮；类风湿关节炎患者勿用普鲁卡因胺，以减少发生系统性红斑狼疮的可能性。

四、心绞痛的药物治疗

【药物治疗原则】

通过减少心肌耗氧量，增加心肌供血供氧，恢复心肌氧的供需平衡，缓解或消除心绞痛，防止发展为心肌梗死，改善患者生活质量。

【临床应用】

根据临床上不同类型的心绞痛制定不同的治疗方案。

稳定型心绞痛急性发作，首选硝酸甘油片剂舌下含化，2 分钟即开始起作用，作用维持半小时。喷雾给药时，可喷至舌下。或舌下含化硝酸异山梨醇酯，2~5 分钟见效。缓解期可选用长效硝酸酯、钙通道阻滞药、β 受体阻断药维持治疗。在无明显禁忌证时，β 受体阻断药是稳定型心绞痛患者的初始治疗药物。

不稳定型心绞痛一般治疗方案是每隔 5 分钟，舌下含化硝酸甘油或硝酸异山梨醇酯，共用 3 次，同时也可应用硝酸甘油以 5~10μg/min 进行持续静脉滴注，每 5~10

分钟增加 $10\mu g/min$，直至症状缓解。硝酸酯类药物静脉注射疗效不佳或不能应用 β 受体阻断药者，可用非二氢吡啶类钙通道阻滞药。

变异型心绞痛首选硝苯地平。钙通道阻滞药能有效缓解，可口服或舌下含服硝苯地平片，或选用维拉帕米片口服。普萘洛尔不宜用于变异型心绞痛。

联合用药应注意不同类型的抗心绞痛药物的联合应用，可取长补短，增强疗效。硝酸酯类药可与 β 受体阻断药、钙通道阻滞药合用，普萘洛尔可与硝苯地平合用，但不宜与维拉帕米或地尔硫䓬合用，以免导致心动过缓、房室传导阻滞。

【用药指导】

1. 指导患者及家属合理贮存药物。硝酸甘油应避光、密封、阴凉处保管，随身携带时不可使用塑料容器，避免贴身存放。舌下给药时，舌尖感觉有麻刺肿胀感即为有效。硝酸甘油三个月未用完的应该弃去换新药。

2. 剂量应个体化，从小剂量开始。为减少耐受性发生，硝酸甘油宜小剂量，间歇给药。

五、动脉粥样硬化的药物治疗

【药物治疗原则】

动脉粥样硬化的发生与高脂血症有直接关系，因此，调血脂药是重要的抗动脉粥样硬化药物。根据高脂血症的类型合理使用调血脂药，减轻或延缓动脉硬化、心脑血管疾病的发生和进程，延长预期寿命。

【临床应用】

根据临床上高脂血症的类型，合理选药制订治疗方案

1. 降低总胆固醇　①胆汁酸螯合药考来烯胺是治疗 Ⅱa 型高脂血症的理想药物，一般进餐时同时口服较为方便；②HMG－CoA 还原酶抑制药洛伐他汀等是治疗原发性高胆固醇、杂合子家庭性高胆固醇、Ⅲ 型高脂血症、糖尿病性和肾性高脂血症的首选药物。

2. 降低甘油三酯兼降低总胆固醇　①烟酸和阿昔莫司，其中烟酸可使甘油三酯、胆固醇水平下降，并可降低血浆 Lp（a）的浓度，可用于 Ⅱ、Ⅲ、Ⅳ、Ⅴ 型高脂蛋白血症的治疗；②非诺贝特等药物以降低 TG、VLDL 及 IDL 为主，故可用于 Ⅱb、Ⅲ、Ⅳ 型高脂血症，尤其对家族性Ⅲ型高脂血症疗效最好。

3. 抗氧化剂、多烯脂肪酸等药物有助于防止血管阻塞性病变病情的发展，用于预防动脉粥样硬化性疾病。

【用药指导】

1. 对高脂血症的治疗，非药物治疗是治疗的基础，必须贯彻于治疗的全过程。

2. 在应用药物治疗高脂血症时，应注意监测肝肾功能、血常规、心肌酶等。

3. 高脂血症常并发冠心病、急性心梗、心绞痛等，应注意综合治疗。

目标检测

一、单项选择题

1. 下列属于利尿降压药的是
    A. 利血平　　　　B. 氢氯噻嗪　　　　C. 哌唑嗪　　　　D. 硝苯地平

2. 在长期用药过程中，突然停药最易引起反跳现象的抗高血压药物是
    A. 哌唑嗪　　　　B. 普萘洛尔　　　　C. 肼苯哒嗪　　　　D. 氢氯噻嗪

3. 下列药物主要用于治疗高血压危象的是
    A. 硝普钠　　　　B. 利血平　　　　C. 卡托普利　　　　D. 普萘洛尔

4. 通过抑制血管紧张素 I 转化酶而产生降压作用的是
    A. 尼群地平　　　　B. 硝苯地平　　　　C. 卡托普利　　　　D. 普萘洛尔

5. 伴有窦房结功能低下的高血压患者不易单用
    A. 可乐定　　　　B. 利血平　　　　C. 氢氯噻嗪　　　　D. 普萘洛尔

6. 下列药物尤其适用于高血压伴肾功能不全或有心绞痛的是
    A. 可乐定　　　　B. 哌唑嗪　　　　C. 硝苯地平　　　　D. 肼屈嗪

7. 对心率快、高肾素的高血压患者宜选用
    A. 普萘洛尔　　　　B. 氢氯噻嗪　　　　C. 硝苯地平　　　　D. 氯沙坦

8. 卡托普利不会产生下列哪种不良反应
    A. 皮疹　　　　B. 干咳　　　　C. 脱发　　　　D. 低钾血症

9. 高血压伴有糖尿病的患者不宜用
    A. 噻嗪类药　　　　B. 血管扩张药　　　　C. ACEI　　　　D. 中枢降压药

10. 下列哪种药物首次服用时可能引起较严重的直立性低血压
    A. 普萘洛尔　　　　B. 氢氯噻嗪　　　　C. 哌唑嗪　　　　D. 硝苯地平

11. 室性心律失常首选
    A. 苯妥英钠　　　　B. 利多卡因　　　　C. 奎尼丁　　　　D. 胺碘酮

12. 维拉帕米的首选适应证是
    A. 室性心动过速　　　　　　　　B. 室性期前收缩
    C. 阵发性室上性心动过速　　　　D. 心房颤动

13. 胺碘酮属于
    A. 钠通道阻滞药　　　　　　　　B. 钙拮抗药
    C. β 受体阻断药　　　　　　　　D. 延长动作电位时程药

14. 普萘洛尔不宜用于
    A. 高血压　　　　　　　　　　　B. 心绞痛
    C. 房室传导阻滞　　　　　　　　D. 窦性心动过速

15. 强心苷中毒引起的室性心律失常宜选用

A. 奎尼丁　　　　　　　　　　　　B. 普萘洛尔

C. 去乙酰毛花苷　　　　　　　　　D. 苯妥英钠

16. 下列对强心苷的叙述错误的是

　　A. 地高辛可以口服　　　　　　　　B. 安全范围小

　　C. 可用于心房颤动　　　　　　　　D. 使心率变快

17. 强心苷对下列哪种原因所致心力衰竭疗效较好

　　A. 高血压　　　　　　　　　　　　B. 先天性心脏病

　　C. 心脏瓣膜病　　　　　　　　　　D. A + B + C

18. 对洋地黄毒苷急性中毒所引起的快速性室性心律失常的最佳药物是

　　A. 奎尼丁　　　　B. 苯妥英钠　　　　C. 阿托品　　　　D. 维拉帕米

19. 强心苷安全范围很窄，治疗量已接近中毒量的

　　A. 30%　　　　B. 40%　　　　C. 60%　　　　D. 70%

20. 强心苷治疗心力衰竭的最基本作用是

　　A. 使已扩大的心室容积缩小　　　　B. 增加心肌收缩力

　　C. 降低心率　　　　　　　　　　　D. 降低心肌耗氧量

21. 下列关于强心苷中毒处理措施错误的是

　　A. 及时停药　　　　　　　　　　　B. 适当补充氯化钾

　　C. 出现缓慢心律失常可用阿托品　　D. 合用高效能利尿药促进其排泄

22. 强心苷中毒出现房室传导阻滞宜选用哪个药治疗

　　A. 氯化钾　　　　B. 肾上腺素　　　　C. 苯妥英钠　　　　D. 阿托品

23. 交感神经功能亢进引起的窦性心动过速最好选用

　　A. 地高辛　　　　B. 去乙酰毛花苷　　C. 利多卡因　　　　D. 普萘洛尔

24. 降胆固醇作用最明显的药物是

　　A. 非诺贝特　　　B. 亚油酸　　　　　C. 洛伐他汀　　　　D. 烟酸

25. 下列属于强心苷中毒停药指征的是

　　A. 出现黄视、绿视症　　　　　　　B. 出现恶心、呕吐

　　C. 乏力　　　　　　　　　　　　　D. 出现头痛、眩晕

26. 硝酸甘油、β受体阻断药、钙通道阻滞药治疗心绞痛的共同药理学基础是

　　A. 扩张血管　　　　　　　　　　　B. 防止反射性心率加快

　　C. 降低心肌耗氧量　　　　　　　　D. 抑制心肌收缩力

27. 下列哪项描述不正确

　　A. 硝酸甘油抗心绞痛的基本药理作用是松弛血管平滑肌

　　B. 硝酸甘油可用于急性心肌梗死

　　C. 硝苯地平可用于变异型心绞痛

　　D. 普萘洛尔与维拉帕米合用于心绞痛的治疗可提高疗效

28. 硝酸甘油适用于

  A. 稳定型心绞痛　　　　　　　B. 不稳定型心绞痛

  C. 变异型心绞痛　　　　　　　D. 各型心绞痛急性发作

29. 普萘洛尔适用于

  A. 稳定型心绞痛　　　　　　　B. 变异型心绞痛

  C. 稳定型、变异型心绞痛　　　D. 劳累型和变异型心绞痛

30. 硝苯地平抗心绞痛的机制不包括

  A. 扩张冠脉，增加缺血心肌的供血量

  B. 收缩冠脉，增加缺血心肌血流量

  C. 扩张血管，降低心脏前、后负荷

  D. 抑制血小板聚集，改善心肌供血

二、简答题

简述抗高血压药物的分类及代表药。

书网融合……

微课　　　划重点　　　自测题

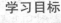 **第七章　血液和造血系统药**

学习目标

知识要求

1. **掌握**　抗贫血药铁制剂、止血药维生素 K、抗凝血药的药理作用、临床应用、不良反应和用药指导。

2. **熟悉**　纤维蛋白溶解药的药理作用、临床应用、不良反应。

3. **了解**　血容量扩充药。

能力要求

1. 熟练掌握根据患者所患血液系统疾病推荐合适药品的技能。

2. 学会指导患者正确使用血液和造血系统药，并交代用药注意事项。

3. 会运用血液和造血系统药的理论知识，解决患者的合理用药咨询。

　　血液是机体赖以生存的重要物质之一。血液流动性或造血功能的改变可导致多种疾病：凝血亢进或纤溶能力不足可引发血管内凝血，引起栓塞性疾病；凝血功能低下或纤溶亢进则可引起出血性疾病；铁离子或造血因子的缺乏，将导致造血功能障碍而出现贫血；各种原因引起的大量出血造成血容量降低，可导致休克而危及生命。

第一节　抗贫血药和造血细胞生长因子

实例分析

PPT

　　实例　患者，女性，23 岁，1 年前无明显诱因头晕、乏力，家人发现面色不如从前红润，近 1 个月加重伴活动后心慌。饮食正常，不挑食，二便正常，无便血、黑便、尿色异常、鼻衄和齿龈出血。既往体健，无胃病史及药物过敏史。月经初潮 13 岁，7天/28 天，末次月经半月前，近半年月经量明显增多。诊断：缺铁性贫血。

　　问题　1. 缺铁性贫血常见的原因除了月经量过多还有哪些？

　　　　　　2. 如何指导患者合理使用铁制剂治疗缺铁性贫血？

一、抗贫血药 微课

　　贫血是指循环血液中红细胞数量或血红蛋白量低于正常。正常机体循环中的血细胞寿命比较短暂，需要造血系统不断生成新的血细胞进入循环，以维持机体的正常功能。

你知道吗

贫　血

循环血液内红细胞计数、血红蛋白量以及红细胞压积均低于正常标准者称为贫血。其中以血红蛋白最为重要，成年男性低于 $120g/L$，成年女性低于 $110g/L$，一般可认为贫血。

临床常见的贫血有：①缺铁性贫血，系因体内铁元素缺乏影响血红蛋白形成所致，主要通过应用铁制剂治疗。②巨幼细胞贫血，系因体内叶酸、维生素 B_{12} 缺乏或其他原因引起 DNA 合成障碍所致，可用叶酸和维生素 B_{12} 治疗。③再生障碍性贫血，系因骨髓造血功能障碍引起血细胞减少。

铁制剂

常用的口服铁制剂有硫酸亚铁、枸橼酸铁铵、富马酸亚铁；注射铁制剂有右旋糖酐铁和山梨醇铁。

【药理作用】

铁为机体必需的微量元素，是构成血红蛋白的主要成分。

机体所需的铁有两个来源：其一为内源性铁，主要来源于衰老的红细胞释放铁的重新利用，这是机体铁的重要来源；其二为外源性铁，即从食物中获得的铁。正常情况下，由于机体很少排泄或丢失铁，而代谢后释放出的铁仍可被利用，故正常成年男子和绝经后的妇女，每天只需从食物中吸收每天所丢失的 $1mg$ 铁即可。但在婴儿期、生长发育期、妊娠期，此时铁的需要量将相对或绝对地增加。因此，各种原因造成机体铁缺乏时均可影响血红蛋白的合成而导致贫血，铁剂则可起到补铁的作用。

你知道吗

缺铁的原因

缺铁的原因主要有两点：一是铁元素的摄入不足，如挑食导致吃的食物中含铁不足，或者因胃酸缺乏对食物中的铁不能有效地吸收；二是铁元素丢失过多，慢性出血可以导致铁丢失过多引起缺乏，如消化道慢性出血、女性月经量过多等原因。

【临床应用】

铁制剂用于治疗各种原因引起的缺铁性贫血，疗效极佳。尤其对慢性失血（如月经过多、子宫肌瘤、痔疮出血等）、营养不良、儿童生长发育、妊娠等所引起的贫血疗效较好，用药后一般症状迅速改善，但体内贮存铁量恢复正常值需要较长时间，故重度贫血患者最好连用数月。

【不良反应】

1. 铁制剂可刺激胃肠道引起恶心、呕吐、上腹部不适、腹泻等，饭后服用可减轻此类不良反应，此外，也可引起便秘。

2. 小儿误服铁剂 1g 以上可发生急性中毒，表现为急性循环衰竭、休克、胃黏膜凝固性坏死。

【用药指导】

1. 食物中的铁为高价铁（Fe^{3+}）或有机铁，胃酸、食物中果糖、半胱氨酸和维生素 C 等可将其还原为二价铁（Fe^{2+}）而促进吸收。胃酸缺乏，服用抗酸药、高钙、高磷酸盐食品及四环素类药物等均可妨碍铁的吸收。

2. 用药期间定期检查血红蛋白和红细胞含量，以确定疗效。为防止急性中毒，铁制剂应远离儿童，一旦出现中毒，急救措施为立即催吐，用碳酸氢钠洗胃，用解毒药去铁胺结合剩余的铁，并采用抗休克治疗。

3. 铁制剂可与粪便中的硫化氢结合形成黑色的硫化铁而导致黑便。

4. 铁广泛存在于我们的食物中，因此，在服用铁制剂的同时应改善我们的饮食，从食物中摄取铁，以巩固疗效。

叶酸（Folic Acid）

【药理作用】

叶酸为机体细胞生长和分裂所必需的物质。当叶酸缺乏时，影响了核苷酸的合成，导致细胞核中的 DNA 合成减少，细胞的分裂与增殖减少、血细胞发育停滞，造成巨幼细胞贫血。

引起叶酸缺乏的主要原因是：①需要量增加，如妊娠、婴儿期及溶血性贫血；②营养不良，如偏食、饮酒；③药物引起，如用叶酸对抗药甲氨蝶呤、乙胺嘧啶等；④吸收不良，如胃和小肠切除、胃肠功能紊乱等。

【临床应用】

用于各种原因所致的巨幼细胞贫血。①对营养不良或婴儿期、妊娠期巨幼细胞贫血疗效较好。治疗时，以叶酸为主，辅以维生素 B_{12}；②叶酸对抗药甲氨蝶呤、乙胺嘧啶等引起的巨幼细胞贫血，因二氢叶酸还原酶受抑制，四氢叶酸的生成障碍，故需用甲酰四氢叶酸钙治疗；③对维生素 B_{12} 缺乏导致的"恶性贫血"，叶酸仅能纠正异常血象，而不能改善神经损害症状。故治疗时应以维生素 B_{12} 为主，叶酸为辅。

> **请你想一想**
> 叶酸对抗药引起的巨幼细胞贫血能直接补充叶酸吗？为什么？

【不良反应】

偶可见过敏反应、皮疹、瘙痒、肿胀、头晕、呼吸困难。个别患者长期大量服用叶酸可出现厌食、恶心、腹胀等胃肠道症状。大量服用叶酸时，可出现黄色尿。

【用药指导】

叶酸口服可很快改善巨幼细胞贫血，但不能阻止因维生素 B_{12} 缺乏所致的神经损害的进展，且若仍大剂量服用叶酸，可进一步降低血清中维生素 B_{12} 含量，反使神经损害向不可逆转方面发展。

你知道吗

叶酸在产科的应用

经研究发现，育龄妇女在孕前 3 个月直至哺乳期结束（生完孩子后 6 个月）服用 0.4mg 叶酸增补剂，一天 1 次可以下降胎儿神经管畸形的发生。

我国在推进妇幼重大公共卫生服务项目中，为减少神经管缺陷发生，国家为农村地区育龄妇女在怀孕前 3 个月和怀孕后 3 个月免费增补叶酸，因此，孕妇或配偶具有农业户籍，在准备怀孕前 3 个月时凭本人身份证、户口簿到居住地所属民政局婚姻登记处领取叶酸。

维生素 B_{12} （Vitamin B_{12}）

维生素 B_{12} 是一类含钴的水溶性 B 族维生素。主要来源于动物性食品，如动物肝、肾、心脏及乳、蛋类食品。口服维生素 B_{12} 必须与胃黏膜壁细胞分泌的"内因子"结合，形成复合物，使其不易被破坏，容易吸收。某些疾病可致胃黏膜萎缩，引起内因子缺乏，从而导致肠道吸收维生素 B_{12} 障碍。

【药理作用】

维生素 B_{12} 参与体内核酸、胆碱、蛋氨酸的合成以及脂肪、糖的代谢，在幼红细胞的成熟、肝脏功能和神经组织髓鞘的完整性方面发挥重要作用。

1. 促进叶酸的循环利用　当维生素 B_{12} 缺乏时，叶酸代谢循环受阻，可导致叶酸缺乏症，引起巨幼细胞贫血。

2. 促进甲基丙二酸转变为琥珀酸，参与三羧酸循环　当维生素 B_{12} 缺乏时，可影响正常神经髓鞘磷脂的合成，出现神经症状。因此，巨幼细胞贫血出现神经症状时必须用维生素 B_{12} 治疗。

【临床应用】

维生素 B_{12} 主要用于恶性贫血和其他巨幼细胞贫血，也可作为神经系统疾病（如神经炎、神经萎缩等）、肝脏疾病、白细胞减少症、再生障碍性贫血等辅助治疗。

【不良反应】

维生素 B_{12} 本身无毒，但有可能引起过敏反应，包括过敏性休克，故不应滥用。

二、造血细胞生长因子

促红细胞生长素 （Erythropoietin，EPO）

【药理作用和临床应用】

促红细胞生长素是由肾皮质近曲小管管壁细胞分泌的由 166 个氨基酸组成的蛋白质，现临床可用 DNA 重组技术人工制备。EPO 能刺激红系干细胞生成，促进红细胞成熟，使网织红细胞从骨髓中释放出来以及提高红细胞抗氧化功能，从而增加红细胞数量并提高血红蛋白含量。

促红细胞生长素对多种贫血有效，特别是造血功能低下者疗效更佳。临床主要用于肾功能衰竭需进行血液透析的贫血患者，也可用于慢性肾病引起的贫血、肿瘤化疗和艾滋病药物治疗所致的贫血等。

【不良反应】

不良反应主要有流感样症状，慢性肾功能不全者可致血压上升和癫痫发作，某些患者可有血栓形成等。

第二节　促凝血药

出血是机体凝血功能障碍的一种临床表现。促凝血药是用于治疗因凝血因子缺乏、血小板减少或纤溶功能过强等所致凝血功能障碍的一类药物。针对出血的病因和药物作用机制来选择适当药物，才能产生良好的止血效果。

一、促凝血因子生成药

维生素 K（Vitamin K）

维生素 K 广泛存在于自然界。目前临床常用的维生素分为两种：①天然维生素 K_1、K_2，脂溶性，需胆汁协助吸收；②人工合成维生素 K_3、K_4，具水溶性，不需胆汁协助吸收。

【药理作用】

维生素 K 的主要作用是参与肝脏合成凝血因子 Ⅱ、Ⅶ、Ⅸ、Ⅹ。当维生素 K 缺乏时，上述凝血因子合成障碍从而引起凝血障碍，而导致机体出血。

【临床应用】

1. 防治维生素 K 缺乏所导致的出血　①维生素 K 吸收障碍，如梗阻性黄疸、胆瘘、慢性腹泻等；②维生素 K 合成障碍，如早产儿及新生儿、长期应用广谱抗生素等患者；③维生素 K 拮抗药双香豆素类和水杨酸类药物等过量引起的出血。

2. 缓解内脏平滑肌痉挛　如胆绞痛。

【不良反应和用药指导】

该类药毒性低。维生素 K_1 不良反应最少，但静脉注射速度过快时，可产生面部潮红、呼吸困难、血压下降，甚至发生虚脱，故一般以肌内注射为宜。维生素 K_3、维生素 K_4 常致胃肠道反应，引起恶心、呕吐等。较大剂量维生素 K_3 可致新生儿、早产儿溶血性贫血，高胆红素血症及黄疸。对红细胞缺乏葡萄糖-6-磷酸脱氢酶（G-6-PD）的患者也可诱发急性溶血性贫血。肝功能不良者慎用，或选用维生素 K_1 而不用维生素 K_3。

二、抗纤维蛋白溶解药

氨甲苯酸（Aminomethylbenzoic Acid）

氨甲苯酸（止血芳酸）能竞争性抑制纤溶酶原激活因子，导致纤溶酶原不能转变为纤溶酶，从而抑制纤维蛋白的溶解，产生止血效果。临床主要用于治疗各种纤溶亢进所致的出血，如肺、肝、胰、前列腺、甲状腺、肾上腺等手术所致的出血，产后出血、前列腺肥大出血、上消化道出血等，因为这些脏器及尿内存有较大量纤溶酶原激活因子。但对癌症出血、创伤出血及非纤维蛋白溶解引起的出血无止血效果。不良反应少，但应用过量可致血栓，并可能诱发心肌梗死。

氨甲环酸（Tranexamic Acid）

氨甲环酸（止血环酸）止血原理与氨甲苯酸相同，但作用较强。用于预防和治疗由纤溶亢进而引起的出血，也可用于血友病患者手术前后的辅助治疗。常见胃肠道不良反应，还可出现头痛、耳鸣、瘙痒等症状，静脉给药过快可致直立性低血压、心律失常、惊厥或肝脏损伤。

三、促进血小板生成药

酚磺乙胺（Etamsylate）

酚磺乙胺（止血敏）是增加血液中血小板数量，增强其聚集性和黏附性，促进凝血物质的释放，以加速凝血。临床上用于预防和治疗外科手术出血过多和血管因素所引起的出血，如血小板减少性紫癜或过敏性紫癜以及胃肠出血、牙龈出血、眼底出血等其他原因引起的出血。

第三节　抗凝血药、抗血小板药和纤维蛋白溶解药

PPT

一、抗凝血药

抗凝血药是一类通过干扰机体生理性凝血过程中的不同环节从而阻止血液凝固的药物，临床上主要用于预防血栓的形成和阻止已经形成血栓的进一步发展。常用的药物有肝素和双香豆素类。

肝素（Heparin）

肝素最初取自肝脏，故名肝素，存在于哺乳动物的许多脏器中，药用肝素多来自猪肠黏膜和猪、牛肺脏，强酸性，带有的大量负电荷与其抗凝作用有关。

【药理作用】

肝素为直接抗凝药物，在体内、体外均有抗凝作用，作用迅速、强大。其抗凝机制主要是：①激活并增强抗凝血酶Ⅲ的抗凝作用；②抑制血小板功能；③抑制纤维蛋白原转变成纤维蛋白，防止血栓的形成。

【临床应用】

1. 主要用于防治血栓栓塞性疾病　如静脉血栓、肺栓塞、周围动脉血栓栓塞。

2. 用于心肌梗死、脑梗死、心血管手术及外周静脉术后血栓的防治　心肌梗死后用肝素可预防高危患者发生静脉血栓栓塞性疾病，并预防大块前壁性心肌梗死患者发生动脉栓塞。

3. 治疗早期弥散性血管内凝血（DIC）　如脓毒血症、胎盘早期剥离、恶性肿瘤溶解等所致的 DIC。早期应用肝素治疗，可防止因纤维蛋白和凝血因子的消耗引起继发性出血。

4. 体外抗凝　用于血液透析、心导管检查、心血管手术等。

【不良反应】

1. 自发性出血是肝素最常见的不良反应，表现为各种黏膜出血、关节腔积血和伤口出血等；血小板减少症。

2. 偶有过敏反应，如哮喘、荨麻疹、结膜炎和发热等。

3. 长期应用肝素可引起脱发、骨质疏松和骨折等。

【用药指导】

1. 肝素是高极性大分子物质，不易通过生物膜，故口服和直肠给药均无效。皮下注射血浆浓度低。肌内注射可发生局部血肿。临床多采用静脉给药的方式。

2. 用药期间适当控制剂量及严密监测患者的凝血时间或部分凝血活酶时间（APTT）可减少出血。老年妇女和肾衰竭患者常致出血。如肝素轻度过量，停药即可；如出血严重，可缓慢静脉注射特效解毒药硫酸鱼精蛋白。

3. 本类药物可引起血小板减少症，在应用牛肺脏制品时发生率较高，故应在使用此类制剂期间注意监测血小板计数。

4. 禁用于对肝素过敏、有出血倾向、患血友病、血小板功能不全和血小板减少症、紫癜、严重高血压、细菌性心内膜炎、肝肾功能不全、溃疡病、颅内出血、活动性肺结核、妊娠、先兆流产及产后、内脏肿瘤、外伤及术后等患者。

低分子量肝素

低分子量肝素是 20 世纪 70 年代发展起来的一种新型抗凝血药物，可由普通肝素直接分离而得，或由普通肝素降解后再分离而得。目前临床常用的低分子量肝素制剂有依诺肝素（Enoxaparin）、替地肝素（Tedelparin）、弗希肝素（Fraxiparin）、洛吉肝素（Logiparin）、洛莫肝素（Lomoparin）等。

香豆素类

香豆素类药有华法林（Warfarin，苄丙酮香豆素）、双香豆素（Dicoumarol）、醋硝香豆素（Acenocoumarol，新抗凝），这类药口服有效，故又称口服抗凝血药。

你知道吗

香豆素类的发现

双香豆素还可以用于对付鼠害（啮齿类动物），当初人们在牧场牲畜因抗凝作用导致内出血致死的过程中发现的双香豆素，意识到这一类物质的抗凝作用，引起了之后对香豆素类药物的研究和合成，从而为医学界多提供了一种重要的凝血药物。

【药理作用】

本类药物化学结构与维生素 K 相似，是维生素 K 的拮抗药，能抑制肝脏的维生素 K 环氧还原酶，抑制凝血因子 Ⅱ、Ⅶ、Ⅸ、Ⅹ 的形成。本类药物只能阻止凝血因子前体的生成过程，对已有的凝血因子无作用，需待血液循环中具有的凝血因子耗竭后才能出现疗效，因此显效慢。口服后至少需经 12～24 小时才出现作用，1～3 天达高峰，维持 3～4 天。

【临床应用】

主要用于防治血栓栓塞性疾病，如血栓性静脉炎、肺栓塞、心肌梗死等。

【不良反应】

应用过量易致自发性出血，发生率为 9%～10%，可累及机体的所有脏器，表现为牙龈出血、皮肤黏膜瘀斑、血尿及消化、呼吸和生殖系统的出血症状。

【用药指导】

优点是口服有效，作用时间较长。缺点是显效慢，作用过于持久，不易控制。对需快速抗凝者则应先用肝素发挥治疗作用后，再用香豆素类药物维持疗效。应用这类药物期间必须测定凝血酶原时间，一般控制在 25～30 分钟（正常为 12 分钟）较好。注意调整剂量，如用量过大引起出血时，应立即停药并缓慢静脉注射大量维生素 K 或输新鲜血。

枸橼酸钠（Sodium Vitrate）

枸橼酸钠（柠檬酸钠）为体外抗凝药，其枸橼酸根与 Ca^{2+} 可形成难解离的可溶性络合物，导致血中 Ca^{2+} 浓度降低，故有抗凝作用。仅适用于体外抗凝血，如在采血容器中加入 2.5% 枸橼酸钠 10ml 可使 100ml 的血液不凝固。

二、抗血小板药

抗血小板药是指能抑制血小板黏附、聚集以及释放等功能，防止血栓的形成，用于防治心脏或脑缺血性疾病、外周血栓栓塞性疾病的药物。

双嘧达莫（Dipyridamole）

双嘧达莫又名潘生丁，原为血管扩张药。本药主要通过抑制磷酸二酯酶活性，减少 cAMP 水解从而抑制血小板聚集。双嘧达莫一般与口服抗凝药合用，治疗血栓栓塞性疾病。用于人工心脏瓣膜置换术后患者，可抑制血小板在损伤血管内膜和人工瓣膜表面黏附，防止血栓形成。与华法林合用于修复心脏瓣膜时抑制血栓形成。

三、纤维蛋白溶解药

纤维蛋白溶解药能直接或间接激活纤溶酶原成为纤溶酶，纤溶酶可以迅速水解纤维蛋白和纤维蛋白原，导致血栓溶解，故又称血栓溶解药，简称溶栓药。常用的第一代溶栓药有链激酶和尿激酶。

链激酶（Streptokinase，SK）

链激酶是由 C 组 β - 溶血性链球菌培养液中提得的一种非酶性蛋白质。现已用基因工程方法制备出重组链激酶。

【临床应用】

链激酶主要用于治疗血栓栓塞性疾病。静脉注射治疗动、静脉内新鲜血栓形成和栓塞，如急性肺栓塞和深部静脉血栓等。

【不良反应】

主要不良反应是易引起出血，注射局部可出现血肿，此外，链激酶具有抗原性，能引起过敏反应，出现寒战、发热、头痛等症状，还能引起血压降低，必要时可应用升压药。

【用药指导】

溶栓药在血栓栓塞性疾病的急性期有效，用药越早效果越好，对于 6 小时以内的血栓效果最好，24 小时以后的血栓几乎无效。药物过量可导致自发性出血，可用氨甲环酸止血。

尿激酶（Urokinase）

尿激酶是从人尿中分离得来的一种糖蛋白，也可由基因重组技术制备，可直接激活纤溶酶原使之转变为纤溶酶，发挥溶血栓作用。尿激酶的适应证及禁忌证同链激酶。尿激酶没有抗原性，也不引起过敏反应，对链激酶过敏者可用。

阿尼普酶是进行改良的第二代溶栓药。临床常用于急性心肌梗死，可改善症状，降低病死率，也用于其他血栓性疾病。最常见不良反应为出血，常发生于注射部位或胃肠道，亦可发生一过性低血压和与链激酶类似的过敏反应。

第四节　血容量扩充药

PPT

大量失血或大面积烧伤可使血容量降低，导致休克。迅速扩充血容量是治疗休克的基本疗法。本类药物能扩充血容量，维持重要器官的血液灌注。其共同的特点是：作用持久，无毒性，不具抗原性及热原性。

右旋糖酐（Dextran）

右旋糖酐为高分子化合物，是葡萄糖的聚合物。临床上常用的有右旋糖酐 70（中分子右旋糖酐）、右旋糖酐 40（低分子右旋糖酐）及右旋糖酐 20（小分子右旋糖酐），临床较常用的为前两种。

【药理作用和临床应用】

1. 扩充血容量 静脉滴注后通过提高血浆胶体渗透压而扩充血容量。中分子右旋糖酐分子量大，此作用维持时间长，可达 12 小时；低分子右旋糖酐分子量小，易自肾脏排出，$t_{1/2}$约为 3 小时；小分子量右旋糖酐作用更短，仅维持 3 小时。主要用于低血容量性休克。

2. 抗血栓作用 右旋糖酐可抑制红细胞、血小板集聚及纤维蛋白聚合，从而降低血液黏滞性，改善微循环。中分子右旋糖酐可降低某些凝血因子和血小板的活性，可用于防止休克后期弥散性血管内凝血，也可用于防治心肌梗死和脑血栓形成及试用于外科术后防止血栓形成。低分子和小分子右旋糖酐改善微循环作用较佳，用于中毒性、外伤性及失血性休克。也用于 DIC 和血栓性静脉炎。

3. 渗透性利尿作用 低分子和小分子右旋糖酐因分子量较小，易自肾脏排出，渗透性利尿作用强。

【不良反应】

1. 偶见过敏反应和发热、荨麻疹等，罕有血压下降、呼吸困难等严重反应。

2. 连续应用时，少量较大分子的右旋糖酐蓄积可致凝血障碍和出血。

3. 禁用于血小板减少症、出血性疾病、血浆中纤维蛋白原低下等。心功能不全、肺水肿及肾功能不佳者慎用。

第五节 血液及造血系统疾病的药物治疗学基础

PPT

血液系统疾病指原发（如白血病）或主要累及血液（如缺铁性贫血）和造血组织与器官的疾病，多数需要借助实验室生化检查才能确诊。许多全身性疾病都能引起血象的改变，如各种感染，肝、肾、内分泌疾病和肿瘤都可出现贫血、出血等症状，在积极治疗原发病的同时，采用缺什么补什么、缺多少补多少的原则，进行有效的对症治疗，是治疗成功的关键。

一、贫血的药物治疗

（一）缺铁性贫血

成人每天只需要吸收 1mg 就可维持机体铁的平衡，细胞破坏后所分解的铁也可被机体重新再利用，故无需额外增加更多的铁来维持平衡。但在婴幼儿期、生长发育期及女子月经期、妊娠期、哺乳期，铁的需要量增加而摄入不足或者吸收不好、丢失过多、偏食等，可致缺铁、血红蛋白合成量减少而造成缺铁性贫血，表现为小细胞低色素性贫血。尤其多见于育龄妇女和儿童。

在明确诊断及纠正病因的同时给予铁制剂科学有规律治疗。采用口服铁制剂，安全且疗效可靠。常选硫酸亚铁片，$0.1 \sim 0.3 g$/次，3 次/天，口服；也可用枸橼酸铁铵，$0.5 \sim 1.0 g$/次，3 次/天；富马酸亚铁，$0.2 \sim 0.4 g$/次，3 次/天。不能耐受口服或肠道吸收障碍的患者可选用右旋糖酐铁深部肌内注射，或用生理盐水或 5% 葡萄糖液稀释后缓慢静脉注射，$0.1 \sim 0.2 mg$/次，$2 \sim 3$ 次/周。

（二）巨幼细胞贫血

巨幼细胞贫血因叶酸和维生素 B_{12} 摄入过少或吸收不良而引起。对以维生素 B_{12} 缺乏的恶性贫血的患者常还伴有乏力、手足对称性麻木、感觉障碍、下肢步态不稳、行走困难等神经系统症状。

巨幼细胞贫血首先应积极去除病因，同时注意休息，多食富含维生素 B_{12} 和叶酸的肉类食物及新鲜蔬菜。药物治疗如下。

1. 营养性巨幼细胞贫血　治疗时，以叶酸为主，可口服叶酸片，$5 \sim 10 mg$/次，3 次/天，同时用维生素 B_{12} 辅助治疗，疗效更好。

2. 恶性贫血　由于人体缺乏内因子引起维生素 B_{12} 缺乏。可采用维生素 B_{12} 肌内注射，$100 \mu g$/次，1 次/天；或 $500 \mu g$/次，2 次/周。同时加用叶酸辅助治疗，同时纠正血象和神经系统。

3. 叶酸对抗药甲氨蝶呤、乙胺嘧啶等引起的巨幼细胞贫血　因二氢叶酸还原酶受抑制，四氢叶酸的生成障碍，使用普通叶酸不能作用，故需用甲酰四氢叶酸钙治疗。

（三）再生障碍性贫血

再生障碍性贫血简称再障，是一组由多种病因所致的骨髓造血功能障碍，引起红细胞、中性粒细胞、血小板减少为主要表现的综合征。原发性再障确切病因尚未明确，继发性再障的发病与化学药物（苯、氯霉素、抗癌药）、放射线、病毒感染及遗传因素有关，临床表现为重度贫血、感染和出血，此种贫血不容易恢复正常。

治疗原则：首先去除病因，停止一切可以诱发的因素如接触放射性物质和一些特殊的化学物质等。药物治疗可选择雄激素及同化激素，促进肾脏释放促红细胞生成素，刺激骨髓造血，辅以其他综合治疗。上述治疗如无效，诊断一旦确立宜尽早选用骨髓移植或抗淋巴细胞球蛋白等治疗。

二、出血性疾病的药物治疗

出血性疾病是一类由于止血机制异常所致的疾病统称。临床表现主要为不同部位的出血。除病因治疗外，单纯血管因素所致出血一般用减低血管脆性和通透性的药物治疗（如酚磺乙胺、维生素 C、血凝片、肾上腺皮质激素），可根据情况选用缩血管药物（如垂体后叶素、麻黄素等）治疗。

止血药在应用时应特别注意：①明确诊断，消除病因；②出血性疾病种类繁多，发病机制各异，药物的适应证也不同，临床上主要根据不同病因及发病机制选择合适的止血药给予相应治疗。

三、血栓栓塞性疾病的药物治疗

血栓形成和血栓栓塞两种病理过程所引起的疾病，临床上称为血栓性疾病。血栓性疾病严重威胁人类的生命健康，其发病率高居各种疾病之首，且近年来还有渐增之势，是当代医学研究的重点和热点之一。

抗凝是静脉血栓栓塞的基本治疗措施，在使用抗凝治疗时，由于肝素起效快，作用强，应同时开始使用肝素和华法林，病情好转后停用低分子肝素，继续使用华法林进行巩固治疗。抗血小板药物可用于防治动脉血栓栓塞性疾病，阿司匹林应用最广。

华法林和肝素（包括低分子肝素）是抗凝药物，其作用在于防止新血栓形成，对于已经存在的血栓，两类药物都没有直接的溶解作用，临床上将第一、二、三代溶栓药用于血栓形成的急性期，溶解血栓，用药越早效果越好。

目标检测

一、单项选择题

1. 甲氨蝶呤所致的巨幼细胞贫血宜用
   A. 叶酸　　　　　　B. 甲酰四氢叶酸　　　　C. 维生素 B_{12}　　　　D. 维生素 K

2. 口服铁制剂常见的不良反应是
   A. 胃酸分泌过多　　　　　　　　B. 肾损伤
   C. 胃肠道刺激症状　　　　　　　D. 过敏反应

3. 影响维生素 B_{12} 吸收的主要因素是
   A. 内因子　　　　　　B. 铁离子　　　　　　C. 叶酸　　　　　　D. 维生素 C

4. 治疗新生儿出血最好选用
   A. 维生素 K　　　　B. 氨甲环酸　　　　　　C. 凝血酶　　　　　　D. 垂体后叶素

5. 肝素的抗凝作用特点是
   A. 仅在体内有效　　　　　　　　B. 仅在体外有效
   C. 仅口服有效　　　　　　　　　D. 体内、体外都有效

6. 肝素抗凝作用的主要机制是
   A. 与钙离子形成络合物　　　　　B. 促进抗凝血酶Ⅲ的活性
   C. 激活纤溶系统　　　　　　　　D. 对抗维生素 K 的作用

7. 肝素用量过大引起的自发性出血，应用下列何种药物对抗
   A. 维生素 K　　　　B. 鱼精蛋白　　　　　　C. 氨甲苯酸　　　　　D. 华法林

8. 华法林过量引起的自发性出血，应用何药对抗
   A. 维生素 K　　　　B. 鱼精蛋白　　　　　　C. 垂体后叶素　　　　D. 氨甲苯酸

9. 治疗慢性失血（如内痔出血）所致的贫血应选用

    A. 维生素 K　　　B. 硫酸亚铁　　　　C. 叶酸　　　　　　D. 维生素 B_{12}

10. 巨幼细胞贫血患者合并神经症状时必须应用

    A. 维生素 B_{12}　　　　　　　　　　B. 叶酸

    C. 甲酰四氢叶酸钙　　　　　　　　D. 硫酸亚铁

11. 长期应用广谱抗生素，为预防出血应补充

    A. 铁剂　　　　　　B. 叶酸　　　　　C. Vit K　　　　　D. Vit B_{12}

12. 防治静脉血栓的口服药物是

    A. 尿激酶　　　　　B. 链激酶　　　　C. 低分子肝素　　　D. 华法林

13. 肝素体内抗凝最常用的给药途径为

    A. 口服　　　　　　B. 肌内注射　　　C. 静脉注射　　　　D. 皮下注射

书网融合……

   微课　　　　　　　划重点　　　　　　自测题

第八章 抗过敏反应药

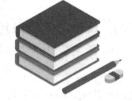

学习目标

知识要求

1. **掌握** 常用 H_1 受体阻断药的作用特点、临床应用、不良反应和用药指导。
2. **熟悉** 钙剂的作用特点、临床应用、不良反应和用药指导。
3. **了解** 组胺及组胺受体。

能力要求

1. 熟练掌握根据患者所患过敏性疾病推荐合适药品的技能。
2. 学会指导患者正确使用抗过敏反应药，并交代用药注意事项。
3. 会运用抗过敏反应药的理论知识，解决患者的合理用药咨询。

第一节 H_1 受体阻断药

PPT

实例分析

实例 患者，女性，16 岁，吃小龙虾后，全身皮肤出现散在大小不等的红色风团，剧痒。

问题 1. 请问该患者可能出现什么问题？

2. 应该进一步采取何种药物治疗？

一、组胺及组胺受体

组胺是广泛存在于人体组织的自身活性物质。组织中的组胺主要存在于肥大细胞及嗜碱粒细胞中，其中以皮肤、支气管黏膜和肠黏膜中组胺浓度较高，脑脊液中也有较高浓度。肥大细胞颗粒中的组胺在受到物理或化学等刺激时，能使肥大细胞脱颗粒，导致组胺释放并与靶细胞上特异受体结合，产生生物效应。组胺受体有 H_1、H_2、H_3 亚型，其分布和效应见表 8-1。

表 8-1 组胺受体分布及其生物效应

受体亚型	分布	生物效应
H_1	支气管、胃肠、子宫平滑肌	收缩
	皮肤血管	扩张
	心房、房室结	收缩加强、传导减慢

续表

受体亚型	分布	生物效应
H$_2$	胃壁细胞	胃酸分泌增多
	血管	扩张
	心室、窦房结	收缩加强、心率加快
H$_3$	中枢与外周神经末梢	负反馈性调节组胺

二、常用 H$_1$ 受体阻断药

抗组胺药是一类通过阻断组胺受体，产生拮抗组胺作用的药物。抗组胺药根据其作用受体的不同可以分为两类：H$_1$ 受体阻断药和 H$_2$ 受体阻断药，前者主要用于抗过敏，后者主要用于抗消化性溃疡（详见第九章消化系统药）。

人工合成的 H$_1$ 受体阻断药多具有乙基胺的共同结构，乙基胺与组胺的侧链相似，对 H$_1$ 受体有较大亲和力，但无内在活性，故能竞争性阻断组胺受体而发挥作用。常用的 H$_1$ 受体拮抗药传统地按其药理作用不同分为：①第一代药物，如苯海拉明、异丙嗪、氯苯那敏（扑尔敏）、赛庚啶等，因中枢作用强，易引起镇静和抗胆碱作用；②第二代药物，如西替利嗪、氯雷他定、阿司咪唑等；③第三代药物，如非索非那丁、去甲基阿司咪唑、脱羧氯雷他定等。第二三代药物，中枢作用基本没有。常见 H$_1$ 受体阻断药作用特点见表 8 - 2。

表 8 - 2 常见 H$_1$ 受体阻断药作用特点比较

药物	阻断 H$_1$ 受体	中枢抑制	抗晕止吐	抗胆碱
苯海拉明	+ +	+ + +	+ +	+ + +
异丙嗪	+ + +	+ + +	+ +	+ + +
氯苯那敏（扑尔敏）	+ + +	+	−	+ +
赛庚啶	+ + +	+ +	+	+ +
阿司咪唑	+ + +	−	−	−
氯雷他定	+ + +	−	−	−
西替利嗪	+ + +	±	−	+

【药理作用】

1. 抗外周 H$_1$ 受体效应 可对抗组胺引起的胃、肠、气管、支气管平滑肌收缩，对组胺引起的小血管扩张，通透性增加也有拮抗作用。对组胺引起的血管扩张和血压下降，H$_1$ 受体阻断药仅有部分拮抗作用，对 H$_2$ 受体引起的胃酸分泌过多则无效。

2. 抑制中枢作用 第一代 H$_1$ 受体阻断药治疗量有镇静与嗜睡作用，以苯海拉明、异丙嗪作用最强；阿司咪唑、特非那丁因不易通过血 - 脑屏障，几乎无中枢抑制作用。它们引起中枢抑制可能与阻断中枢 H$_1$ 受体拮抗内源性组胺介导的觉醒反应有关。

3. 其他作用 部分还具有抗晕、镇吐作用，可能与其中枢抗胆碱作用有关。多数 H_1 受体阻断药有抗乙酰胆碱、较弱的局部麻醉和奎尼丁样作用。

【临床应用】

1. 变态反应性疾病 对荨麻疹、花粉症、枯草热和过敏性鼻炎等皮肤黏膜变态反应效果较好，可作为首选；对昆虫咬伤引起的皮肤瘙痒和水肿也有良效；对药物疹和接触性皮炎有止痒效果。对支气管哮喘患者几乎无效。对过敏性休克也无效。

2. 晕动病及呕吐 苯海拉明、异丙嗪、茶苯海明对晕动病、妊娠呕吐以及放射病呕吐具有镇吐作用。

3. 失眠 对中枢有明显抑制作用的异丙嗪、苯海拉明可用于失眠。

【不良反应】

1. 中枢神经系统反应 常见镇静、嗜睡、乏力等中枢抑制现象，少数患者则有烦躁、失眠。此外尚有头痛、口干等。

2. 胃肠道反应 有厌食、恶心、呕吐、腹泻、便秘、胃部不适等。

【用药指导】

1. 本类药物不良反应少，部分药物可通过乳汁排泄，故哺乳期妇女慎用。阿司咪唑过量可致晕厥、心搏骤停。

2. 为减轻胃肠道反应可饭后服用；部分药物中枢作用强，故服药期间应避免驾驶车、船和高空作业。

3. 能加强其他中枢抑制药（如镇静催眠药、抗癫痫药）的中枢作用，合用时应该注意。

4. 防晕动病应在乘车、船前 15～30 分钟服用。

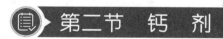

第二节 钙 剂

> **请你想一想**
>
> 一公交驾驶员因过敏性鼻炎总打喷嚏、流鼻涕，影响了工作和生活，请问其能否服用氯苯那敏缓解症状？为什么？

PPT

钙制剂可分为有机钙和无机钙，有机钙的吸收较无机钙好。临床常用的钙剂有葡萄糖酸钙、氯化钙及乳酸钙等。

你知道吗

钙剂的选择

无机钙主要有碳酸钙、氯化钙、磷酸钙等，而有机钙主要包括柠檬酸钙、乳酸钙、葡萄糖酸钙等。无机钙最大的优点就是它含钙量特别高，缺点是吸收需要胃酸的参与，所以在临床上，一般对于胃肠道比较好的人，可以选择无机钙。

有机钙的吸收相对好一些，因为它在溶解的过程中不需要胃酸的参与，假如有些患者出现胃酸缺乏，选择有机酸钙就会更好一些。

【药理作用和临床应用】

1. 抗过敏　钙剂能增加毛细血管管壁的致密度，降低通透性，减少渗出，具有消炎、消肿和抗过敏作用。常用于过敏性疾病如皮肤瘙痒、湿疹、麻疹、荨麻疹、渗出性红斑、血清病、血管神经性水肿等的辅助治疗。

2. 维持神经肌肉的兴奋性　当血钙过低时，神经肌肉的兴奋性会增高，发生手足抽搐症，静脉注射钙盐可迅速缓解。

3. 促进骨生长和维持骨骼硬度　当体内钙量不足时可引起佝偻病、软骨病，可用钙盐防治。在临床上常与维生素 D 合用，制成复方制剂，以促进钙的吸收和利用。

4. 镁中毒的解毒药　如硫酸镁过量中毒，可静脉注射氯化钙或葡萄糖酸钙解毒。钙离子与镁离子具有竞争性拮抗作用，其机制可能是钙、镁在化学性质上相似，竞争神经细胞上的同一受体，因此，增加钙离子浓度就能阻断镁离子与受体结合，从而消除了镁离子的中枢抑制作用。

5. 其他　钙离子还参与凝血过程，促进凝血酶、纤维蛋白的形成，凝血过程中的血小板释放反应也受到钙离子的激活。

【不良反应和用药指导】

1. 氯化钙有强烈的刺激性，不宜做皮下或肌内注射，静脉注射时应避免漏出，如有漏出应立即用 0.5% 普鲁卡因局部封闭。

2. 钙剂静脉注射时可引起全身发热；钙盐可以兴奋心脏，因此，钙盐静脉注射时应缓慢，否则可引起心律失常甚至室颤、心搏骤停；钙盐还能增加强心苷对心脏的毒性，故在洋地黄治疗 CHF 期间与服药后半小时内忌用钙盐静脉注射。

3. 食物中的枸橼酸盐、草酸盐、膳食纤维等会妨碍钙的吸收。

目标检测

一、单项选择题

1. 组胺主要存在于人体何种细胞中
　　A. 嗜酸粒细胞　　B. 中性粒细胞　　C. 肥大细胞　　D. 巨噬细胞

2. 中枢抑制最弱的 H_1 受体阻断药是
　　A. 苯海拉明　　B. 异丙嗪　　C. 氯苯那敏　　D. 阿司咪唑

3. H_1 受体阻断药对下列哪种过敏反应疗效较高
　　A. 荨麻疹　　B. 支气管哮喘　　C. 过敏性休克　　D. 接触性皮炎

4. 苯海拉明不具有的作用是
　　A. 镇静　　B. 抗过敏　　C. 抑制胃酸分泌　　D. 抗晕止吐

5. H_1 受体阻断药最常见的不良反应是
　　A. 烦躁、失眠　　B. 镇静、嗜睡　　C. 致畸　　D. 过敏反应

6. 下列对异丙嗪叙述，正确的是

A. 镇吐　　　　　B. 抗精神病　　　　C. 减少胃酸分泌　　　D. 治疗支气管哮喘

7. 可用于治疗晕动病的药物是

A. 苯海拉明　　　B. 西替利嗪　　　　C. 阿司咪唑　　　　　D. 氯雷他定

8. H_1 受体阻断药对下列何症无效

A. 荨麻疹　　　　B. 过敏性鼻炎　　　C. 过敏性休克　　　　D. 枯草热

9. 高空作业者在工作期间不宜使用的药物是

A. 氯雷他定　　　B. 氯化钙　　　　　C. 阿司咪唑　　　　　D. 异丙嗪

10. 钙盐因刺激性强，治疗变态反应性疾病时的给药途径应采用

A. 皮下注射　　　B. 静脉注射　　　　C. 口服　　　　　　　D. 肌内注射

书网融合······

　微课　　　　　　划重点　　　　　　自测题

第九章　消化系统药

学习目标

知识要求

1. **掌握**　常用抗消化性溃疡药的作用环节、不良反应和用药指导。

2. **熟悉**　泻药作用及临床应用、不良反应和用药指导。

3. **了解**　常用助消化药、止泻药、胃肠功能调节药、肝胆疾病用药的作用、临床应用及不良反应。

能力要求

1. 熟练掌握根据患者所患消化系统疾病推荐合适药品的技能。

2. 学会指导患者正确使用消化系统药，并交代用药注意事项。

3. 会运用消化系统药的理论知识，解决患者的合理用药咨询。

PPT

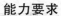 **第一节　助消化药**

助消化药多为消化液中的成分或促进消化液分泌的药物，能促进食物的消化，用于消化道分泌功能减弱所致的消化不良。有些药物通过制止肠道的过度发酵，也用于消化不良的治疗。代表药物有稀盐酸、胃蛋白酶、胰酶、乳酶生和干酵母。

稀盐酸（Acid Hydrochloric Dilute）

稀盐酸为 10% 盐酸溶液，口服后使胃内酸度增加，胃蛋白酶活性增强，胰液和胆汁分泌增加。适用于各种胃酸缺乏症及胃酸不足的相关疾病（如慢性胃炎、胃癌）引起的消化不良等，可消除胃部不适、腹胀、嗳气等症状。一次服用 0.5～2ml，餐前或进餐时用药，但因有刺激性，服用前应用水稀释 10 倍。可与胃蛋白酶合用以增强药效。不宜与抗酸药、胰酶合用，以免降低疗效。消化性溃疡和胃酸过多者禁用。

胃蛋白酶（Pepsin）

胃蛋白酶为胃主细胞分泌的一种消化酶，药用制剂来自猪、牛、羊等胃黏膜，能水解蛋白质为蛋白胨，也能水解多肽，主要在胃内发挥作用，酸性环境下活性增强，故临床上多与稀盐酸配伍，可辅助治疗胃酸、消化酶分泌不足引起的消化不良和其他胃肠疾病。一次 10ml，一天 3 次，于餐前或进餐时服用，不宜与硫糖铝、碱性药物同服。

胰酶（Pancreatin）

胰酶是来自猪、牛、羊等动物的胰腺，主要含有胰蛋白酶、胰淀粉酶和胰脂肪酶等，能消化蛋白质、淀粉和脂肪。用于消化不良尤其是胰腺疾病所致的消化不良。一般制成肠溶片，因接触胃酸可失效，故需整片吞服，不得嚼碎，一次 $0.3 \sim 0.6g$，一天3 次。在中性或弱碱性环境中活性增强，可与碳酸氢钠配伍使用，禁与稀盐酸和其他酸性药物合用。

乳酶生（Lactasin）

乳酶生为干燥活乳酸杆菌制剂，能分解糖类产生乳酸，使肠内酸度增高，从而抑制肠内腐败菌繁殖，减少蛋白质发酵和硫化氢气体产生。用于消化不良、腹胀及小儿消化不良性腹泻。与维生素 C 合用可增强疗效；不宜与碱性药物合用，以免中和乳酸，使肠内酸度降低而减弱疗效；不宜与抑制乳酸杆菌的抗菌药如氯霉素、四环素类等合用；也不宜与能吸附乳酸杆菌的药物如白陶土、活性炭等合用。一次 $0.3 \sim 0.9g$，一天3 次，服用时水温不可超过 $40℃$。

干酵母（Dried Yeast）

干酵母含有 B 族维生素，能分解糖、脂肪、蛋白质。适用于维生素 B 缺乏症及消化不良。嚼碎后服用，剂量过大可引起腹泻。

第二节　抗消化性溃疡药

实例分析

PPT

实例　患者，男性，35 岁，某公司高管，因工作忙饮食不规律，近年反复出现上腹部疼痛，常于进餐后加重，并伴有反酸、嗳气。诊断为：胃溃疡、幽门螺杆菌感染（＋＋）。

问题　1. 请问该患者可用哪些药治疗？

　　　　2. 用药过程中应注意哪些事项？

消化性溃疡是主要发生在胃或十二指肠的常见慢性疾病，其发病机制尚未完全阐明。现在认为溃疡病的发生是"攻击因子"（如胃酸、胃蛋白酶、幽门螺杆菌感染等）作用增强，而"防御因子"（如胃黏液、胃黏膜、HCO_3^- 的分泌等）作用减弱，两者失去平衡，故发生溃疡。抗消化性溃疡药是一类能减轻溃疡症状、促进溃疡愈合、防止和减少溃疡病复发或并发症的药物，其作用主要是：①降低胃中胃酸浓度，降低胃蛋白酶活性，从而减少"攻击因子"的作用；②增强胃肠黏膜的保护功能，修复或增强胃的"防御因子"；③杀灭幽门螺杆菌。按药物的作用机制区分，目前抗消化性溃疡药可分为以下几类。

1. 抗酸药。

2. 抑制胃酸分泌药：①$H^+, K^+ - ATP$ 酶抑制药；②H_2 受体阻断药；③M 胆碱受体阻断药；④胃泌素受体阻断药。

3. 胃黏膜保护药。

4. 抗幽门螺杆菌药。

你知道吗

消化性溃疡腹部疼痛的特点

消化性溃疡的主要症状是周期性、节律性发作的上腹痛，胃溃疡是餐后痛，十二指肠溃疡是饥饿痛。胃镜检查和黏膜活检是确诊的主要方法。

一、抗酸药

抗酸药是一类弱碱性药物，口服后能直接中和胃酸，降低胃内酸度和胃蛋白酶的活性，减轻或消除胃酸、胃蛋白酶对消化道黏膜的刺激和腐蚀，从而缓解疼痛和促进溃疡愈合。此外，有些抗酸药如氢氧化铝、三硅酸镁等还能形成胶状保护膜，覆盖于溃疡面和胃黏膜，以保护溃疡面和胃黏膜。常用抗酸药作用特点见表 9 – 1。

表 9 – 1 常用抗酸药作用特点比较

药物	作用特点	不良反应
碳酸钙	抗酸作用较强、快、持久	可产生 CO_2 引起嗳气、腹胀
碳酸氢钠	抗酸作用强、快、短暂	产生 CO_2 可致嗳气、腹胀甚至溃疡穿孔。可致碱血症
氢氧化铝	抗酸作用较强、缓慢、持久，能在胃中形成凝胶，保护溃疡面	长期服用影响肠道对磷的吸收。可致便秘，与镁盐合用可克服
氧化镁	抗酸作用强、缓慢、持久	产生的氯化镁可引起腹泻
氢氧化镁	抗酸作用较强、较快、持久	致轻泻，肾功能不全者可引起血镁过高，应慎用或禁用
三硅酸镁	抗酸作用弱、缓慢、持久，对溃疡面有保护作用	致轻泻，与氢氧化铝合用可克服。肾功能不全者应慎用或禁用

抗酸药的作用与胃内充盈度有关，当胃内容物将近排空或完全排空后，抗酸药才能充分发挥抗酸作用，故抗酸药应在餐后 1 ~ 1.5 小时后和晚上临睡前服用，才能达到较好的抗酸效果。

二、抑制胃酸分泌药

胃酸是由胃壁细胞分泌的，胃壁细胞上存在 H_2 受体、M_1 胆碱受体及胃泌素受体，当这些受体被激动后，均可通过激活质子泵（H^+, K^+ – ATP 酶），将 H^+ 泵出胃壁细胞外，进入胃腔与 Cl^- 结合成为胃酸。因此，凡能阻断以上受体或抑制质子泵的药物，均可抑制胃酸分泌，减轻刺激，促进溃疡愈合。

（一）H⁺,K⁺-ATP 酶抑制药

奥美拉唑（Omeprazole）

奥美拉唑是 1987 年首次推出的第一代 H^+,K^+-ATP 酶抑制药（质子泵抑制药、H^+ 泵抑制药）。

【药理作用】

1. 抑制胃酸分泌 能选择性地与 H^+,K^+-ATP 酶（质子泵、氢泵）结合，抑制其分泌 H^+ 作用，从而减少胃酸生成，对基础胃酸及各种应激性胃酸的分泌均有强大而持久的抑制作用，可使胃内 pH 升高至 7，一次给药后可抑制胃酸分泌 24 小时以上，剂量过大可致无酸状态。

2. 促进溃疡愈合 胃酸分泌减少后，对溃疡面的刺激减少，同时本药能增加胃黏膜血流量，因而促进胃黏膜生长，有利于溃疡面的愈合。

3. 抑制幽门螺杆菌 有较弱的抑制幽门螺杆菌生长作用，与阿莫西林、克拉霉素等其他抗幽门螺杆菌药物合用，可增强疗效，明显降低复发率。

【临床应用】

1. 治疗胃、十二指肠溃疡。

2. 治疗反流性食管炎、卓-艾综合征、急性胃黏膜出血、消化性溃疡合并出血、幽门螺杆菌感染。

【不良反应】

本药不良反应发生率较低，主要有头痛、头昏、失眠、外周神经炎等神经系统症状；在消化系统方面可见口干、恶心、呕吐、腹胀、便秘等；其他可见皮疹、氨基转移酶升高、男性乳腺发育、溶血性贫血等。长期用药可致胃内细菌滋生。

【用药指导】

1. 本药能抑制肝药酶活性，与华法林、苯妥英钠、地西泮等药合用，可使上述药物体内代谢减慢，此时应注意调整剂量。

2. 治疗消化性溃疡，一次 20mg，一天 1 次。反流性食管炎，一次 20~60mg，一天 1 次。卓-艾综合征，一次 60mg，一天 1 次。慢性肝病有肝功能减退者，用药宜酌情减少。严重肾功能不全者及婴幼儿禁用。对本药过敏者禁用。

3. 用药期间应注意消化道及神经系统的反应，长期使用可使原有的焦虑、抑郁加重；长期使用可能发生胃部的癌前病变，应定期检查胃黏膜有无肿瘤样增生。

4. 胃内食物充盈时，可减少奥美拉唑的吸收，故应餐前空腹口服。

兰索拉唑（Lansoprazole）

兰索拉唑为第二代 H^+,K^+-ATP 酶抑制药。抑制胃酸分泌、保护胃黏膜及抗幽门螺杆菌作用与奥美拉唑相似，但抑制胃酸分泌作用及抗幽门螺杆菌作用较奥美拉唑强大。口服易吸收，但对胃酸不稳定，生物利用度约 85%。

泮托拉唑与雷贝拉唑

泮托拉唑（Pantoprazole）和雷贝拉唑（Rabeprazole）为第三代 H^+, K^+-ATP 酶抑制药。两药的抗溃疡病作用与奥美拉唑相似，但泮托拉唑的药效可持续很长时间；雷贝拉唑在抗胃酸分泌能力和缓解症状、治愈黏膜损害的临床效果方面远优于其他抗酸药物。两者不良反应轻微，对肝药酶的亲和力较第一代、第二代 H^+, K^+-ATP 酶抑制药弱，大大降低了对其他药物的影响，因而使用更加安全。

（二）H_2受体阻断药

西咪替丁（Cimetidine）

西咪替丁（甲氰咪胍）为用于临床的第一代 H_2受体阻断药。

【药理作用】

1. 抑制胃酸分泌　可阻断胃壁细胞上的 H_2受体，明显抑制基础胃酸分泌和各种刺激（如食物、组胺等）引起的胃酸分泌。

2. 免疫调节作用　西咪替丁还能阻断 T 细胞上的 H_2受体，对免疫功能有调节作用。

【临床应用】

主要用于治疗消化性溃疡，对十二指肠溃疡的疗效更佳，能迅速改善症状与促进溃疡愈合。此外，也可用于卓-艾综合征、反流性食管炎及各种原因引起的免疫功能低下。

【不良反应】

1. 消化系统反应　常见恶心、呕吐、腹泻和便秘等。可能与其反跳现象有关，突然停药可引起溃疡穿孔。

2. 中枢神经系统反应　老年人或肝肾功能不良者应用大剂量西咪替丁，可出现焦虑、语言不清、谵妄、幻觉、昏迷等。

3. 造血系统反应　少数人可出现粒细胞减少和血小板减少。

4. 内分泌系统反应　有抗雄性激素作用，长期服用西咪替丁的男性青年，可引起阳痿及乳房发育；有促催乳素分泌作用，女性出现乳房溢乳现象。

【用药指导】

1. 西咪替丁片一次 $0.2 \sim 0.4g$，一天 4 次，一般于饭后及睡前各服一次，本药疗程一般为 $4 \sim 6$ 周，但停药后易复发，目前认为采用长期服药或反复足量短期给药可显著降低复发率。

2. 本药为肝药酶抑制药，能抑制地西泮、华法林、苯妥英钠、普萘洛尔、茶碱等药物的体内转化，使上述药物血药浓度升高；与四环素、酮康唑、阿司匹林同服，可使上述药物的吸收减少，因而在联合用药时要调整剂量。

3. 给予本药后有掩盖胃癌的可能性，因此，患者须在医生确诊后用药。用药期间应定期检查肝、肾功能和血象。肝肾功能不良者、孕妇及哺乳期妇女禁用，儿童慎用。

雷尼替丁 （Ranitidine）

雷尼替丁为第二代 H_2 受体阻断药，作用与西咪替丁相似，但抑酸作用较强，为西咪替丁的 4～10 倍，对肝药酶的抑制作用较西咪替丁轻，治疗量不改变雄激素浓度、血催乳素。口服易吸收，可缓解溃疡病症状，促进溃疡愈合。常见的不良反应有头痛、头晕、幻觉、躁狂等，静脉注射可致心动过缓，偶见白细胞、血小板减少、血氨基转移酶升高、男性乳房发育等，停药后恢复。孕妇、哺乳期妇女及 8 岁以下的儿童禁用。

法莫替丁 （Famotidine）

法莫替丁为第三代 H_2 受体阻断药，抗酸作用为西咪替丁 40～50 倍，为雷尼替丁的 7～10 倍，不抑制肝药酶，无抗雄激素和血催乳素作用。口服后迅速吸收，可用于消化性溃疡及其他胃酸分泌过多的疾病。不良反应与雷尼替丁相似。

（三）M 胆碱受体阻断药

哌仑西平 （Pirenzepine）

哌仑西平选择性阻断胃壁细胞的 M_1 受体，抑制胃酸及胃蛋白酶的分泌，保护胃黏膜，主要用于胃溃疡及十二指肠溃疡。一次 50mg，一天 2 次，早、晚饭前 1.5 小时服用，疗效与西咪替丁相似，而不良反应轻微。大剂量给药时仍可引起口干、视物模糊等阿托品样反应。

（四）胃泌素受体阻断药

丙谷胺 （Proglumide）

丙谷胺结构与胃泌素的末端相似，能竞争性抑制胃黏膜细胞上的胃泌素受体，一定程度上抑制胃酸和胃蛋白酶的分泌；并使胃黏液的己糖胺量增加，提高胃黏膜屏障作用，有助于促进溃疡愈合。主要用于胃、十二指肠溃疡及胃炎的治疗。无明显副作用，偶见口干、食欲不振、腹胀、大便干燥或次数增加。因止痛和溃疡愈合率不如 H_2 受体阻断药等，现在已较少使用。

三、胃黏膜保护药

胃黏膜屏障包括细胞屏障和黏液－HCO_3^-盐屏障。增强胃黏膜屏障的药物，就是通过增强胃黏膜的细胞屏障、黏液－HCO_3^-盐屏障或两者均增强而发挥抗溃疡病的作用。

硫糖铝 （Sucralfate）

硫糖铝口服不吸收。

【药理作用】

1. 溃疡黏膜保护作用 硫糖铝在酸性环境下可聚合成胶状物，牢固地黏附于胃、十二指肠黏膜表面，抵御胃酸和胃蛋白酶的侵蚀，保护溃疡面；促进胃黏液和碳酸氢盐分泌，从而发挥细胞保护作用。

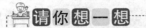

请你想一想

硫糖铝能否与抑制胃酸分泌药合用？为什么？

2. 对幽门螺杆菌的作用 抑制幽门螺杆菌的繁殖，使黏膜中幽门螺杆菌密度降低，阻止幽门螺杆菌的蛋白酶、脂酶对黏膜的破坏。

【临床应用】

常用于胃、十二指肠溃疡，反流性食管炎及慢性胃炎的治疗。疗效与西咪替丁相似，复发率较低。

【不良反应】

不良反应轻微，主要有便秘、口干，偶有恶心、腹泻、眩晕等。

【用药指导】

1. 本药为胃黏膜保护药，一次 1g，一天 3~4 次，宜于饭前空腹及睡前服用。

2. 在酸性环境中起保护胃肠黏膜的作用，故忌与抗酸药或抑制胃酸分泌药物合用，以免降低药效；与布洛芬、吲哚美辛、氨茶碱、地高辛等合用时，能降低上述药物的生物利用度；会减少甲状腺素的吸收。

枸橼酸铋钾（Bismuth Potassium Citrate）

【药理作用】

1. 增强黏膜的防御功能 在酸性环境下，能形成氧化铋黏附于溃疡的表面形成保护膜，抵御胃酸、胃蛋白酶的侵蚀作用；能抑制胃蛋白酶的活性，促进胃黏液的分泌。

2. 杀灭幽门螺杆菌 通过抑制细菌的酶类，使之丧失黏附能力，进而形成空泡，胞壁破裂而死亡。

【临床应用】

用于胃和十二指肠溃疡，愈合率达到或超过 H_2 受体阻断药。此外本品尚可用于浅表性胃炎、反流性食管炎，均有较好防治作用。

【不良反应】

偶有恶心、便秘等反应。服药后口腔、舌、粪便可染成黑色。本品微量吸收对人体影响不大，但肾功能衰竭时应警惕。

【用药指导】

1. 告知患者服药后会出现黑便，以免患者误认为溃疡出血。

2. 一次 120mg，一天 4 次，饭前及睡前服用，避免与牛奶或抗酸药同服，以免影响疗效。严重肾功能不全者、孕妇和哺乳期妇女禁用。

米索前列醇（Misoprostol）

米索前列醇有保护胃黏膜细胞和抑制胃酸分泌的作用，强度与治疗量的 H_2 受体阻断药相似。用于治疗消化性溃疡，主要应用于阿司匹林等非甾体抗炎药所致胃肠黏膜损伤、溃疡。不良反应轻微，主要表现为恶心、腹痛、腹泻及眩晕等。本药可收缩子宫，女性患者可出现月经过多和阴道出血，孕妇禁用。

蒙脱石（Smectite）

蒙脱石对消化道黏膜有很强覆盖能力，提高黏液层的疏水性，增强黏液屏障作用，促进胃黏膜上皮修复。近来研究发现，本药尚有抗幽门螺杆菌作用。

四、抗幽门螺杆菌药

幽门螺杆菌寄生在胃与十二指肠的黏液层与黏膜细胞之间，对黏膜产生损伤作用，在引发溃疡的复杂机制中，幽门螺杆菌是一个重要的因素。因此，杀灭该菌是治疗消化性溃疡的重要环节，但该菌对抗菌药的抵抗力较强，单用药物疗效较差，需多种抗菌药联合使用。常用抗幽门螺杆菌药分为两类：一类为抗溃疡药，如奥美拉唑、枸橼酸铋钾、硫糖铝等；第二类为抗菌药，如阿莫西林、克林霉素、甲硝唑、四环素等。

第三节　胃肠功能调节药

PPT

一、胃肠动力药

胃肠运动减弱可引起恶心、呕吐、消化不良、胃酸食管反流等变化。胃肠动力药能改善多种原因引起的胃或肠运动减弱，而达到止吐、促进消化的目的。常用的胃肠动力药有以下几种。

甲氧氯普胺（Metoclopramide）

甲氧氯普胺（灭吐灵、胃复安）口服易吸收。

【药理作用和临床应用】

本药作用于延髓催吐化学感受区，阻断多巴胺受体，同时增强胃及上部肠段运动，促进胃及小肠蠕动和排空，加速胃排空，从而产生止吐作用。

临床用于治疗各种原因引起的呕吐、顽固性呃逆、胃肠功能失调所致的食欲不振、消化不良及胃胀气，也可用于反流性食管炎、胆汁反流性胃炎等。

【不良反应】

1. 主要不良反应为嗜睡、疲倦无力等中枢抑制反应。较少见便秘、腹泻、皮疹、溢乳及男性乳房发育等。

2. 注射给药可引起直立性低血压，应警惕。

3. 长期使用可引起锥体外系反应，主要表现为发音困难、斜颈、肌肉震颤、坐立不安、共济失调等。

【用药指导】

1. 一次 5~10mg，一天 3 次，于饭前 0.5 小时服用。严重肾功能不全患者应减量给药，这类患者容易出现锥体外系反应。如出现该反应，可用抗胆碱药苯海索等治疗。孕妇禁用。

2. 不宜与 M 受体阻断药、吩噻嗪类药物合用，以免降低疗效，加重不良反应。

多潘立酮（Domperidone）

多潘立酮（吗丁啉）有多种给药途径。

【药理作用和临床应用】

对胃肠运动的作用类似甲氧氯普胺，阻断多巴胺受体，加强胃肠蠕动，促进胃的排空，防止食物反流。其特点是不易透过血 - 脑屏障，几乎无锥体外系反应。用于治疗食后消化不良、恶心、呕吐和胃潴留，对颅外伤、偏头痛、肿瘤放疗及化疗引起的恶心、呕吐有效。

【不良反应】

较少，偶有轻度腹痛、腹泻、皮疹、口干、头痛、乏力等，注射给药可引起过敏。

【用药指导】

一次 10mg，一天 3 次，于饭前 0.5 小时服用。不宜与阿托品等 M 受体阻断药合用，以免降低疗效。此外，婴幼儿、孕妇慎用。

莫沙必利（Mosapride）

莫沙必利为新型胃肠动力药，能促进肠壁肌层神经丛释放乙酰胆碱，促进食管、胃、小肠直至结肠的运动，防止食物滞留及反流。用于治疗胃运动减弱、各种胃轻瘫以及反流性食管炎和慢性自发性便秘。不良反应有暂时性肠痉挛和腹泻，无锥体外系反应。

二、胃肠解痉药

胃肠解痉药主要是一些抗胆碱药，能使胃肠道平滑肌松弛，解除痉挛，从而缓解或消除疼痛。常用药物如下。

溴丙胺太林（Propantheline Bromide）

溴丙胺太林对胃肠道 M 胆碱受体的选择性较高，治疗量抑制胃肠道平滑肌的作用较强和持久，并能不同程度地减少胃酸分泌。主要用于胃肠痉挛和胃、十二指肠溃疡等。不良反应可表现为口干、心悸、面红、视物模糊、便秘及尿潴留等。中毒量可致呼吸麻痹。青光眼、前列腺增生患者禁用。

贝那替嗪（Benactyzine）

贝那替嗪具有松弛胃肠道平滑肌及抑制胃酸分泌作用，此外尚有中枢安定作用。临床可用于肠蠕动亢进、伴有焦虑症的消化道溃疡和胃酸过多等患者。不良反应有口干、头晕及嗜睡等。

第四节　泻药和止泻药

PPT

一、泻药

泻药是一类能促进肠内容物排出的药物。按作用机制不同可分为容积性泻药、接触性泻药和润滑性泻药三类。

（一）容积性泻药

硫酸镁 （Magnesium Sulfate）

硫酸镁（泻盐、硫苦）口服很少吸收。

【药理作用和临床应用】

不同的给药途径，可产生不同的作用。

1. 导泻作用 硫酸镁口服后在肠道内难吸收，使肠腔内渗透压增高，阻止肠黏膜吸收水分，并使肠壁水分转向肠腔，肠腔容积增大，刺激肠壁，增强肠蠕动，产生导泻作用。硫酸镁的导泻作用强大而迅速。空腹服药后大量饮水效果更好，1~6 小时即可排出液体样粪便。临床主要用于外科术前或结肠镜检查前排空肠内容物，也可辅助排除肠道内毒物及应用驱虫药后以加快虫体排出。

2. 利胆作用 33% 硫酸镁溶液口服或用导管直接注入十二指肠，刺激十二指肠黏膜，反射性引起胆总管括约肌松弛，胆囊收缩、排空，利胆。可用于慢性胆囊炎、胆石症和阻塞性黄疸。

3. 抗惊厥作用 注射给药后，血中 Mg^{2+} 浓度升高，可抑制中枢和松弛骨骼肌，产生抗惊厥作用。可用于破伤风、子痫等引起的惊厥。

4. 降压作用 注射硫酸镁后，Mg^{2+} 可直接松弛血管平滑肌，降低外周阻力，从而产生降压作用。可用于治疗妊娠高血压综合征、高血压脑病和高血压危象。同时，硫酸镁能扩张冠状动脉，增加心肌供血供氧量，故亦可用作心绞痛的辅助治疗药物。

5. 消肿止痛 50% 硫酸镁溶液温敷患处，有消肿止痛的作用。

【不良反应】

1. 血镁在体内蓄积时可出现头昏、眩晕等反应。

2. 静脉注射过量或过快可引起呼吸抑制、血压急剧下降、各种反射消失等中毒反应，若不及时抢救，可导致死亡。

【用药指导】

1. 导泻宜选择清晨空腹服用药物，并大量饮水以加速导泻作用，应注意补充体液防止机体脱水。

2. 硫酸镁导泻作用强烈，可引起反射性盆腔充血和失水，故月经期女性及孕妇禁用。肠道出血患者、急腹症患者、肾功能不全及老年患者也禁用。

3. 中枢抑制药如巴比妥类药物中毒导泻时，为防止少量镁离子吸收而加重中枢抑制，宜选用硫酸钠。

4. 注射给药前，应备有钙盐注射液。注射过程中，密切观察患者是否出现恶心、面部潮红、说话语音模糊、肌肉软弱无力、膝反射消失、血压下降、呼吸减弱等中毒反应。一旦出现，立即停药并进行人工呼吸，并静脉注射钙盐解救。

硫酸钠（Sodium Sulfate，芒硝）导泻作用与硫酸镁相似，但作用稍弱，无中枢抑制作用，适用于中枢抑制药中毒的导泻。

（二）接触性泻药

酚酞（Phenolphthalein）

酚酞口服后与碱性肠液形成可溶性钠盐，刺激结肠蠕动，同时能抑制肠内水分吸收。导泻作用缓和，适用于慢性便秘。高敏患者可发生皮炎等反应，偶致肠绞痛及心、肺、肾损害；长期使用可致水、电解质不足和结肠功能障碍。婴儿禁用，幼儿及孕妇慎用。

比沙可啶（Bisacodyl）

比沙可啶口服或直肠给药后，转换为有活性的产物，在结肠产生较强的刺激作用。一般口服 6 小时内、直肠给药后 15～60 分钟起效。主要用于便秘，也可用于内镜检查、腹部 X 线及腹腔术前需排空肠内容物者。该药由于有强刺激性，可致腹痉挛、直肠炎等。

（三）润滑性泻药

液体石蜡（Liquid Paraffin）

液体石蜡为矿物油，口服后不吸收，且能阻碍肠道对水分的吸收，有润滑肠壁和软化粪便的作用。适用于儿童、老人便秘，也可用于痔疮、疝、高血压及肛门术后等患者便秘。久用可妨碍脂溶性维生素及钙、磷的吸收。

开塞露（Glycerine Enema）

开塞露为 50% 甘油或含适量山梨醇的高渗溶液，密封于特制塑料容器内，使用时将药液经肛门直接注入直肠，有润滑及刺激肠壁的作用。适用于轻度便秘。

二、止泻药

对于腹泻患者的治疗应以对因治疗为主，但对腹泻剧烈而持久的患者，可适当给予止泻药物。

（一）肠蠕动抑制药

地芬诺酯（Diphenoxlate）

地芬诺酯是人工合成的哌替啶衍生物，止泻作用类似于吗啡，但无镇痛作用。临床用于急、慢性功能性腹泻，减少大便的次数。不良反应轻而少见，可能有嗜睡、恶心、呕吐和腹胀。长期应用时可引起成瘾性，属麻醉药品。

洛哌丁胺（Loperamide）

洛哌丁胺为氟哌啶醇衍生物，止泻作用快、强、持久。适用于急、慢性腹泻。不良反应较少，类似地芬诺酯。大剂量时对中枢有抑制作用，儿童更敏感，故婴幼儿禁用。过量时可用纳洛酮治疗。

（二）收敛、吸附药

鞣酸蛋白（Tannalbin）

鞣酸蛋白口服后在肠内分解释放鞣酸，后者能使肠黏膜表面蛋白凝固、沉淀，从而减轻刺激，降低炎性渗出物，发挥收敛、止泻作用。临床上用于各种腹泻的治疗。

药用炭（Medicinal Charcoal）

药用炭又名活性炭，能吸附肠道内气体、毒物及细菌毒素等，可减少刺激性肠蠕动及毒物吸收。临床用于感染性腹泻、食物中毒等。

次碳酸铋（BismuthSubcarbonate）

次碳酸铋口服后对肠黏膜具有收敛和保护作用，发挥止泻效果。临床用于各种腹泻的治疗。

蒙脱石（Smectite）

蒙脱石口服后可均匀地覆盖在整个肠腔表面，吸附多种病原体，将其固定在肠腔表面，而后随肠蠕动排出体外，从而避免肠细胞被病原体损伤。适用于急、慢性腹泻，儿童急性腹泻疗效较佳。

第五节　肝胆疾病用药

PPT

一、利胆药

利胆药为促进胆汁分泌或促进胆囊排空的药物。常用的药物有硫酸镁、去氢胆酸、熊去氧胆酸和鹅去氧胆酸等。

去氢胆酸（Dehydrocholic Acid）

去氢胆酸为胆酸的衍生物。口服能促进胆汁分泌，增加胆汁中的水分，而固体成分并不增加，使胆汁稀释，流动性提高，可消除胆汁淤滞，预防胆道感染和促进胆道小结石排出。可用于胆石症、胆囊炎、急慢性胆道感染。不良反应有口干、皮肤瘙痒等。禁用于胆道完全阻塞和严重肝肾功能减退者。

熊去氧胆酸（Ursodeoxycholic Acid）

熊去氧胆酸可促进胆汁酸的分泌，抑制胆固醇的合成与分泌，从而降低胆汁中胆固醇含量，防止胆固醇结石的形成。长期应用还可促进已形成的胆固醇结石溶解，胆结石越大，溶解率越低。可用于胆固醇结石症、胆囊炎、胆道炎。其不良反应有腹泻、皮肤瘙痒、头痛等。

二、治疗肝性脑病药

肝性脑病（肝昏迷）是由于肝功能衰竭，代谢功能障碍，不能清除血中有毒的代谢产物而导致中枢神经系统功能障碍出现昏迷。乳果糖、谷氨酸及鸟氨酸门冬氨酸等药物可降低血氨，治疗外源性血氨增高所致的肝性脑病，但对血氨不增高的肝性脑病无效。其特点见表 9 - 2。

表 9 - 2　常用治疗肝性脑病药物的特点

药物	作用特点	用法	注意事项
乳果糖	可在肠内分解出乳酸，其 H^+ 与氨结合，形成氨盐排出体外，降低血氨	一次 10 ~ 30ml，一天 2 ~ 3 次，剂量应调整在每天 2 ~ 3 次软便	剂量过大可致腹泻。急性腹痛、肠梗阻及过敏者禁用
谷氨酸	可与氨结合形成谷氨酰胺，从而降低血氨	口服，一次 2 ~ 3g，一天 3 次	不宜与碱性药物合用；肾功能不全者慎用
鸟氨酸门冬氨酸	能产生鸟氨酸和门冬氨酸。前者参与氨合成尿素，后者产生的谷氨酰胺能与氨形成氨基酸，并排出体外，均可降低血氨浓度	静脉注射给药。初次给药 200μg，观察 3 分钟后再给 200μg，未恢复者重复 1 ~ 2 次	注射过快可产生焦虑、心悸等，严重肾功能不全者禁用

三、肝功能调节药

肝脏是机体的"解毒器官"。当某些疾病出现时，尤其是病毒性肝炎（最常见），肝脏的代谢功能可出现异常。临床治疗上除了对抗有害致病因素外，还可应用肝功能调节药来提高肝细胞的抵御及修复能力。针对病毒性肝炎，常用肝功能调节药见表 9 - 3。

表 9 - 3　常用肝功能调节药的特点

药物	作用特点	用法	不良反应
水飞蓟宾	稳定肝细胞膜；保护肝细胞的酶系统，提高肝脏的解毒能力	口服，一次 70 ~ 140mg，一天 3 次	轻微的胃肠道反应和胸闷等
联苯双酯	保护肝细胞，显著降低丙氨酸氨基转移酶	滴丸口服给药，一次 7.5 ~ 15mg，一天 3 次，连用 3 个月	口干、轻度恶心，偶有皮疹发生
肌苷	促进肝细胞修复和再生	片剂：一次 0.2 ~ 0.4g，一天 3 次	偶见恶心、呕吐等
齐墩果酸	促进肝细胞修复和再生	急性肝炎：一次 20 ~ 40mg，一天 3 次；慢性肝炎：一次 60 ~ 80mg，一天 3 次	偶有口干、腹泻、上腹部不适、血小板轻度减少等

第六节　消化系统疾病的药物治疗学基础

PPT

一、消化性溃疡的药物治疗

消化性溃疡通常指的是胃和十二指肠溃疡，其临床症状主要是上腹部不适和疼痛。

【药物治疗原则】

去除病因、控制症状、促进溃疡愈合、防止复发和减少并发症的发生。

【临床应用】

1. 降低胃内酸度 抗酸药中和胃酸，胃酸分泌抑制药减少胃酸分泌，两者均可降低胃内酸度，抑制胃蛋白酶活性，有利于溃疡愈合。

2. 保护胃黏膜 硫糖铝、枸橼酸铋钾和米索前列醇等药物可黏附覆盖在溃疡面上阻止胃酸（胃蛋白酶）侵蚀溃疡面，有利于溃疡的治疗。

3. 根除幽门螺杆菌 幽门螺杆菌感染引起的消化道溃疡，往往需要两药或三药合用以提高疗效。目前常用 H^+, K^+ – ATP 酶抑制药、枸橼酸铋钾和抗幽门螺杆菌药三联治疗。

二、功能性胃肠病的药物治疗

功能性胃肠病是一组慢性或反复发作的胃肠道综合征，经检查排除器质性疾病，多与精神状态有关。其临床表现为胃肠道的相关症状，如腹胀、嗳气、食欲不振、恶心、呕吐等。

【药物治疗原则】

主要是对症治疗，调节胃肠道功能。

【临床应用】

1. 消化不良的治疗 稀盐酸、胃蛋白酶、胰酶、乳酶生和干酵母等可补充消化液的不足，促进肠道内的食物消化，治疗消化不良等疾病。

2. 胃动力不足所致恶心、呕吐的治疗 多选用胃肠动力药如甲氧氯普胺、多潘立酮及莫沙必利等，恢复胃肠蠕动功能，缓解恶心、呕吐现象。

3. 胃肠功能亢进的治疗 溴丙胺太林、贝那替嗪可松弛胃肠道平滑肌，缓解胃肠道痉挛，减轻疼痛，并减少并发症。

4. 便秘的治疗 硫酸镁导泻作用快而强，主要用于急性便秘；酚酞及比沙可啶主要用于习惯性便秘；液体石蜡及开塞露主要用于儿童及年老、体弱者便秘，也可用于腹部及肛门术后、痔、疝、高血压等患者便秘。

5. 腹泻的治疗 地芬诺酯和洛哌丁胺可减弱肠蠕动而止泻；鞣酸蛋白和次碳酸铋对肠道产生收敛作用而止泻；药用炭和蒙脱石能吸附肠道内毒物，减轻其对肠道的刺激性而止泻。

三、肝胆疾病的药物治疗

【药物治疗原则】

利胆、溶石治疗胆石症和胆囊炎；降低血氨缓解肝性脑病症状；保护肝细胞、促进肝细胞修复再生治疗病毒性肝炎。

【临床应用】

去氢胆酸能使胆汁稀释，硫酸镁能促进胆汁排出，熊去氧胆酸和鹅去氧胆酸能降低胆汁中胆固醇含量，并溶解胆固醇结石，均可用于治疗胆石症和胆囊炎。乳果糖、谷氨酸、鸟氨酸门冬氨酸等能降低血氨治疗肝性脑病；水飞蓟宾、联苯双酯、肌苷及齐墩果酸等可作为病毒性肝炎的辅助用药。

目标检测

一、单项选择题

1. 具有保护溃疡面的抗酸药是
   A. 氧化镁　　　　B. 碳酸氢钠　　　　C. 硫酸钠　　　　D. 氢氧化铝

2. 中枢抑制药过量中毒时宜选用的导泻药物是
   A. 氢氧化铝　　　　B. 酚酞　　　　C. 硫酸镁　　　　D. 硫酸钠

3. 硫酸镁注射速度过快引起中毒可立即注射
   A. 氯化钙溶液　　B. 氯化钠溶液　　C. 氯化钾溶液　　D. 葡萄糖溶液

4. 下列药物不能与碱性药合用的是
   A. 硫糖铝　　　　B. 哌仑西平　　　　C. 奥美拉唑　　　　D. 西咪替丁

5. 下列抗溃疡药中可引起舌及大便黑染的药物是
   A. 氢氧化铝　　　　B. 硫糖铝　　　　C. 雷尼替丁　　　　D. 枸橼酸铋钾

6. 下列可产生成瘾性的止泻药物是
   A. 地芬诺酯　　　　B. 思密达　　　　C. 次碳酸铋　　　　D. 鞣酸蛋白

7. 下列药物配伍合理的是
   A. 稀盐酸 + 氢氧化铝　　　　　　　B. 稀盐酸 + 胃蛋白酶
   C. 稀盐酸 + 胰酶　　　　　　　　　D. 甲氧氯普胺 + 阿托品

8. 通过阻断 M_1 受体，减少胃酸分泌的药物是
   A. 西咪替丁　　　　B. 法莫替丁　　　　C. 哌仑西平　　　　D. 奥美拉唑

二、简答题

1. 举例说明抗消化性溃疡药分哪几类？
2. 硫酸镁有哪些作用？有何临床意义？

书网融合……

e 微课　　　　　划重点　　　　　自测题

第十章 呼吸系统药

学习目标

知识要求

1. **掌握** 沙丁胺醇、氨茶碱的药理作用、临床应用、不良反应和用药指导。

2. **熟悉** 克伦特罗、异丙托溴铵、色甘酸钠、酮替芬、倍氯米松的作用特点及应用。

3. **了解** 可待因、喷托维林、右美沙芬、苯丙哌林、苯佐那酯、氯化铵、溴己新的作用和用途。

能力要求

1. 熟练掌握根据患者所患呼吸系统疾病推荐合适药品的技能。

2. 学会指导患者正确使用呼吸系统药，并交代用药注意事项。

3. 会运用呼吸系统药的理论知识，解决患者的合理用药咨询。

第一节 平喘药

PPT

实例分析

实例 患者，女，20岁，自述因气候变化而出现咳嗽、咳痰、气短不能平卧。检查发现患者烦躁不安，发绀明显，胸廓呈桶状，呼气性呼吸困难，两肺满布哮鸣音。经吸入沙丁胺醇后症状缓解，诊断为支气管哮喘。

问题 1. 引起哮喘发作的激发因素有哪些？

2. 典型哮喘发作的表现有哪些？

3. 缓解哮喘发作的药物有哪些？

支气管哮喘是一种慢性变态反应性、炎症性疾病。其发病机制涉及变态反应、神经调节失衡、遗传、药物、环境、精神心理等诸多因素。其中变态反应的发生和自主神经的功能紊乱是哮喘的主要发病机制：①特异性抗原的吸入引发Ⅰ型变态反应，白三烯、组胺、前列腺素等过敏介质的释放导致哮喘的发作。②自主神经的功能紊乱，导致支气管平滑肌细胞内环磷酸腺苷与环磷酸鸟苷比值（cAMP/cGMP）失调。比值升高，支气管平滑肌松弛；比值降低，支气管平滑肌痉挛收缩引发哮喘。

临床常用的平喘药按作用方式可分为支气管平滑肌松弛药、抗炎平喘药和抗过敏平喘药。支气管平滑肌松弛药（如肾上腺素受体激动药、茶碱类、抗胆碱药等）可缓解支气管平滑肌痉挛以缓解哮喘症状。糖皮质激素具有抗炎平喘作用，用于防治慢性支气管炎症，最终消除哮喘症状。色甘酸钠等具有抑制过敏介质释放的作用，用于预防哮喘发作。

一、肾上腺素受体激动药

沙丁胺醇（Salbutamol，舒喘灵）

【药理作用和临床应用】

沙丁胺醇可通过吸入、口服、皮下注射或静脉滴注等多种途径给药。口服 30 分钟起效，气雾吸入 1 ~ 5 分钟起效。可维持 4 ~ 6 小时。能选择性激动支气管平滑肌的 β_2 受体，平喘作用比异丙肾上腺素强而持久。兴奋心脏的作用为异丙肾上腺素的 1/10。主要用于防治急慢性支气管哮喘、喘息性支气管炎。

【不良反应】

治疗量不良反应少见，大剂量可见头晕、手指震颤、心悸等表现，久用可产生耐受性。

【用药指导】

1. 解除哮喘发作多采用气雾吸入给药，1 ~ 5 分钟起效，持续 4 ~ 6 小时，作为首选。每次 0.1 ~ 0.2mg，必要时每 4 小时重复 1 次，但 24 小时内不宜超过 8 次。预防发作可用口服缓释或控释制剂，15 ~ 30 分钟起效，持续作用 6 小时以上，一次 2 ~ 4mg，一天 3 次。

2. 不可过量增加药物的用量以提高疗效，以免发生快速性心律失常、血压升高及低钾血症。一旦出现以上症状，应立即减量或停药，必要时补充钾盐。

3. 由于反复或长期用药可产生低敏感性，导致哮喘加重甚至致死，故应与其他平喘药交替使用，避免长期大剂量单独使用。

4. 高血压、冠心病、甲状腺功能亢进患者及孕妇慎用。

特布他林（Terbutaline）

特布他林为短效药，平喘作用与沙丁胺醇相当，但心脏兴奋作用仅为异丙肾上腺素的 1/100；吸入给药显效快。主要用于防治支气管哮喘。需间歇使用，不宜长期反复、单独过量应用，否则可引起心律失常、低钾血症、骨骼肌震颤等反应。

克伦特罗（Clenbuterol）

克伦特罗平喘作用较沙丁胺醇强 100 倍，作用持久，对心脏作用非常轻微。用于支气管哮喘和喘息性支气管炎的防治。不良反应轻，反复用药可出现耐受性。高血压、甲亢和心动过速者慎用。

福莫特罗（Formoterol）

福莫特罗为长效药，平喘作用较沙丁胺醇强且持久；有抗炎作用。适用于哮喘的长期维持治疗，特别适用于夜间哮喘。平喘作用具有一定的剂量依赖性，口服：一次

40~80μg，一天2次。气雾吸入：一次4.5~9μg，一天2次。

二、茶碱类

氨茶碱（Aminophylline）

氨茶碱为茶碱与二乙胺形成的复盐。

【药理作用】

1. 平喘作用　氨茶碱对支气管平滑肌具有较强的直接松弛作用，但作用不及 $β_2$ 受体激动药。主要作用机制：①抑制磷酸二酯酶（PDE）的活性，提高支气管平滑肌细胞内 cAMP 的含量，导致气道平滑肌张力下降，气道扩张。②促进内源性肾上腺素与去甲肾上腺素的释放，使气道平滑肌松弛。③拮抗腺苷作用，腺苷能使气道肥大细胞释放组胺和白三烯而引起气道收缩。④降低支气管平滑肌细胞内 Ca^{2+} 浓度。⑤通过多环节产生抗炎作用。

2. 强心利尿作用　氨茶碱可直接作用于心脏，增强心肌收缩力，使心输出量增多；增加肾小球滤过率，抑制肾小球对钠、水的重吸收而产生利尿作用。

3. 其他作用　松弛胆道平滑肌，解除胆管痉挛。

【临床应用】

1. 支气管哮喘和喘息性支气管炎预防和治疗　轻症哮喘采用口服给药，但普通口服制剂维持时间短，现逐渐被茶碱缓释剂和控释剂取代。重症哮喘或哮喘持续状态，可静脉滴注或静脉注射给药。尤其当急性哮喘患者在吸入 $β_2$ 受体激动药疗效不显著时，静脉注射茶碱可明显提高疗效。

2. 治疗急性心功能不全和心源性哮喘，治疗胆绞痛与镇痛药合用。

【不良反应】

1. 消化道反应　口服刺激胃黏膜，可产生恶心、呕吐等症状。

2. 中枢兴奋症状　治疗量即可出现烦躁不安、失眠等现象。

3. 急性中毒　过量或静脉注射速度过快易引起心律失常、血压骤降、谵妄、惊厥、昏迷等，甚至呼吸、心搏停止而死亡。

【用药指导】

1. 口服后容易出现消化道反应，宜在饭后服用或采用肠溶片来减轻。

2. 由于存在中枢兴奋症状，应避免睡前给药或适量应用镇静药可对抗。

3. 氨茶碱的安全范围较窄，且不良反应的发生率与其血药浓度密切相关，血药浓度超过治疗水平（>20mg/L）时，易发生不良反应，可致心悸、严重心律失常、血压骤降、猝死等，故应严格掌握剂量，尤其是静脉注射时应充分稀释，并且缓慢注射，防止急性毒性的发生。

4. 氨茶碱口服用于慢性哮喘，一次0.1~0.2g，一天3次。重症哮喘或哮喘持续状态可采用静脉注射给药，一次0.25~0.5g，必须用25%~50%葡萄糖注射液20~40ml稀释后，在10~15分钟内缓慢注射。

5. 急性心肌梗死伴有血压显著降低者禁用。肝肾功能不全、消化性溃疡、甲状腺功能亢进症患者慎用。

胆茶碱（Choline Theophyllinate）

胆茶碱为茶碱与胆碱的复盐。口服易吸收，对胃肠道刺激性小，胃肠道反应较氨茶碱少，患者易耐受。对心脏和中枢神经系统的作用不明显。

三、M 胆碱受体阻断药

异丙托溴铵（Ipratropinum Bromide，异丙阿托品）

异丙托溴铵气雾吸入时能阻断支气管平滑肌上 M 受体，使支气管扩张，产生平喘作用。作用持久且不增加痰液黏稠度。临床上主要用于不能耐受 β_2 受体激动药或对其疗效不显著的哮喘的治疗，特别是老年性哮喘疗效好。

气雾吸入，一次 $40 \sim 80\mu g$，一天 $3 \sim 4$ 次，吸入后 5 分钟起效，维持 $4 \sim 6$ 小时。用药时应注意保护眼睛，以免引起瞳孔扩大及眼压增高。青光眼、前列腺增生患者慎用。

四、肾上腺皮质激素类药

糖皮质激素是目前治疗哮喘最有效的药物，主要通过抑制气道炎症反应防治哮喘发作。糖皮质激素的全身作用因其抗炎效应强大，平喘作用明显，但全身作用不良反应多而严重，临床仅用于严重的哮喘发作和持续状态。局部雾化吸入药物的使用是其近年来的一个重要进展，长期使用可防治其他药物治疗无效的慢性哮喘，已成为平喘药中的一线药物。

倍氯米松（Beclomethasone）

倍氯米松为地塞米松的衍生物，是局部应用的强效肾上腺皮质激素类药。抗炎作用约为地塞米松的 500 倍。雾化吸入可直接进入气道发挥抗炎平喘作用，且无全身不良反应，长期应用也不抑制肾上腺皮质功能。本药起效较慢，药效高峰一般在用药后 10 天左右出现，故不能用于控制哮喘急性发作，但可作为慢性哮喘治疗的首选药。

气雾吸入，成人剂量一次 $100 \sim 200\mu g$，一天 $2 \sim 3$ 次，每天最大剂量 1mg。儿童酌情减量，但每天剂量不超过 0.8mg。由于该药起效较慢，因此在吸入给药后仍应口服药物数日，保证药物血药浓度达标。

该药长期吸入易发生口腔真菌感染，宜多漱口。

布地奈德（Budesonide）

布地奈德是不含卤素的糖皮质激素类药物，局部抗炎作用约为倍氯米松的 2 倍，作用强大。肝脏代谢清除率较高，故几乎无全身肾上腺皮质激素样作用。雾化吸入用于持续哮喘的长期治疗，可有效地减少口服肾上腺皮质激素的用量。吸入时，一次 $1 \sim 2$ 喷（一喷相当于 $200\mu g$），一天 $2 \sim 4$ 次。

五、抗过敏平喘药

抗过敏平喘药的主要作用是抗过敏作用和轻度的抗炎作用。通过抑制作用，对巨噬细胞、嗜酸性粒细胞、单核细胞等炎症细胞的活性也有抑制作用。其平喘作用起效慢，不宜用于哮喘急性发作期的治疗。临床上主要用于预防哮喘发作。本类药物包括肥大细胞膜稳定药（如色甘酸钠、奈多罗米）、H_1受体阻断药（如酮替芬）和抗白三烯药（半胱氨酰白三烯）等。

（一）肥大细胞膜稳定药

色甘酸钠（Sodium Cromoglicate）

色甘酸钠为非脂溶性药物，临床上采用粉剂定量雾化器方式吸入给药，吸入后10～20分钟达峰值，经患者胆汁和尿液排出。

【药理作用】

色甘酸钠无激动 β_2 受体和直接松弛支气管平滑肌作用，亦无抗组胺、白三烯作用。但在接触抗原前给药，可预防速发型和迟发型过敏性哮喘、运动或其他刺激诱发的哮喘，而对正在发作的哮喘无效。

【临床应用】

1. 预防各型支气管哮喘发作　对于外源性哮喘疗效最佳，预先用药有效率可达90%以上。对内源性哮喘疗效较差。对糖皮质激素依赖性哮喘，可减少糖皮质激素的用量。

2. 治疗过敏性疾病　可治疗过敏性鼻炎、过敏性结膜炎、过敏性湿疹。

【不良反应】

不良反应少见。少数患者可见咽部刺激感、呛咳、气急、胸闷，甚至诱发哮喘。

【用药指导】

咽部刺激感、呛咳、气急、胸闷，甚至诱发哮喘者，可同时吸入异丙肾上腺素预防。

奈多罗米（Nedocromil）

奈多罗米作用与色甘酸钠相似。有肥大细胞膜稳定作用，作用强于色甘酸钠。还有明显的抗炎作用，气管渗出但较糖皮质激素为弱。可作为长期预防性平喘药，用于哮喘早期的维持治疗。

（二）H_1受体阻断药

酮替芬（Ketotifen）

酮替芬能抑制肥大细胞、嗜碱性粒细胞释放过敏介质，并且有强大的 H_1 受体阻断作用，比氯苯那敏强10倍。口服有效，用于预防各型支气管哮喘，疗效优于色甘酸钠，对儿童效果更好。但显效慢，对已发作的急性哮喘无效。成人一次1mg，早晚各服一次。不良反应少，偶有口干、头晕、嗜睡等副作用。从事驾驶及高空作业者慎用。

（三）抗白三烯药

半胱氨酰白三烯是哮喘发病中的一种重要的炎症介质。肺组织受抗原攻击时多种炎症细胞（嗜酸性粒细胞、巨噬细胞、肥大细胞等）能释放半胱氨酰白三烯，引起支气管黏液分泌，降低支气管纤毛功能，增加气道微血管通透性；引起气道水肿和嗜酸性粒细胞在组织浸润，刺激神经纤维末梢释放缓激肽，引起气道炎症反应，其作用比组胺强 1000 倍。抗白三烯药拮抗半胱氨酰白三烯的上述作用，与糖皮质激素合用可获得协同抗炎作用，并减少糖皮质激素的用量，对吸入糖皮质激素不能控制的哮喘患者有效。

扎鲁司特（Zafirlukast）

扎鲁司特用于轻、中度哮喘的预防和治疗，尤其适合阿司匹林哮喘患者。不良反应轻微，妊娠期、哺乳期妇女及肝功能不全者慎用。

孟鲁司特（Montelukast）

孟鲁司特作用同于扎鲁司特，用于成人和 12 岁以上儿童支气管哮喘的长期治疗和预防。

第二节　镇咳药

PPT

实例分析

实例　患者，男，67 岁。慢性咳嗽、咳痰 20 年。活动后憋气 10 余年，1 周前受凉后咳嗽、咳痰症状加重，痰液呈黄色、黏稠不易咳出，伴有发热，最高达 39℃。查体：T 38.2℃，半坐位，喘憋貌，口唇发绀，颈静脉怒张，桶状胸，双肺布满哮鸣音，双肺底可闻及湿啰音，肝大，下肢水肿。血气分析：pH 7.35，$PaCO_2$ 80mmHg，PaO_2 50mmHg。

问题　1. 患者病情已发展到什么阶段？

2. 典型咳嗽发作的表现有哪些？

3. 镇咳的药物有哪些？

咳嗽是一种保护性反射，具有促进呼吸道的痰液和异物排出、保持呼吸道清洁与通畅的作用。轻度的咳嗽一般不需要使用镇咳药，对于剧烈无痰的咳嗽，为了减轻患者的痛苦，防止原发疾病的发展，避免剧烈咳嗽引起的并发症，应采用镇咳药物进行治疗。若咳嗽伴有咳痰困难，则应使用祛痰药，慎用镇咳药，否则积痰排不出，易继发感染，并且阻塞呼吸道，引起窒息。在应用镇咳药前，应寻找引起咳嗽的原因并针对病因进行治疗。

目前常用的镇咳药，根据其作用机制分为两类：①中枢性镇咳药，直接抑制延髓咳嗽中枢而发挥镇咳作用。②外周性镇咳药，通过抑制咳嗽反射弧中的感受器、传入神经、传出神经或效应器中任何环节而发挥镇咳作用。有些药物兼有中枢和外周两种作用。

一、中枢性镇咳药

中枢性镇咳药可分为依赖性和非依赖性两类镇咳药。前者是吗啡类生物碱及其衍生物，镇咳效应强大，但具有依赖性，临床上常用可待因等依赖性较小的药物；非依赖性药物是合成镇咳药，目前品种较多，临床应用十分广泛。

（一）依赖性中枢性镇咳药

可待因（Codeine，甲基吗啡）

可待因对延髓咳嗽中枢有选择性抑制作用。镇咳作用强而迅速，其中枢性镇咳强度约为吗啡的1/4。亦具镇痛作用，镇痛强度为吗啡的1/10。其呼吸抑制作用、便秘、耐受性、依赖性等均弱于吗啡。临床用于各种原因引起的剧烈干咳，对胸膜炎干咳伴胸痛者尤其适用。

长期用药可产生耐受性及依赖性。大剂量可引起兴奋、烦躁不安，甚至惊厥，小儿更易出现。能抑制支气管腺体分泌和纤毛运动，可使痰液黏稠度增高。对黏痰且量多的患者易造成气道阻塞及继发感染，不宜应用。在呼吸不畅及支气管哮喘性咳嗽的患者中，由于其对支气管平滑肌有轻度收缩作用，故应慎用。

（二）非依赖性中枢性镇咳药

右美沙芬（Dextromethorphan）

右美沙芬镇咳作用与可待因相似，起效快，既无镇痛作用亦无依赖性。用于各种原因引起的干咳。本品安全范围大。偶有头晕、轻度嗜睡、口干、便秘、恶心和食欲不振。痰多患者慎用，妊娠3个月内妇女禁用。

喷托维林（Pentoxyverine，咳必清）

喷托维林镇咳作用约为可待因的1/3。对咳嗽中枢具有直接抑制作用，并有轻度阿托品样作用和局部麻醉作用。可轻度抑制支气管内感受器及传入神经末梢，使痉挛的支气管平滑肌松弛，减轻气道阻力，因此兼具外周镇咳作用。用于各种原因引起的干咳。偶有轻度头痛、头晕、恶心和便秘等。青光眼、前列腺肥大和心功能不全者慎用，痰多者宜与祛痰药并用。

二、外周性镇咳药

苯佐那酯（Benzonatate，退嗽露）

苯佐那酯有较强的局部麻醉作用，选择性抑制肺牵张感受器，阻断咳嗽反射传入冲动而镇咳，镇咳作用比可待因差，不抑制呼吸，能增加每分通气量。主要用于支气管镜、支气管造影剂喉镜检查预防咳嗽。不良反应有嗜睡、头晕、鼻塞，偶见过敏性皮疹。服用时需整片吞服，切勿嚼碎，以免引起口腔麻木。

苯丙哌林（Benproperine）

苯丙哌林是非成瘾性镇咳药，该药兼有中枢和外周镇咳的双重作用，而且有平滑肌解痉作用。镇咳作用比可待因强。可用于各种原因引起的干咳。偶有轻度口干、头昏、胃部烧灼感。妊娠期妇女慎用。服用时需整片吞服，切勿嚼碎，以免引起口腔麻木。

<h3 align="center">那可丁（Noscapine）</h3>

那可丁可抑制肺牵张反射引起的咳嗽，兼具兴奋呼吸中枢作用。镇咳一般持续 4 小时，无依赖性，适用于镇咳。有时可引起轻度嗜睡和头痛，不宜用于痰多患者。

第三节　祛痰药

PPT

实例分析

实例　患者，女，54 岁。眩晕间断发作 5 年，加重 7 天。发作时视物旋转，头重如裹，伴胸闷恶心，呕吐痰涎，舌苔白腻，脉弦滑。就诊前曾服天麻钩藤汤 1 周，显效。

问题　1. 祛痰药的作用机制有哪些？
　　　2. 祛痰的药物有哪些？

祛痰药作用如下。
1. 使痰液变稀，黏稠度减低，易于咳出。
2. 加速呼吸道纤毛运动，改善痰液转运。
3. 间接镇咳和平喘作用，有利于控制继发感染。

一、痰液稀释药

<h3 align="center">氯化铵（Ammonium Chloride）</h3>

氯化铵口服后刺激胃黏膜引起恶心，反射性促进支气管腺体分泌增加，使痰液稀释，易于排出。适用于急、慢性支气管炎痰多、黏稠、不易咳出的患者。另外，氯化铵是酸性无机盐，可用于酸化尿液和纠正代谢性碱中毒。空腹服用后可有恶心、呕吐等胃肠不适症状，过量或长期服用可造成酸中毒和低钾血症。

二、黏痰溶解药

<h3 align="center">乙酰半胱氨酸（Acetylcysteine，痰易净）</h3>

乙酰半胱氨酸能使白色黏痰中二硫键断裂，黏蛋白分子量变小；并使脓性痰中 DNA 纤维断裂，使痰的黏滞性降低，易于咳出。

用于有大量黏痰难以咳出者。大量痰涌时，可用滴管直接将药物滴入气道。可引起恶心、呕吐。对呼吸道有刺激性，可引发支气管痉挛，与异丙肾上腺素合用可避免。避免与橡皮、金属、氧气、氧化剂接触。支气管哮喘患者禁用。

溴己新 （Bromhexine，必嗽平）

溴己新能促使支气管腺体黏液分泌细胞释放溶酶体，裂解痰中黏多糖纤维；并能抑制黏液腺及杯状细胞合成酸性黏多糖，减低痰的黏稠度，还能促进支气管纤毛运动，促进排痰，用于急慢性支气管炎、支气管哮喘、支气管扩张等黏痰不易排出者。偶见恶心、血清氨基转移酶升高。消化性溃疡、肝功能不全者慎用。

第四节　呼吸系统疾病的药物治疗学基础

PPT

一、哮喘的药物治疗

哮喘是呼吸系统疾病常见症状之一，多见于支气管哮喘和喘息性支气管炎，是支气管平滑肌痉挛和支气管黏膜炎症引起的分泌物增加、黏膜水肿所致气道阻塞的结果。

【药物治疗原则】

扩张支气管，解除支气管平滑肌痉挛；抗炎抗过敏，减少气道分泌物，减轻水肿。

【用药指导】

1. 慢性哮喘者首选气雾吸入倍氯米松，亦可口服沙丁胺醇缓释或控释制剂及氨茶碱。

2. 急性哮喘者首选气雾吸入沙丁胺醇，无效者改用注射肾上腺素或异丙肾上腺素，亦可口服或注射可的松、地塞米松等糖皮质激素类药物。

3. 哮喘持续状态宜选用氨茶碱静脉注射或静脉滴注，也可口服或注射糖皮质激素类药物。

4. 过敏性哮喘可用色甘酸钠和酮替芬，但对已发作的哮喘无效。

二、咳嗽的药物治疗

咳嗽是一种防御性反射活动。偶尔轻度咳嗽有利于清除呼吸道异物，但频繁的剧烈咳嗽，不仅消耗体力，影响工作和生活，还可能导致病情加重，此时应在对因治疗的基础上加用镇咳药来缓解咳嗽症状。

【药物治疗原则】

在对因治疗的基础上，如咳嗽无法自行缓解，则需应用镇咳药。

【用药指导】

1. 可待因镇咳作用迅速而强大，适用于剧烈的刺激性干咳，但久用可产生耐受性和依赖性，故应用上受到一定的限制。右美沙芬镇咳强度与可待因相似，且长期应用无耐受性和依赖性，在临床上应用广泛，常作为感冒制剂的成分之一。喷托维林镇咳作用较可待因弱，但无成瘾性，临床用于上呼吸道感染引起的无痰干咳和百日咳。中枢性镇咳药作用强，不适用于痰多患者。

2. 苯丙哌林和苯佐那酯均为外周性镇咳药，适用于各种原因所致的刺激性干咳，有痰者需与祛痰药合用。两药服用时，均不得嚼碎，需整片吞服。

三、痰液的药物治疗

痰是呼吸道炎症的产物，会刺激呼吸道黏膜引起咳嗽，还可加重感染，尤其是痰液黏稠难于咳出时，可能导致哮喘或呼吸困难，此时，应用祛痰药排出痰液。

【药物治疗原则】

稀释痰液，溶解痰液。

【用药指导】

1. 氯化铵能促进呼吸道腺体分泌，使痰液变稀，易于咳出。临床很少单独使用，而是与其他药物制成复方制剂。临用前可用水溶解再服用。

2. 乙酰半胱氨酸能溶解痰液，使其易于咳出，采用气雾吸入或气管滴入治疗黏痰不易咳出者。但有刺激性，可引起呛咳、气管痉挛，可用异丙肾上腺素缓解。溴己新兼有溶解痰液和祛痰作用，适用于痰液黏稠不易咳出者。

目标检测

一、单项选择题

1. 下列平喘药中属于 M 胆碱受体阻断药的是
   A. 特布他林　　　B. 布地奈德　　　C. 酮替芬　　　　D. 异丙托溴铵

2. 属于 β 肾上腺素受体激动药的平喘药是
   A. 孟鲁司特　　　B. 氨茶碱　　　　C. 酮替芬　　　　D. 沙丁胺醇

3. 支气管炎症过程中有明显抑制作用的平喘药是
   A. 肾上腺素　　　B. 倍氯米松　　　C. 异丙肾上腺素　D. 沙丁胺醇

4. 下列药物无平喘作用的是
   A. 肾上腺素　　　B. 可待因　　　　C. 异丙肾上腺素　D. 氨茶碱

5. 可待因是
   A. 吗啡的去甲衍生物　　　　　　　B. 兼有中枢和外周作用的镇咳药
   C. 非成瘾性镇咳药　　　　　　　　D. 兼有镇痛作用的镇咳药

6. 临床用于预防哮喘，对正在发作哮喘无效的是
   A. 氨茶碱　　　　B. 特布他林　　　C. 异丙托溴铵　　D. 色甘酸钠

7. 下列不属于氨茶碱适应证的是
   A. 某些水肿症利尿　　　　　　　　B. 心源性哮喘
   C. 急性心功能不全　　　　　　　　D. 心绞痛

8. 酮替芬属于下述何类药物
   A. 茶碱类　　　　　　　　　　　　B. β 受体激动药
   C. 糖皮质激素类药物　　　　　　　D. 抗过敏平喘药

9. 治疗哮喘严重持续状态或者重症哮喘时，可选用
    A. 静脉注射糖皮质激素　　　　　B. 肌内注射氨茶碱
    C. 气雾吸入色甘酸钠　　　　　　D. 气雾吸入异丙肾上腺素

10. 与地塞米松相比，倍氯米松治疗哮喘的主要优点是
    A. 平喘作用强　　　　　　　　　B. 起效快
    C. 抗炎作用弱　　　　　　　　　D. 长期应用也不抑制肾上腺皮质功能

11. 具有外周性镇咳作用的药物是
    A. 可待因　　　B. 右美沙芬　　　C. 苯佐那酯　　　D. 乙酰半胱氨酸

12. 为过敏介质阻释药，兼有 H_1 受体阻断作用，可预防哮喘发作的是
    A. 倍氯米松　　　B. 特布他林　　　C. 吸入色甘酸钠　　　D. 酮替芬

13. 乙酰半胱氨酸的主要作用和用途是
    A. 保护胃黏膜，治疗消化道溃疡　　　B. 抑制肺牵张感受器，用于镇咳
    C. 裂解黏蛋白分子，用于化痰　　　　D. 提高肠张力，减少肠蠕动，治疗腹泻

14. 对黏痰量多的患者不宜用的是
    A. 可待因　　　B. 喷托维林　　　C. 苯丙哌林　　　D. 苯佐那酯

15. 既能祛痰，又能酸化尿液和利尿的药物是
    A. 氯化铵　　　B. 溴己新　　　C. 羧甲司坦　　　D. 乙酰半胱氨酸

二、多项选择题

16. 具有选择性激动 β_2 受体作用的药物有
    A. 沙丁胺醇　　　　　　　　　　B. 特布他林
    C. 麻黄碱　　　　　　　　　　　D. 去甲肾上腺素
    E. 克仑特罗

17. 治疗哮喘急性发作可选用的药物有
    A. 氨茶碱静脉注射　　　　　　　B. 沙丁胺醇气雾吸入
    C. 地塞米松口服　　　　　　　　D. 倍氯米松气雾吸入
    E. 色甘酸钠雾化吸入

18. 与哮喘发生有关的因素有
    A. 支气管平滑肌痉挛　　　　　　B. 支气管黏膜血管扩张
    C. 迷走神经活性过高　　　　　　D. 肺部感染
    E. 各种原因引起的肥大细胞脱颗粒造成过敏介质释放

19. 常用平喘药的分类包括
    A. 抗过敏平喘药　　　　　　　　B. 抗胆碱药
    C. β 受体激动药　　　　　　　　D. 茶碱类
    E. 糖皮质激素

20. 黏痰溶解药包括
    A. 氯化铵　　　　　B. 溴己新　　　　　C. 氨溴索

   D. 苯佐那酯   E. 乙酰半胱氨酸

三、简答题

1. 平喘药有哪几类药物？

2. 简述氨茶碱主要作用机制。

3. 可待因可以对黏痰且量多的患者应用吗？

4. 祛痰药的作用是什么？

5. 氯化铵适用于哪类患者使用？

书网融合……

微课   划重点   自测题

PPT

第十一章　生殖系统药

学习目标

知识要求

1. **掌握**　缩宫素的作用特点、临床应用及不良反应。
2. **熟悉**　麦角新碱、前列腺素的作用特点、临床应用及不良反应。
3. **了解**　子宫平滑肌抑制药、治疗前列腺良性增生症药及影响性功能药的作用和用途。

能力要求

1. 熟练掌握根据患者所患生殖系统疾病推荐合适药品的技能。
2. 学会指导患者正确使用生殖系统药，并交代用药注意事项。
3. 会运用生殖系统药的理论知识，解决患者的合理用药咨询。

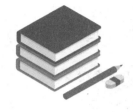

第一节　子宫平滑肌兴奋药和抑制药

实例分析

实例　张某，32岁，初产妇，妊娠39周。阴道有少量淡黄色液体流出，规律宫缩已超15小时，宫缩频率25秒/7～8分钟，胎心音154次/分，宫口开大2.3cm，宫颈轻度水肿，无明显产道异常。经医生诊断：妊娠39周潜伏期延长、宫缩无力。静脉滴注缩宫素后，顺利分娩。

问题　1. 缩宫素为什么可以用于催产？使用注意事项有哪些？

2. 缩宫素除了应用于催产之外，还有哪些临床应用？

子宫平滑肌兴奋药是一类能选择性兴奋子宫平滑肌，引起子宫节律性收缩或强直性收缩的药物。如缩宫素、麦角新碱、前列腺素等。

子宫平滑肌抑制药又称抗早孕药，是一类可抑制子宫平滑肌，减弱子宫收缩力，减慢收缩节律的药物。如利托君、沙丁胺醇等。

一、子宫平滑肌兴奋药

缩宫素（Oxytocin）微课

缩宫素又称催产素，是由垂体后叶分泌的一种激素。临床使用的可从动物牛、猪的垂体提取，也可人工合成。

【药理作用】

1. 兴奋子宫平滑肌 可直接兴奋子宫平滑肌，加强子宫收缩，作用强度及性质与以下因素有关。

（1）与用药剂量有关 小剂量（2～5U）可引起子宫体产生节律性收缩，而子宫颈平滑肌松弛，其收缩性质与正常生理分娩相似，促使胎儿顺利娩出；大剂量（5～10U）可引起子宫强直性收缩，不利于胎儿娩出，还易引起胎儿宫内窒息或子宫破裂。

（2）与女性激素水平有关 雌激素可增加子宫对缩宫素的敏感性，而孕激素可降低其敏感性。

2. 促进排乳 能兴奋乳腺平滑肌，使乳腺导管收缩，促进排乳，但不增加乳汁分泌的总量。

3. 其他 大剂量可扩张血管，引起血压下降，并有轻微的抗利尿作用。

【临床应用】

1. 催产和引产 小剂量缩宫素缓慢静脉滴注适用于宫缩乏力而无产道异常、胎位正常、头盆相称的难产；也用于死胎、过期妊娠及患有心脏病、肺结核等严重疾病需提前终止妊娠者的引产。

2. 产后止血 皮下或肌内注射大剂量缩宫素，可引起宫产生强直性收缩，压迫子宫肌层内血管而止血。也可用于一些妇科手术如子宫肌瘤剔除术中的宫壁注射止血。因作用时间短，常加麦角类制剂。

3. 催乳 哺乳前2～3分钟，用滴鼻液，每次3滴。

【不良反应】

本药不良反应较少，偶见恶心、呕吐、血压下降等，剂量过大或滴速过快可引起子宫强直性收缩，导致胎儿宫内窒息或子宫破裂。

【用药指导】

1. 用于催产和引产时必须注意严密观察宫缩及胎心情况，及时调整给药速度。

2. 严格掌握适应证，凡产道异常、头盆不称、胎位不正、前置胎盘、三次以上的经产妇或有剖宫产史者等禁用。

麦角生物碱（Ergot Alkaloid）

麦角是寄生在黑麦上的一种麦角菌的干燥菌核，其含有多种生物碱，均为麦角酸的衍生物，包括麦角新碱、麦角胺、麦角毒等。麦角胺能收缩脑血管，降低脑动脉搏动幅度，常与咖啡因合用治疗偏头痛。麦角新碱兴奋子宫平滑肌明显，作用迅速，妇产科常用。

【药理作用】

1. 兴奋子宫 选择性兴奋子宫平滑肌，使子宫收缩。其作用特点：①作用快，强大而持久。②对妊娠子宫比未孕子宫作用强，尤其对临产时或新产后的子宫作用最强。③剂量稍大即可引起子宫平滑肌强直性收缩，压迫血管而有止血作用。④对子宫体和子宫颈的作用无选择性，均有很强的收缩作用，故禁用于催产和引产。

2. 收缩血管　氨基酸麦角碱类能直接兴奋血管平滑肌，收缩末梢血管，作用强大。大剂量或反复应用会损伤血管内皮细胞，导致肢端干性坏疽。也能收缩脑血管，减少脑动脉搏动幅度，从而减轻偏头痛。

【临床应用】

1. 子宫出血　用于产后、刮宫术后、月经过多等原因引起的子宫出血。常肌内注射麦角新碱，通过引起子宫平滑肌强直性收缩，进行机械性压迫肌层内血管而止血。

2. 产后子宫复原　可加速产后子宫复旧，产后子宫复旧缓慢者，容易出血或感染。麦角新碱兴奋子宫，尤其是对新产后子宫兴奋作用强，可促进子宫收缩而复原。

3. 偏头痛　收缩脑血管，减少脑动脉搏动幅度，从而减轻偏头痛。常与咖啡因合用。

【不良反应和用药指导】

一般用药时间短，不良反应少见。部分患者可出现恶心、呕吐、头晕、面色苍白、血压升高等。静脉给药时，可出现头痛、耳鸣、胸痛、心悸、呼吸困难等，故不宜以静脉注射作常规使用。偶见过敏反应。严重者出现呼吸困难、血压下降。故使用时应监测血压、心率。不得与血管收缩药同用，有出现严重高血压甚至脑血管破裂的危险。

> **请你想一想**
> 同样能兴奋子宫平滑肌，为什么缩宫素可用于引产和催产，而麦角新碱却不能？

前列腺素（Prostaglandins，PGs）

前列腺素是一类存于人体中的不饱和脂肪酸组成的具有多种生理作用的活性物质。作为子宫兴奋药常用的药物有地诺前列酮（Dinoprostone PGE_2）、地诺前列素（Dinoprost $PGF_{2\alpha}$）、硫前列酮（Sulprostone）、卡前列素（Carboprost）和米索前列醇（Misoprostol）。

【药理作用】

1. 兴奋子宫　地诺前列酮和地诺前列素对妊娠各期子宫均有兴奋作用，临产前的子宫敏感性最强。可产生近似正常分娩的子宫收缩，对妊娠早、中期子宫收缩作用较缩宫素强。对子宫颈有软化和扩张作用。

2. 抗早孕　前列腺素能促进黄体萎缩、溶解，降低血中黄体酮水平，子宫内膜脱落形成月经，还可影响输卵管活动，阻碍受精卵着床，产生抗早孕作用。

【临床应用】

1. 引产　主要用于中期妊娠或足月引产和治疗习惯性流产，对妊娠毒血症（先兆子痫、高血压）、妊娠合并肾病、过期妊娠等患者均可以应用。

2. 抗早孕　可用于停经 49 天内的早孕妇女。

【不良反应和用药指导】

本类药物可引起恶心、呕吐、腹痛、腹泻等胃肠症状，少数人可出现头晕、头痛、体温升高等不良反应。支气管哮喘、青光眼、严重心脏病和过敏者禁用。

二、子宫平滑肌抑制药

子宫平滑肌抑制药是一类松弛子宫平滑肌，减少宫缩频率和强度，降低子宫平滑肌对刺激的反应性，主要用于痛经和早产的药物。常用药物有 β_2 受体激动药、硫酸镁、钙通道阻滞药、前列腺素合成酶抑制药等。

利托君（Ritodrine）

利托君能选择性兴奋子宫平滑肌细胞膜上的 β_2 受体，抑制子宫平滑肌的收缩频率和强度，减少子宫的活动而延长妊娠期。同时可使腺苷酸环化酶的活性增强（cAMP 增多）而产生保胎作用。临床主要用于防治早产。口服不良反应较少，静脉可致恶心、呕吐、心率加快、头痛、低血压、高血糖、低钾血症、过敏性休克等。妊娠不足 20 周及分娩进行期（宫颈口开大 4cm 以上）者禁用。严重心血管疾病、糖尿病患者禁用。

硫酸镁（Magnesium Sulfate）

硫酸镁可抑制子宫平滑肌收缩，使宫缩频率减少，强度减弱，同时对中枢神经系统也有抑制作用，对血管平滑肌有舒张作用，使痉挛的外周血管扩张，降低血压。临床用于治疗早产、妊娠高血压综合征、先兆子痫和子痫。通常治疗量接近中毒剂量，故用药过程中应密切注意患者的呼吸、尿量、膝反射等。如出现膝腱反射明显减弱或消失、呼吸次数每分钟少于 14 ~ 16 次，每小时尿量少于 25 ~ 30ml 或 24 小时尿量少于 60ml，应及时停药，并给钙剂对抗。心脏传导阻滞、心肌损害、严重肾功能不全、对本品过敏者等禁用。

> **请你想一想**
> 硫酸镁的药理作用有哪些？ 给药途径分别是什么？

阿托西班（Atosiban）

阿托西班是缩宫素受体拮抗药，为缩宫素衍生物，可降低子宫的收缩频率和张力，抑制子宫收缩。本品也与加压素受体结合抑制加压素的作用。临床用于妊娠期妇女有下列情况的早产：年龄≥18 岁，孕龄 24 ~ 33 周，胎儿心率正常，规律性宫缩达每 30 分钟内≥4 次，每次持续至少 30 秒，并伴有宫颈扩张 1 ~ 3cm（初产妇 0 ~ 3cm）和子宫软化/变薄≥50%。本品必须由具有治疗早产经验的医师使用。最常见的不良反应为恶心、呕吐、头痛、头晕、潮热、心动过速、低血压等。罕见子宫出血和子宫张力缺乏的意外病例报道。

第二节　治疗前列腺良性增生症药

前列腺良性增生症（BPH）也称前列腺肥大，是前列腺组织异常增生而导致临床出现一系列尿路梗阻的临床症状，主要引起下尿路梗阻，表现为尿频、尿急、尿失禁、夜尿增多、排尿困难，甚至尿液无法排出等，是引起中老年男性排尿障碍原因中最为常见的一种良性疾病。目前治疗前列腺良性增生的药物主要有 α_1 受体阻断药、抗雄性激素药及植物药等。

一、α_1 受体阻断药

特拉唑嗪（Terazosin）

特拉唑嗪为选择性阻断突触后 α_1 受体，降低膀胱出口部位的平滑肌张力，解除前列腺增生时由于平滑肌张力引起的排尿困难，改善症状，增加尿流率。本品还可以降低外周血管的张力，使血压下降，不引起反射性心搏加快。对血脂有改善作用。用于良性前列腺增生及高血压治疗。常见不良反应为头痛、头晕、乏力、鼻塞等；罕见严重不良反应有造血系统障碍、阴茎持续勃起、虹膜松弛综合征。肠梗阻、消化道出血、阻塞性尿道疾病、12 岁以下儿童、妊娠妇女、哺乳期妇女等禁用。用药前需先排除前列腺癌。首次给药后 12 小时内、增加剂量后或中断治疗后又重新用药时，勿驾车或从事操作危险机械等工作。

坦洛新（Tamsulosin）

坦洛新为肾上腺素 α_1 受体亚型 α_{1A} 的特异拮抗药，对尿道、膀胱颈及前列腺平滑肌具有高度选择性阻断作用，使平滑肌松弛、尿道压迫降低。对前列腺增生引起的排尿困难、夜间尿频、残余尿感等症状有明显改善作用。主要用于治疗前列腺增生所致排尿障碍，适用于轻、中度患者及未导致严重排尿障碍患者。该药无首剂效应，首剂不必减少剂量或强调临睡前服药。常见不良反应为头痛、头晕、失眠、嗜睡等，偶见恶心、呕吐、胃部不适等。严重不良反应有阴茎持续勃起、虹膜松弛综合征。

二、抗雄激素药

（一）5α-还原酶抑制药

非那雄胺（Finasteride）

非那雄胺为细胞内酶-Ⅱ型 5α-还原酶特异性抑制药，抑制外周睾酮转化为二氢睾酮，降低血液和前列腺、皮肤等组织中二氢睾酮水平，从而抑制前列腺增生，改善良性前列腺增生的相关临床症状。用于治疗和控制良性前列腺增生、前列腺肥大患者。不良反应轻，少数患者可出现性功能障碍、乳腺增生、乳房触痛和皮疹等。

（二）雄激素受体拮抗药

普适泰（Prostat）

普适泰能有效地阻滞双氢睾酮与受体结合，从而抑制前列腺增生；通过松弛尿道平滑肌，增加膀胱逼尿肌收缩力，从而减轻前列腺增生所致的下尿路功能性梗阻，缓解前列腺增生的各种临床症状；并且能抑制内源性炎症介质白三烯和前列腺素的合成，具有抗炎、抗水肿作用。临床用于治疗良性前列腺增生，慢性、非细菌性前列腺炎。

本品不良反应较少，极少数患者有轻微的腹胀、胃灼热和恶心等。

三、其他

多是天然植物或（和）花粉提取物，由于中药和植物制剂成分复杂，其作用机制目前尚不明确。主要药物有普乐安、前列康、前列通、癃闭舒等。

第三节 影响性功能药

西地那非（Sildenafil）

西地那非是全球第一个口服 5 型磷酸二酯酶抑制药（PDE_5 抑制药），在研究扩张血管性抗心肌缺血的新药过程中发现它具有良好的抗勃起障碍的作用。

【药理作用】

通过选择性地抑制 5 型磷酸二酯酶（PDE_5）对环磷酸鸟苷（cGMP）的降解，使 cGMP 水平增高，以致阴茎海绵体内平滑肌松弛，血液充盈，有利于勃起。没有性刺激时，西地那非通常剂量是不起作用的。另外，还有抗血小板聚集及扩张外周血管的作用。

【临床应用】

用于治疗心理性和器质性原因引起的阴茎勃起功能障碍。

【不良反应】

可出现头痛、潮红、消化不良、鼻塞及视觉异常、心律失常、焦虑等，视觉异常一般为轻度和一过性的，主要表现为视物色淡、光感增强或视物模糊。

【用药指导】

本品使用需要在医师指导下服用，否则有可能引起生命危险。如持续勃起超过 4 小时，应立即就诊，异常勃起未得到即刻处理，阴茎组织可能受到损害并可能导致永久性勃起功能丧失。阴茎畸形、易引起阴茎异常勃起的疾病（多发性骨髓瘤、白血病等）、活动性消化性溃疡及心血管疾病等患者慎用。有机硝酸盐与本品合用可导致 cGMP 蓄积，引起顽固性低血压，所以本品与硝酸盐类禁止合用。

目标检测

一、单项选择题

1. 麦角新碱治疗产后出血的机制

    A. 收缩血管

    B. 促进血管修复

    C. 促进凝血

    D. 使子宫平滑肌强直性收缩，压迫肌层血管

2. 下列可用于防治早产的药物是

    A. 利托君　　　　　B. 缩宫素　　　　　C. 麦角新碱　　　　　D. 米索前列醇

3. 缩宫素在用于催产时，给药途径为

    A. 肌内注射　　　　B. 口服　　　　　　C. 静脉滴注　　　　　D. 皮下注射

4. 某一临产妇，宫口开全，胎位正常，胎膜已破，但存在宫缩无力，此时应给予

    A. 小剂量缩宫素　　　　　　　　　　B. 地诺前列素

    C. 大剂量缩宫素　　　　　　　　　　D. 麦角新碱

5. 下列哪个不属于缩宫素特点

    A. 对子宫体兴奋作用强

    B. 大剂量引起子宫平滑肌强直性收缩

    C. 孕激素升高子宫对缩宫素的敏感性

    D. 对子宫颈有松弛作用

二、简答题

为什么缩宫素能用于催产和引产？缩宫素的使用注意事项有哪些？

书网融合……

微课　　　　划重点　　　　自测题

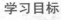

第十二章 激素类药

学习目标

知识要求

1. **掌握** 激素类药物的药理作用、临床应用、不良反应和用药指导。
2. **熟悉** 激素类药物的种类、用法和疗程。
3. **了解** 激素类药物的体内过程及主要特点。

能力要求

1. 熟练掌握根据患者所患疾病推荐合适药品的技能。
2. 学会指导患者正确使用激素类药，并交代用药注意事项。
3. 会运用激素类药的理论知识，解决患者的合理用药咨询。

第一节 肾上腺皮质激素类药

PPT

实例分析

实例 患者，女性，51岁。面部蝶形红斑、胸闷、乏力、心悸、四肢关节疼痛、双下肢水肿反复发作3年，生化检查出狼疮细胞，经诊断为系统性红斑狼疮，给予泼尼松龙片10mg，每天3次。

问题 1. 系统性红斑狼疮属于什么性质的疾病？为什么用泼尼松龙治疗？

2. 患者用药时应注意哪些问题？特别是平时饮食需要注意哪些？

肾上腺皮质激素（Adrenocortical Hormones）是肾上腺皮质所分泌的激素的总称，属甾体类化合物。主要包括三类：①盐皮质激素，有醛固酮和去氧皮质酮等。②糖皮质激素，如氢化可的松、可的松等。③性激素，包括雄激素、雌激素和孕激素。此三类激素分别由肾上腺皮质球状带、束状带、网状带合成和分泌，其合成与分泌具有昼夜节律性，凌晨0时血浆浓度最低，而后逐渐升高，上午8～10时最高，其原因是受促肾上腺皮质激素（ACTH）调节。临床常用的肾上腺皮质激素类药是指糖皮质激素类药物。

一、糖皮质激素类药

糖皮质激素（Glucocorticoids，GC）的作用广泛而复杂，且随剂量不同而变化。生理剂量主要影响正常物质代谢过程。正常人每天分泌的氢化可的松为15～30mg。

若人体缺乏将引起代谢失调以致死亡；应激状态时，机体分泌大量的糖皮质激素，通过允许作用等方式，使机体能适应内外环境变化所产生的强烈刺激。外源性给予超生理剂量（药理剂量）糖皮质激素时，除影响物质代谢外，还有抗炎、免疫抑制和抗休克作用等广泛的药理活性。临床常用糖皮质激素类药物分类及特点见表 12 - 1。

表 12 - 1 常用糖皮质激素类药物分类及特点

分类	药物	生物 $t_{1/2}$（小时）	抗炎作用（比值）	糖代谢（比值）	水盐代谢（比值）	等效剂量（mg）
短效类	氢化可的松	8 ~ 12	1.0	1.0	1.0	20
	可的松	8 ~ 12	0.8	0.8	0.8	25
中效类	泼尼松	12 ~ 36	4	3.5	0.3	5
	泼尼松龙	12 ~ 36	5	4.0	0.3	5
	甲泼尼龙	12 ~ 36	5	5.0	0	4
	曲安西龙	12 ~ 36	5	5.0	0	4
长效类	倍他米松	36 ~ 54	25 ~ 40	30 ~ 35	0	0.60
	地塞米松	36 ~ 54	30	30	0	0.75

【药理作用】 e 微课

1. 对物质代谢的影响

（1）糖代谢 促进糖原异生，减少葡萄糖的分解与利用，并升高血糖。

（2）蛋白质代谢 加速肝外组织的蛋白质分解代谢，大剂量糖皮质激素还可以抑制蛋白质合成，引起负氮平衡。

（3）脂质代谢 大剂量长期使用可导致血浆胆固醇增高，激活四肢皮下脂酶，使皮下脂肪分解，并重新分布在面部、上胸部、颈背部、腹部和臀部，形成向心性肥胖，表现为"满月脸，水牛背"、四肢消瘦的特殊体型。

（4）水和电解质代谢 糖皮质激素有较弱的盐皮质激素样作用，长期应用可致水钠潴留，并促进钾、磷、钙的排泄，长期应用可能导致低钾血症、骨质疏松等。

2. 抗炎作用 具有强大的抗炎作用，能抑制物理性、免疫性、感染性及无菌性（如缺血性组织损伤）多种原因造成的炎症反应。在急性炎症早期，增加血管紧张性、降低毛细管的通透性、抑制白细胞浸润及吞噬反应、减少各种炎症因子的释放等，从而减轻炎症的充血、渗出、水肿反应，缓解红、肿、热、痛等症状；在炎症后期，抑制毛细血管和成纤维细胞的增生，抑制黏多糖、胶原蛋白及肉芽组织增生，防止粘连及瘢痕形成，减轻后遗症。但炎症反应是机体的有效防御性反应，炎症后期的增生更是组织修复的重要过程。因此，糖皮质激素在抑制炎症及减轻症状的同时也可能导致感染扩散、创面愈合延迟，应合理使用糖皮质激素类药物。

3. 免疫抑制作用与抗过敏作用 糖皮质激素对免疫过程多环节均有抑制作用。小剂量主要抑制细胞免疫；大剂量时则抑制浆细胞和抗体生成从而抑制体液免疫功能。

糖皮质激素抑制组织器官的移植排异反应和皮肤迟发性过敏反应。对于自身免疫性疾病也可以发挥一定的近期疗效。此外，糖皮质激素能减少过敏介质的产生，抑制过敏反应，减轻过敏性症状。

4. 抗毒素作用　糖皮质激素虽然对细菌内毒素无中和与破坏作用，但是能提高机体对细菌内毒素的耐受性，减轻细菌内毒素对机体的损害，缓解毒血症状，也能减少内热原的释放，对感染性毒血症的高热有退热作用。对细菌外毒素无效，对病原微生物也无杀灭抑制作用。

5. 抗休克作用　大剂量糖皮质激素具有抗休克作用，常用于感染性休克的治疗。机制可能如下。

（1）降低血管对某些缩血管活性物质（血管紧张素、加压素、去甲肾上腺素等）的敏感性，解除小血管痉挛，改善微循环。

（2）抑制某些炎症因子的产生，减轻全身炎症反应及组织损伤。

（3）稳定溶酶体膜，减少心肌抑制因子（MDF）的形成，增强心肌收缩力，增加心输出量。

（4）抗炎、抗毒、抗免疫作用，减轻休克症状。

6. 允许作用　糖皮质激素对某些组织细胞无直接活性，但可以给其他激素发挥作用创造有利条件，称为允许作用。例如糖皮质激素可以增加胰高血糖素的升血糖作用。

7. 其他作用

（1）退热作用　对严重的中毒感染患者，如败血症、伤寒、脑膜炎和晚期癌症等，具有迅速、良好的退热作用。机制可能与其抑制体温调节中枢对致热原的敏感性、稳定溶酶体膜、减少内源性致热原的释放有关。但在未明确诊断发热病因前不可滥用，以免掩盖症状，影响诊断。

（2）对血液和造血系统的作用　能刺激骨髓造血功能，使红细胞和血红蛋白含量增加。大剂量可使血小板增多及提高纤维蛋白原浓度，缩短凝血时间；刺激骨髓中的中性粒细胞释放入血而使中性粒细胞数增多，但却降低其游走、吞噬及消化等功能；使淋巴组织萎缩，淋巴细胞和嗜酸性粒细胞减少。

（3）中枢神经系统　可提高中枢神经系统的兴奋性，大量长期应用或敏感者小剂量用时可引起患者出现激动、失眠、欣快等表现，偶可诱发精神病；能降低大脑的电兴奋阈，促使癫痫发作。大剂量可致儿童惊厥。

（4）对骨骼的影响　抑制成骨细胞的活力，减少骨胶原的合成，促进胶原和骨基质的分解，使骨盐不易沉积，导致骨质形成障碍。另外，促使钙、磷自尿中排泄而进一步减少骨盐。故长期大量应用本类药物可出现骨质疏松，特别是脊椎骨，发生腰背痛，甚至发生压缩性骨折、股骨头坏死等。

（5）消化系统　促进胃酸和胃蛋白酶的分泌，抑制黏液的分泌，大剂量或长期使用可诱发或加重溃疡病。

【临床应用】

1. 替代疗法 用于急、慢性肾上腺皮质功能减退（包括肾上腺危象）、垂体前叶功能减退和肾上腺次全切除术后，作为补充治疗。

2. 严重急性感染或炎症

（1）严重急性感染 主要用于严重中毒性感染或同时伴有休克的患者，如中毒性菌痢、中毒性肺炎、暴发型流行性脑脊髓膜炎、猩红热、败血症及结核性脑膜炎等，在应用足量有效的抗菌药物治疗前提下，辅助应用糖皮质激素治疗，一般不宜过长（3~5天）使用，达到目的后先撤糖皮质激素后停抗生素。对病毒性感染一般不用，但当某些病毒感染如病毒性肝炎、流行性乙型脑炎和腮腺炎等所致病变和症状已严重威胁患者生命时，需用糖皮质激素迅速控制症状，防止或减轻并发症和后遗症。

（2）防止某些炎症的后遗症 在人体重要器官或关键部位发生炎症，如风湿性心瓣膜炎、心包炎、结核性脑膜炎、睾丸炎及角膜炎等，早期应用皮质激素可减少炎性渗出，可防止炎症后期粘连和瘢痕形成。

> **请你想一想**
>
> 感染中毒性休克使用糖皮质激素，为什么要合用抗生素？ 怎样用？

3. 治疗休克 适合各种休克。对感染中毒性休克，须在足量有效的抗菌药物治疗下使用，及早、短时间大剂量突击使用皮质激素，待微循环改善、脱离休克状态及时停药。对过敏性休克为次选药，可与首选药肾上腺素合用。对低血容量性休克，补液补电解质或输血后效果不佳者，可合用超大剂量的皮质激素。

4. 自身免疫性、器官移植排斥反应和过敏性疾病

（1）自身免疫性疾病 如严重风湿热、风湿性心肌炎、风湿性及类风湿关节炎、结节性动脉周围炎、系统性红斑狼疮、皮肌炎、自身免疫性贫血和肾病综合征等多种自身免疫性疾病，应用糖皮质激素后可缓解症状。对多发性皮肌炎本类为首选。

（2）器官移植排斥反应 可抑制异体器官移植术后所产生的免疫排斥反应。若与环孢素 A 等免疫抑制剂合用，疗效更好，并可减少药量。

（3）过敏性疾病 如荨麻疹、血清病、花粉症、血管神经性水肿、过敏性鼻炎、支气管哮喘和过敏性休克等，主要应用抗组胺药物和肾上腺素受体激动药治疗。对严重病例或其他药物无效时，可应用糖皮质激素做辅助治疗缓解症状，但不能根治。

5. 血液系统疾病 目前与抗肿瘤药联合用药，治疗急性淋巴细胞白血病。还可治疗再生障碍性贫血、血小板减少症、粒细胞减少、过敏性紫癜等疾病。停药后易复发。

6. 局部应用 多采用氢化可的松、泼尼松龙或氟轻松等软膏、霜剂或洗剂局部用药治疗湿疹、接触性皮炎、牛皮癣、肛门瘙痒等。

7. 其他 分娩前给产妇使用地塞米松，可避免早产儿呼吸窘迫综合征。

你知道吗

系统性红斑狼疮

系统性红斑狼疮是一种原因不明的、累及许多器官的自身免疫性疾病。其临床表现呈多样性，包括发热、红斑性皮疹、多发性关节痛、关节炎、多浆膜炎（特别是胸膜和心包）、贫血、血小板减少和肾脏、神经系统及心脏等的病变。红斑狼疮多见于女性，尤其是育龄期妇女。

【不良反应】

1. 长期大剂量应用引起的不良反应

（1）医源性肾上腺皮质功能亢进症（库欣综合征） 长期大量应用糖皮质激素引起脂质代谢和水盐代谢紊乱所致。表现为"满月脸""水牛背"、皮肤变薄、高血压、低钾血症、多毛、水肿、糖尿病、骨质疏松等，停药后可自行消失。用药过程中嘱患者低糖、低盐、高蛋白饮食以及加用氯化钾等措施进行缓解，必要时加用抗糖尿病药物、抗高血压药物治疗。

（2）诱发或加重感染 糖皮质激素抑制免疫系统，降低机体抵抗力，且无抗病原体作用，长期应用可诱发感染或体内潜在病灶扩散，尤其是对某些抵抗力已经降低的患者，如再生障碍性贫血、肾病综合征、白血病等。

（3）消化系统并发症 刺激胃酸、胃蛋白酶分泌增加并抑制胃黏液分泌，降低胃肠黏膜的抵抗力，可诱发或加剧胃、十二指肠溃疡，甚至造成消化道出血或穿孔。对少数患者可诱发胰腺炎或脂肪肝。

（4）心血管系统并发症 长期应用会导致水、钠潴留和血脂升高，可诱发高血压和动脉硬化。

（5）骨质疏松、肌肉萎缩、伤口愈合延缓等 糖皮质激素增加蛋白质分解、抑制肉芽组织生成，促进钙、磷排泄，故可致骨质疏松、肌肉萎缩、自发性骨折或伤口不易愈合等，并可抑制儿童生长发育。

（6）白内障和青光眼 全身或眼睛局部给药均可诱发白内障，并可升高眼压，诱发青光眼。长期使用本类药物，要定期检查眼压、眼底、视野等。

（7）其他 长期应用糖皮质激素可诱发精神失常、癫痫发作和糖尿病；妊娠早期使用可致畸胎。

2. 停药反应

（1）医源性肾上腺皮质功能不全 长期大剂量使用糖皮质激素，反馈性抑制垂体-肾上腺皮质轴，致肾上腺皮质功能萎缩或不全。连续长期用药后突然停药或减量过快，特别是患者遇到感染、手术、创伤等严重应激情况时，可引起肾上腺皮质功能不全或危象，表现为恶心、呕吐、乏力、低血压和休克等，需及时抢救。因此，长期应用糖皮质激素的患者应注意以下几点：①停药需经缓慢减量过程，不可骤然停药，停用激素后连续应用促皮质激素（ACTH）7天左右；②尽量减低每天维持量或采用隔日给药法；③在停药一年内如遇应激情况，应及时给予足量的糖皮质激素。

（2）反跳现象 久用突然停药或减量过快而导致原病复发或恶化，即为反跳现象。需重新加大剂量进行治疗，待症状缓解后再缓慢减量、停药。

3. 糖皮质激素抵抗　多种原因导致患者对糖皮质激素治疗不敏感，表现为一般量无效，大剂量疗效仍然很差或者无效。对糖皮质激素抵抗的患者盲目加大剂量和延长疗程不但无效，而且会引起严重的后果。

4. 禁忌证　抗菌药不能控制的感染（如真菌感染、水痘、麻疹）、严重的精神病和癫痫、新近胃肠吻合术、活动性消化性溃疡、骨折、骨质疏松、创伤修复期、角膜溃疡、青光眼、肾上腺皮质功能亢进症、严重高血压、糖尿病、妊娠等患者禁用。对于病情危急的适应证，即使有禁忌证存在，仍不得不用，待危急情况过去后，尽早停药或减量。

【用药指导】

1. 开始治疗前，应考虑皮质激素的利与弊；应在尽可能短的时间内应用最低有效剂量；只有在危及生命的情况下才可应用大剂量皮质激素。

2. 应用时必须严格掌握适应证，防止滥用，避免产生不良反应和并发症，以便使此类药物在某些疾病的抢救和治疗中起到应有的作用。

3. 如必须长期使用本类药物时，应给予促皮质激素，以防肾上腺皮质功能减退。同时给予钾盐，以防血钾过低，并限制钠盐的摄入。出现胃酸过多时，应加服抗酸药。长期大量用药还宜增加蛋白质饮食，以补偿蛋白质的分解，并适当加服钙剂及维生素 D，以防脱钙及抽搐。

4. 可的松和泼尼松等在肝内分别转化为氢化可的松和泼尼松龙方有活性，故严重肝功能不全患者宜采用氢化可的松或泼尼松龙。

5. 用于治疗严重感染及各种休克时宜采用大剂量突击疗法，疗程一般不超过3 天。

6. 用于治疗结缔组织病、肾病综合征、顽固性支气管哮喘、中心性视网膜炎、各种恶性淋巴瘤、淋巴细胞性白血病等时采用一般剂量长期疗法。常用泼尼松口服，开始 10～30mg/d，每天 3 次，产生疗效后，逐渐减量至最小维持量，持续数月。

7. 肾上腺皮质激素的分泌有昼夜节律性，每天上午 8 时左右达到分泌高峰，随后逐渐下降，至午夜 12 时为低潮。某些慢性病在长期治疗过程将 2 天总量，隔日清晨7～8 时给药 1 次。此法宜选用中效的泼尼松、泼尼松龙、强的松等，而不用长效的糖皮质激素，避免长期用药对下丘脑 - 垂体 - 肾上腺轴的抑制。

二、盐皮质激素类药

盐皮质激素（Mineralocorticoids）主要包括醛固酮和去氧皮质酮两种，维持机体正常的水、电解质代谢。醛固酮主要作用于肾的远曲小管，促进 Na^+、Cl^- 的重吸收和K^+、H^+ 的排出。去氧皮质酮保钠作用只有醛固酮的 1%～3%。临床上常与糖皮质激素合用作为替代疗法，治疗慢性肾上腺皮质功能减退症，纠正患者失钠、失水和钾潴留，恢复水和电解质的平衡。替代疗法的同时，需补充食盐 6～10g/d。

PPT

第二节　甲状腺激素和抗甲状腺药

甲状腺激素（Thyroid Hormone，TH）是由甲状腺合成、分泌的激素，是维持机体正常代谢、促进生长发育的重要激素。分泌过少会引起甲状腺功能减退症（简称甲减），表现为儿童期的呆小症和成人的黏液性水肿，需补充甲状腺激素类药物；分泌过多则引起甲状腺功能亢进症（简称甲亢），表现为高代谢、弥漫性甲状腺肿、突眼及神经、心血管等系统受累，需用抗甲状腺药治疗。

一、甲状腺激素类药

甲状腺激素（Thyroid Hormone，TH）包括三碘甲状腺原氨酸（Triiodothyronine，T_3）和四碘甲状腺原氨酸（Tetraiodothyronine，T_4）即甲状腺素（Thyroxine），T_3 生物活性高，作用快而强，维持时间短。T_4 含量高，要转变为 T_3 才起作用，且与血浆蛋白结合较牢固，游离较少，故作用慢而弱，但消除慢、作用持久。

【药理作用】

1. 维持正常生长发育　促进蛋白质合成，维持骨骼及中枢神经系统的生长发育，若胎儿期或婴儿期甲状腺功能低下，可致小儿呆小病（克汀病），主要表现为身材矮小、肢体短粗、智力低下等；甲状腺激素还可加速胎儿发育，新生儿呼吸窘迫综合征与 T_3、T_4 不足有关。成人甲状腺功能不全时可引起黏液性水肿，表现为记忆力减退、反应迟钝等。

2. 促进物质代谢和产热　提高基础代谢率，促进物质氧化，增加机体耗氧量，提高基础代谢率，产热增多，故甲状腺功能亢进患者会出现怕热、多汗等症状。

3. 提高交感神经系统的敏感性　能明显提高机体对儿茶酚胺的敏感性。甲状腺功能亢进患者会出现神经过敏、易激动、震颤、烦躁、心率加快、心肌收缩力加强、心排出量增加及血压增高等现象。甲状腺功能低下患者则少言懒语、记忆力减退、嗜睡少动。

【临床应用】

1. 呆小病　甲状腺功能减退始于胎儿或新生儿，若能及早诊治，则发育仍可正常。若治疗过晚，躯体虽可发育正常，但智力仍然低下。

2. 单纯性甲状腺肿　如因缺碘所致，则应补碘。临床上无明显病因者可给予适量甲状腺激素，以补充内源性激素的不足，并可抑制垂体促甲状腺激素（TSH）分泌过多，缓解甲状腺组织的代偿性增生肥大。也可用于年轻的中轻度弥漫性甲状腺肿患者。

3. 黏液性水肿　一般采用口服甲状腺片，从小剂量开始，逐渐增大至足量，做到剂量个体化，并长期维持。

4. T_3 抑制试验　主要用于单纯性甲状腺肿与甲亢的鉴别诊断。

【不良反应】

1. 过量可引起甲状腺功能亢进症状，如心悸、手指震颤、多汗、体重减轻、失眠等，重者可导致腹泻、呕吐、发热、脉搏快而不规则，甚至出现心绞痛、心力衰竭等。

2. 对心脏病患者或老年人，可诱发心绞痛或心肌梗死，一旦发生，立即停药，并选用 β 受体阻断药对抗。

3. 长期服用 T_4 能引起骨质疏松，偶尔诱发癫痫发作。

【用药指导】

1. 本品服用后起效较慢，几周后才能达到最高疗效。停药后药物作用仍能存在几周。

2. 老年患者对甲状腺激素较敏感，超过 60 岁者甲状腺激素替代需要量比年轻人约低 25%。

二、抗甲状腺药

目前治疗甲状腺功能亢进（甲亢）的常用药物有硫脲类、碘和碘化物、放射性碘及 β 受体阻断药四类。

（一）硫脲类

硫脲类是最常用的抗甲状腺药，可分为两类：①硫氧嘧啶类，包括甲硫氧嘧啶（Methylthiouracil，MTU）、丙硫氧嘧啶（Propylthiouracil，PTU）。②咪唑类，包括甲巯咪唑（Thiamazole，他巴唑）、卡比马唑（Carbimazole，甲亢平）。

【药理作用】

1. 抑制甲状腺激素的合成 通过抑制甲状腺过氧化物酶来抑制酪氨酸的碘化及偶联，阻止甲状腺激素的合成。但对已合成的甲状腺激素无效，故改善症状常需 2～3 周，基础代谢率恢复需 1～3 个月。

2. 抑制外周组织 T_4 转化为 T_3 丙硫氧嘧啶除抑制甲状腺激素合成作用外，还能抑制外周组织的 T_4 转化为 T_3，迅速降低血清中活性较高的 T_3 水平，故甲状腺危象、重症甲亢、妊娠甲亢时该药为首选药。

3. 免疫抑制作用 能轻度抑制免疫球蛋白生成，使血循环中甲状腺刺激性免疫球蛋白下降，对甲亢患者有一定的对因治疗效果。

4. 减弱 β 受体介导的糖代谢 硫氧嘧啶可以使心肌和骨骼肌 β 受体数目减少，腺苷酸环化酶活性降低，故可减弱 β 受体介导的糖代谢活动。

【临床应用】

1. 甲亢的内科治疗 用于轻度甲亢、不宜手术或 ^{131}I 治疗的甲亢患者。开始治疗时给予大剂量以对甲状腺激素合成产生最大抑制作用，一般常需 2～3 周改善症状，恢复基础代谢率需 1～3 个月，药量即可递减，直至维持量，疗程 1～2 年。

2. 甲亢手术治疗的术前准备 为减少甲状腺次全切除手术患者在麻醉和手术后的并发症及甲状腺危象，在术前应先服用硫脲类药物，使甲状腺功能恢复或接近正常。由于用硫脲类药后 TSH 分泌增多，使腺体增生，组织脆而充血，给手术带来困难，须在手术前两周左右加服大量碘剂，使腺体缩小变韧，以利手术进行及减少出血。

3. 甲状腺危象的治疗 甲状腺危象是指患者由于精神刺激、感染、手术、外伤等诱因，使甲状腺激素突然大量释放入血，患者出现高热、虚脱、心衰、肺水肿、电解质紊乱等危及生命的现象。对此，除消除诱因、对症治疗外，应给予大剂量碘剂，抑制甲状腺激素释放，并立即应用大剂量硫脲类（常选用丙硫氧嘧啶）作为辅助治疗，抑制甲状腺激素的合成。

> **请你想一想**
> 甲状腺危象时主要选什么药？为什么？

【不良反应】

1. 消化道反应 表现为厌食、呕吐、腹痛、腹泻等。

2. 过敏反应 最常见，斑丘疹、皮肤瘙痒、药疹，少数伴有发热等，应密切观察，停药后可自行消退。

3. 粒细胞缺乏症 为本类药物最严重的不良反应，发生率 $0.3\% \sim 0.6\%$。发生率虽低，但有潜在致死性，多在用药后 $2 \sim 3$ 个月发生，故用药期间定期查血象，若用药后出现咽痛、发热、肌痛应立即停药，可逐渐恢复正常。特别要注意与甲亢本身所引起的白细胞总数偏低相区别。

4. 甲状腺肿大及甲状腺功能减退 长期应用可反馈性增加 TSH 的分泌而引起腺体肿大，还可诱发甲状腺功能减退，及时发现并停药常可恢复。

【用药指导】

1. 哺乳期妇女、结节性甲状腺肿合并甲亢及甲状腺癌患者禁用，用药前应了解患者有无禁忌。

2. 用药过程中若出现低热、咽痛、皮肤及巩膜黄染等症状应及时就诊。

3. 用药期间注意监测基础代谢率、心率、血压、体重，定期检查血象、肝功能及血中 T_3、T_4、TSH 水平。

（二）碘和碘化物

碘是人体必需的微量元素之一。目前临床常用的包括碘化钾、碘化钠和复方碘溶液（卢戈液）等。

【药理作用】

不同剂量的碘剂对甲状腺功能可产生不同的作用。

1. 小剂量碘是合成甲状腺激素的原料 碘摄入量不足时，甲状腺激素合成减少，进而导致单纯甲状腺肿，在食盐中加入适量碘化钾或碘化钠可有效防止该病发生。

2. 大剂量碘（>6mg/d）有抗甲状腺作用 大剂量碘对甲亢患者和正常人都能产生抗甲状腺作用，主要抑制甲状腺球蛋白水解酶而减少甲状腺激素的释放；它还可以抑制 TSH（促甲状腺激素）的作用，对抗其对甲状腺细胞的刺激作用，减少甲状腺激素的合成，使甲状腺缩小变韧，有利于手术进行。

碘剂的主要特点是：①作用快而强，②疗效不持久，一般维持 $2 \sim 3$ 周；③反复应用可失效，不能单独用于甲亢内科治疗。

【临床应用】

1. 防治单纯性甲状腺肿 缺碘地区应在食盐中添加小剂量碘化钠或碘化钾（1∶100000 ~ 1∶10000），可预防单纯性甲状腺肿。早期患者用复方碘溶液或碘化钾溶液疗效好，对晚期患者疗效差。如腺体太大或已有压迫症状者应考虑手术治疗。

2. 甲亢手术前准备 一般在术前两周给予复方碘溶液使甲状腺组织缩小变韧，利用手术进行及减少出血。

3. 甲状腺危象的治疗 大剂量碘可抑制甲状腺激素的释放，加入 10% 葡萄糖溶液中静脉滴注或者口服复方碘溶液可迅速改善血压骤升、心律失常等症状，危象改善后，应及时停用碘剂，需同时配合服用硫脲类药物维持治疗。

【不良反应】

1. 一般反应 咽喉不适、口内金属味道、呼吸道刺激，唾液分泌增多等，停药后可消退。

2. 急性反应 少数患者于用药后立即或几个小时内发生血管神经性水肿、上呼吸道黏膜刺激症状，甚至喉头水肿引起窒息，即所谓"碘感冒"，一旦发生立即停药，一般停药可消退。也可通过加服食盐或增加饮水促进碘排泄，必要时采取抗过敏措施。用前应做碘过敏试验，阳性者禁用。

3. 诱发甲状腺功能紊乱 长期或过量服用可诱发甲亢。碘还可进入乳汁或通过胎盘引起新生儿甲状腺肿，故孕妇及哺乳期妇女慎用。

【用药指导】

1. 孕妇、哺乳期妇女及对碘过敏的患者禁用。

2. 用药期间注意监测甲状腺功能，如基础体温、血 T_3 和 T_4 水平、血压及心率等。

3. 长期使用大剂量的碘会引起甲状腺的摄碘能力低下，丧失抗甲状腺作用，甚至诱发甲状腺危象，故不可长期应用。

（三）放射性碘

临床常用的放射性碘是 ^{131}I，半衰期为 8 天。^{131}I 属放射性药品，应按《放射性药品管理条例》管理和使用。

【药理作用】

甲状腺有很强的摄取 ^{131}I 的能力，^{131}I 被摄取后产生 β 射线（占 99%），在组织内的射程 0.5 ~ 2mm，辐射作用只限于甲状腺组织内，因增生组织对射线较敏感，故 β 射线主要破坏甲状腺实质，而很少影响周围其他组织，可起到类似于手术切除部分甲状腺的作用。少量的 γ 射线（占 1%），射程远，可在体外测得，可用于测定甲状腺摄碘功能。

【临床应用】

1. 甲状腺摄碘功能检查 通过体表测定 ^{131}I，可用于甲状腺摄碘功能测定。

2. 甲状腺功能亢进的治疗 主要用于不宜手术、术后复发及硫脲类无效或过敏的甲亢患者。^{131}I 作用缓慢，一般用药后 1 个月见效，3 ~ 4 个月后甲状腺功能可恢复正常。

3. ^{131}I 碘化钠胶囊和口服溶液制剂等新的放射性治疗产品，可用于治疗甲状腺癌。

【不良反应和用药指导】

易致甲状腺功能低下，故应严格掌握剂量，密切观察，一旦发生可补充甲状腺激素。20 岁以下患者、妊娠期或哺乳期妇女及肾功能不良者不宜使用，此外，甲状腺危象、重症浸润性突眼症及甲状腺不能摄碘者禁用。

（四）β 肾上腺素受体阻断药

常用的药物有普萘洛尔、阿替洛尔、美托洛尔等。该类药物抗甲亢的作用机制主要是：①通过阻断 β 受体减弱交感神经系统过度兴奋症状，使患者心率减慢，血压下降，焦虑症状减轻；②抑制外周 T_4 脱碘转变为 T_3 等。临床主要与其他药物合用，用于甲亢以及甲状腺危象辅助治疗，也可用于甲亢术前准备。

第三节　降血糖药

PPT

实例分析

实例　患者，男，65 岁，确诊糖尿病 5 年。试行饮食控制治疗 4 个月，因无法严格控制饮食，改为服用二甲双胍降糖，空腹血糖控制在 6.0mmol/L 左右。但是，患者仍未能坚持按照医嘱服药和控制饮食，空腹血糖在 5.9～12.5mmol/L 波动。2 天前饱餐后 2 小时出现昏迷，急诊入院治疗，诊断为糖尿病高渗性昏迷。

问题　请问用哪种降糖药来进行治疗？

糖尿病是一种糖、蛋白质和脂肪代谢障碍性疾病，其原因众多，但主要是因为胰岛素分泌缺陷及（或）胰岛素作用缺陷。以高血糖为主要特点，有多饮、多食、多尿、体重减轻等症状。长期碳水化合物、脂肪及蛋白质等代谢紊乱可引起多系统损害，导致眼、心脏、肾、血管、神经等组织器官的慢性进行病变、功能减退及衰竭。病情严重或应急时，可发生急性严重代谢紊乱，如糖尿病酮症酸中毒、高渗性高血糖昏迷等。按照世界卫生组织（WHO）对糖尿病的分类，可分为 1 型糖尿病（胰岛素依赖型糖尿病，IDDM）、2 型糖尿病（非胰岛素依赖型糖尿病，NIDDM）、妊娠糖尿病及其他特殊类型 4 种。

目前临床上治疗糖尿病的主要药物有胰岛素和口服降糖药。

一、胰岛素

胰岛素（Insulin）是由胰岛 B 细胞分泌的一种分子量为 56kD 的酸性蛋白质。胰岛素以结晶形式存在 β 细胞内，正常人胰腺约有 8mg 胰岛素。药用除由猪、牛、羊等胰腺中提取外，目前也可通过基因工程重组技术人工合成胰岛素。胰岛素制剂口服无效，需注射给药，皮下注射吸收快。常见胰岛素制剂分类见表 12 -2。

表 12 - 2　胰岛素制剂分类及其特点

分类	制剂	给药途径	起效时间	峰值时间（h）	持续时间（h）	给药时间、次数
超短效	门冬胰岛素	皮下	10~20 分钟	1~3	3~5	餐前 15 分钟，3~4 次/天
	赖脯胰岛素	皮下	15~20 分钟	0.5~1	4~5	餐前 15 分钟，3~4 次/天
短效	正规胰岛素	静脉	10~30 分钟			急症
		皮下	0.5~1 小时	2~4	6~8	餐前 30 分钟，3~4 次/天
	半慢胰岛素锌混悬液	皮下	0.5~1 小时	2~8	12~16	餐前 0.5 小时，3~4 次/天
中效	低精蛋白锌胰岛素混悬液	皮下	1~2 小时	6~12	18~24	早餐前 1 小时，1~2 次/天
	慢胰岛素锌混悬液	皮下	1~2 小时	6~12	18~24	
长效	精蛋白锌胰岛素	皮下	4~6 小时	16~18	24~36	早或晚餐前 1 小时，1 次/天

【药理作用】

1. 糖代谢　可增加葡萄糖的利用，加速葡萄糖的无氧酵解和有氧氧化，促进肝糖原和肌糖原的合成和贮存，并能促进葡萄糖转变成脂肪，抑制糖原的分解和糖异生，从而使血糖降低。

2. 脂肪代谢　促进脂肪合成并抑制其分解，从而减少游离脂肪酸和酮体的生成。抑制脂肪酶，促进脂肪酸进入细胞，增加脂肪合成酶活性，促进脂肪合成和贮存。

3. 蛋白质代谢　抑制蛋白质分解，促进蛋白质合成，与生长激素有协同作用。

4. 钾离子转运　通过激活细胞膜 Na^+,K^+-ATP 酶，促进 K^+ 进入细胞内，降低细胞外 K^+ 浓度，降低血钾。

5. 促生长　与促进蛋白质、脂肪及核酸等合成有关。

【临床应用】

1. 糖尿病　对胰岛素缺乏的各型糖尿病均有效，主要用于：①1 型糖尿病；②经饮食及口服降糖药治疗未获得良好控制的 2 型糖尿病及重度 2 型糖尿病；③糖尿病酮症酸中毒、高渗性非酮症糖尿病昏迷及乳酸性酸中毒伴高血糖；④合并严重感染、消耗性疾病、妊娠、外伤、手术、心脑血管意外等的各型糖尿病；⑤继发性糖尿病：如因垂体疾病、胰腺疾病、胰腺切除、药物及化学物质引起的糖尿病。

2. 细胞内缺钾　临床上将葡萄糖、胰岛素、氯化钾联合组成 GIK 液（常规极化液）可促进 K^+ 内流，纠正细胞内缺钾，提供能量，防治心肌梗死时的心律失常。

3. 高钾血症　胰岛素加入葡萄糖液内静脉滴注，促进 K^+ 进入细胞。

4. 其他 与 ATP 及辅酶 A 组成能量合剂用于急慢性肝炎、肝硬化及肾炎等患者的辅助治疗。

请你想一想

哪些情况可以用胰岛素进行治疗？

【不良反应】

1. 低血糖 是最常见的不良反应，多为胰岛素用量过大或未按时进食或运动量过大所致。当血糖降低至一定程度时，患者可出现饥饿感、出汗、心搏加速、焦虑震颤等症状，严重者出现昏迷、惊厥甚至休克，是低血糖反应，如不及时抢救可引起死亡。有些老年患者发生低血糖时，往往缺乏典型症状，迅速昏迷，称为"无警觉性低血糖昏迷"，必须引起重视。

2. 过敏反应 胰岛素制剂具有抗原性，可刺激机体产生 IgE 等相应抗体而引起过敏反应，其中牛胰岛素最常见。一般表现为荨麻疹、血管神经性水肿，偶尔见过敏性休克。必要时用 H_1 受体阻断药和糖皮质激素进行治疗，或换用人胰岛素或高纯度胰岛素。

3. 胰岛素抵抗（耐受性） 机体对胰岛素的敏感性降低称为胰岛素抵抗，分为急性耐受性和慢性耐受性两种。急性耐受性常因并发感染、创伤、手术等应激状态所致，可通过大剂量胰岛素和消除诱因进行治疗。慢性耐受性产生原因较为复杂，可能是体内产生了抗胰岛素受体抗体或胰岛素受体数目减少所致，可用糖皮质激素或免疫抑制剂控制症状，使患者对胰岛素的敏感性恢复正常。

4. 反应性高血糖 当胰岛素用量略超需要而发生轻度低血糖时，可能不出现明显症状，却能引起调节机制的代偿反应而使体内生长激素、胰高血糖素、肾上腺素和糖皮质激素分泌增加而引起高血糖。

5. 局部反应 注射部位可出现皮肤发红、皮下结节、皮下脂肪萎缩等。

【用药指导】

1. 为预防低血糖，短效类胰岛素应在餐前半小时注射，中、长效类应在早餐或晚餐前 1 小时注射，严格控制用量。一般轻度反应可口服糖水，重者立即静脉注射 50% 葡萄糖 20～40ml 进行救治，可同时补充氯化钾。

2. 经常更换注射部位。

3. 混悬型胰岛素注射液禁用于静脉注射，只有可溶性胰岛素如短效胰岛素可以静脉给药。

4. 低血糖、肝硬化、溶血性黄疸、肾炎、胰腺炎等患者禁用。

二、口服降血糖药

口服降血糖药与胰岛素相比可口服，具有方便、无痛苦和可持续长期使用等优点，主要用于治疗非胰岛素依赖型糖尿病且饮食控制无效者。目前临床常用的口服降血糖药有磺酰脲类、双胍类、胰岛素增敏药、α-葡萄糖苷酶抑制药和餐时血糖调节药等。

（一）磺酰脲类

本类药品种类繁多，第一代药物有甲苯磺丁脲（Tolbutamide，D_{860}）、氯磺丙脲

（Chlorpropamide）等，因肝毒性和易出现低血糖反应，现已少用；第二代药物有格列本脲（Glibenclamide）、格列吡嗪（Glipizide）、格列喹酮（Gliquidone）等，降糖作用强，用药剂量小，服用次数少，耐受性好，不良反应发生率低，广泛用于临床。基本结构加一个二环杂环后的第三代磺酰脲类药，如格列美脲（Glimepiride），有促进胰岛素分泌、改善胰岛素抵抗和改善血小板功能。

【药理作用】

1. 降血糖作用　通过刺激胰岛 B 细胞释放内源性胰岛素、增加胰岛素与靶组织的结合能力、降低血清糖原水平等而降低血糖。对正常人及胰岛功能尚存的糖尿病患者均有降糖作用，但对胰岛功能完全丧失或胰腺完全切除的糖尿病患者无效。

2. 抗利尿作用　格列本脲、氯磺丙脲通过促进抗利尿激素（ADH）分泌，并增强其作用而发挥抗利尿作用。

3. 影响凝血功能　第三代磺酰脲类能使血小板的聚集和黏附能力减弱，刺激纤溶酶原的合成，恢复纤溶活性，改善微循环。对防治糖尿病微血管病变有一定作用。

【临床应用】

1. 糖尿病　用于胰岛功能尚存的 2 型糖尿病且单用饮食控制无效者。对胰岛素产生耐受的患者用药后可刺激内源性胰岛素的分泌而减少胰岛素的用药量。

2. 尿崩症　氯磺丙脲可明显降低患者尿量，常与氢氯噻嗪合用。

【不良反应】

1. 胃肠道反应　较常见，主要表现为恶心、呕吐、胃痛、腹胀等。

2. 低血糖反应　较少发生，常因药物过量所致，老年人及肝肾功能不良者易发生，尤以氯磺丙脲为甚，可致持久性低血糖，处理不当可引起不可逆损害或死亡。由于低血糖出现后往往持续较久，需反复注射葡萄糖解救。

3. 其他　少数患者可出现皮疹、红斑等过敏反应，血小板和白细胞减少、溶血性贫血等血液系统反应，以及嗜睡、眩晕、共济失调等中枢神经系统反应，偶见中毒性肝炎，因此需要定期检查肝功能和血象。

【用药指导】

1. 服用本类药物可增加体重，加重肥胖糖尿病患者病情，应限制每天摄入总热量。

2. 氯丙嗪、糖皮质激素、噻嗪类利尿药、口服避孕药均可降低本类药物的降糖作用，β 受体阻断药增加低血糖危险，掩盖低血糖症状，须予注意。

3. 本类药物可增强乙醇毒性，治疗期间宜戒酒。

4. 对磺胺及本类药物过敏、胰岛素依赖型糖尿病、严重烧伤及白细胞减少者等禁用。

（二）双胍类

双胍类口服降糖药主要包括二甲双胍（Metformin，甲福明）、苯乙双胍（Phenformin，苯乙福明）。后者易引起乳酸性酸中毒，现已少用。

【药理作用】

能明显降低糖尿病患者的血糖，但对正常人的血糖无影响。主要通过促进组织对葡萄糖的摄取，减少葡萄糖经肠道吸收，增加肌肉组织中糖的无氧酵解，减少肝内糖异生，抑制胰高血糖素的释放，增加胰岛素与受体结合的能力等而降低血糖。除此以外，还能降低高脂血症患者的低密度脂蛋白、极低密度脂蛋白、甘油三酯和胆固醇，延缓糖尿病患者血管并发症的发生。

【临床应用】

首选用于单纯饮食控制及体育锻炼治疗无效的 2 型糖尿病，特别是胰岛素耐受的肥胖 2 型糖尿病患者。也可与胰岛素联用治疗中、重度糖尿病，减少胰岛素的用药量。

【不良反应】

1. 消化道不良反应　常见恶心、呕吐、腹泻、口中有金属味等，一般进餐时或进餐后服用，或从小剂量开始可减少其胃肠道反应。

2. 乳酸性酸中毒　最严重，但罕见。表现为腹痛、过度换气、意识障碍等，须注意严格按照推荐剂量用药。

3. 巨幼细胞贫血　可减少胃肠道吸收维生素 B_{12}，使血红蛋白减少，产生巨幼细胞贫血。

【用药指导】

1. 接受外科手术前 48 小时必须停止服用二甲双胍，术后至少 48 小时或恢复进食并且复查肾功能正常后才可以重新治疗。

2. 乙醇能强化二甲双胍的降血糖和高乳酸作用，故用药期间应该禁酒。

3. 对本品过敏者，糖尿病酮症酸中毒者，维生素 B_{12}、叶酸缺乏者，合并严重糖尿病肾病者，妊娠期及哺乳期妇女等禁用。

（三）胰岛素增敏药

结构上为噻唑烷酮类化合物，包括罗格列酮（Rosiglitazone）、吡格列酮（Pioglitazone）、曲格列酮（Troglitazone）、恩格列酮（Englitazone）等，能改善 B 细胞功能，显著改善胰岛素抵抗及相关代谢紊乱，对 2 型糖尿病及其心血管并发症均有明显疗效。

【药理作用】

1. 改善胰岛素抵抗，降低高血糖　通过增加骨骼肌、肝脏、脂肪组织对胰岛素的敏感性，提高细胞对葡萄糖的利用而降低血糖。可使患者空腹血糖、餐后血糖、血浆胰岛素及游离脂肪酸明显降低。

2. 改善脂肪代谢紊乱　能抑制脂肪酸氧化，降低甘油三酯和游离脂肪酸，从而显著改善糖尿病患者继发的脂质代谢紊乱。

3. 改善胰岛 B 细胞功能　能增加患者胰岛的面积、密度和胰岛素含量，对胰岛素分泌无影响，主要通过减少细胞死亡来阻止胰岛 B 细胞的衰退。

4. 防治 2 型糖尿病的血管并发症　可抑制血小板聚集、炎症发生和内皮细胞增生，抗动脉粥样硬化。还可延缓蛋白尿的产生，明显减轻肾小球的病理症状。

【临床应用】

主要用于其他降糖药疗效不佳的 2 型糖尿病，尤其是胰岛素抵抗者。

【不良反应和用药指导】

本类药物单用低血糖发生率低，不良反应主要是嗜睡、恶心、头痛和胃肠道反应等。糖尿病酮症酸中毒者、心功能不全者、儿童、孕妇、哺乳期妇女、过敏患者禁用。

（四）α-葡萄糖苷酶抑制药

α-葡萄糖苷酶抑制药是一类新型口服降糖药，临床常用的药物有阿卡波糖（Acarbose）、伏格列波糖（Voglibose）和米格列醇（Miglitol）等。

【药理作用】

本类药物在小肠竞争性抑制α-葡萄糖苷酶，减慢淀粉和蔗糖等分解为葡萄糖的速度，从而延缓葡萄糖在小肠的吸收，降低餐后血糖。

【临床应用】

主要用于轻、中度2型糖尿病患者，尤其适合老年患者。对磺酰脲类药物或胰岛素疗效不佳者，加用本类药物可明显降低餐后血糖，使血糖波动减小，减少磺酰脲类药物或胰岛素用量。

【不良反应和用药指导】

主要副作用为胃肠道反应，表现为腹胀、嗳气、肛门排气增多等，多不影响治疗，溃疡病患者慎用。单独使用不引起低血糖，与其他磺酰脲类降糖药、二甲双胍或胰岛素合用时，可引起低血糖。餐前即刻吞服或与第一口主食一起咀嚼服用。服药期间增加碳水化合物的比例，并限制单糖的摄取量，以增强疗效。

（五）餐时血糖调节药

本类药物与磺酰脲类药物作用在胰岛B细胞上的位点不同，又称为"非磺酰脲类促胰岛素分泌药"。特点是起效快，餐时用药能有效控制餐后高血糖，故称为餐时血糖调节药。目前临床上常用的药物包括瑞格列奈（Repaglinide）、米格列奈（Mitiglinide）和那格列奈（Nateglinide）等。

瑞格列奈（Repaglinide）

瑞格列奈是"第一个餐时血糖调节药"。通过刺激胰岛B细胞释放胰岛素使血糖迅速降低。为新型的非磺酰脲类短效口服促胰岛素分泌降糖药。临床上主要用于饮食控制、降低体重与运动不能有效控制高血糖的2型糖尿病患者，老年糖尿病患者及糖尿病肾病患者均可应用。餐前30分钟内服用。常见低血糖、体重增加等不良反应。

你知道吗

1型糖尿病与2型糖尿病的区别

1型糖尿病一般发病年龄轻，大多小于40岁，起病突然，多饮、多尿、多食、消瘦症状明显，血糖水平高，不少患者以酮症酸中毒为首发症状，血清胰岛素和C肽水平低下，ICA、IAA或GAD抗体可呈阳性。只有注射胰岛素才可控制高血糖，稳定病情，口服降糖药一般无效。

2 型糖尿病常见于中老年人，肥胖者发病率高，常可伴有高血压、血脂异常、动脉硬化等疾病。起病隐袭，早期无任何症状，或仅有轻度乏力、口渴，血糖增高不明显者需做糖耐量试验才能确诊。不需要依赖注射胰岛素降糖，只要通过合理的饮食控制和适当的口服降糖药治疗，便可获得一定的效果。如果口服降糖药治疗失败、胰岛 B 细胞功能趋于衰竭或出现严重的急慢性并发症时，也是胰岛素的适应证。

（六）新型降糖药

1. DDP－4 抑制药　即二肽基肽酶－4（DDP－4）抑制药，通过选择性抑制 DDP－4 活性，升高内源性胰高血糖素样肽－1（GLP－1）浓度和活性，从而调节血糖。单独使用不增加低血糖发生的风险，也不增加体重。目前常用的临床药物有西格列汀、利格列汀、沙格列汀等。

本类药物主要用于经生活方式干预无法达标的 2 型糖尿病患者。可采用单药治疗或与其他口服降糖药联合治疗。不良反应主要包括肝药酶升高、上呼吸道感染、急性胰腺炎、头痛等。1 型糖尿病患者或糖尿病酮症酸中毒者禁用。

2. GLP－1 受体激动药　胰高血糖素样肽－1（GLP－1）是由位于胃肠道黏膜 L 细胞分泌的一种肠促胰素，由胰高血糖素原基因表达。通过与其广泛存在于器官上的特异受体相结合，产生 GLP－1 受体激动后效应，刺激胰岛素的合成和分泌，抑制 β 细胞凋亡，促进 β 细胞增殖，抑制胰高血糖素的分泌，减少食物摄取和延缓胃肠排空，同时还能增强心脏功能等。常用的药物有艾塞那肽、利拉鲁肽等。

本类药物主要适用单用二甲双胍或磺酰脲类药物最大可耐受剂量治疗后血糖仍控制不佳的患者。最常见胃肠道不适，表现为恶心、呕吐、腹泻、消化不良等。

第四节　性激素类药和计划生育用药

PPT

一、性激素类药

性激素是性腺分泌的甾体类激素，包括雌激素、孕激素和雄激素，在化学上多属于甾族化合物（又称类固醇）。临床常用的性激素类药物为人工合成品及其衍生物。

（一）雌激素类药

人体内最重要的天然雌激素是雌二醇（Estradiol）与其代谢产物雌酮（Estrone）和雌三醇（Estriol）。临床常使用的人工合成品有炔雌醇（Ethinyl Estradiol）、炔雌醚（Quinestrol）、己烯雌酚（Diethylstilbestrol）等。

【药理作用】

1. 影响生殖系统　促进未成年女性第二性征和性器官的发育成熟，如子宫发育、乳腺腺管增生及脂肪分布变化等；对成年女性，除保持女性性征外，还促使子宫内膜增殖变厚、参与月经周期的调节、提高子宫平滑肌对缩宫素的敏感性等。

2. 影响排卵　小剂量雌激素能促进促性腺激素释放，促使排卵；但大剂量则通过负反馈机制减少其释放，抑制排卵。

3. 影响乳汁分泌　小剂量雌激素能促进乳腺导管增生及腺泡生长发育；大剂量可反馈性抑制催乳素对乳腺刺激作用，减少乳汁分泌。

4. 影响代谢　轻度水钠潴留作用，可使血压升高；能增加骨骼的钙盐沉积，加速骨骺闭合；大剂量可使甘油三酯和磷脂升高而胆固醇降低，有预防动脉粥样硬化作用；还可使糖耐量降低。

5. 其他　可使凝血因子Ⅱ、Ⅶ、Ⅸ和Ⅹ增加，促进凝血。雌激素还有抗雄激素作用。

【临床应用】

1. 绝经期综合征　由于卵巢功能降低，雌激素分泌不足，垂体促性腺激素分泌增多，产生内分泌平衡失调现象，表现为恶心、面部潮红、情绪不安、烦躁易怒、失眠等。雌激素可抑制垂体促性腺激素的分泌，从而减轻各种症状。

2. 替代治疗　对原发性或继发性卵巢功能低下的患者用雌激素进行替代治疗，可促进外生殖器、子宫及第二性征的发育。与孕激素合用可形成人工月经周期。

3. 功能性子宫出血　促进子宫内膜增生，有利于出血创面修复而终止不规则出血。若适当配伍孕激素，可调整月经周期，止血效果明显。

4. 乳房胀痛及退乳　大剂量雌激素能干扰催乳素对乳腺的刺激作用，抑制乳汁分泌，可解除部分妇女停止授乳后引起的乳房胀痛。

5. 晚期乳腺癌　能缓解绝经4年以上的晚期乳腺癌症患者的症状，但绝经期前的患者禁用，因为这时可能会促进肿瘤细胞的生长。

6. 前列腺癌　大剂量雌激素可抑制垂体促性腺激素分泌，使睾丸萎缩及雄性激素分泌减少，同时其本身具有抗雄激素的作用，故可治疗前列腺癌。

7. 痤疮（粉刺）　多见于青年男女。青春期痤疮是由于雄激素分泌过多，刺激皮脂腺分泌，引起皮脂腺堵塞和继发感染所致。雌激素可抑制雄性激素的分泌，并可拮抗雄激素的作用。

8. 骨质疏松症　对绝经后或老年女性骨质疏松症的患者，可减少骨质吸收，防止骨折的发生。

9. 其他　与孕激素合用可用于避孕。小剂量的雌激素对阿尔茨海默病有一定的治疗作用。局部应用，对老年性阴道炎及女阴干燥症有效。

【不良反应和用药指导】

1. 胃肠道反应，常见恶心、呕吐、厌食、轻度腹泻等，从小剂量开始服用可以减轻。

2. 长期大量应用可引起子宫内膜过度增生及子宫出血，故有子宫出血倾向及子宫内膜炎患者慎用。

3. 本类药物可引起胆汁淤积性黄疸，故肝功能不全者慎用。

4. 肿瘤患者（绝经期后乳腺癌和前列腺癌除外）不用。

（二）孕激素类药

孕激素主要由黄体分泌的黄体酮，一般妊娠 3~4 个月后，黄体萎缩而后由胎盘分泌以维持妊娠，直到分娩。天然孕激素为黄体酮（Progesterone，孕酮），含量很低且口服无效。临床常用的是人工合成品及其衍生物。按化学结构分为两类：一类为 17α - 羟孕酮类，包括甲地孕酮（Megestrol）、甲羟孕酮（Medroxyprogesterone）等；另一类为 19 - 去甲睾酮类，包括炔诺酮（Norethisterone）、炔诺孕酮（Norgestrel）等。

【药理作用】

1. 影响生殖系统　①促进子宫内膜增生：月经后期，在雌激素作用的基础上，子宫内膜由增生期转变为分泌期，有利于孕卵的着床和胚胎发育。②抑制子宫收缩：妊娠期，降低子宫对缩宫素的敏感性，起保胎作用。③促进乳腺泡发育：为哺乳做准备。④避孕作用：大剂量孕激素能反馈性抑制垂体黄体生成素的分泌，抑制排卵。

2. 影响代谢　竞争性拮抗醛固酮，产生利尿作用。还可促进蛋白质分解代谢，增加尿素氮的排泄。

3. 升高体温作用　可通过影响下丘脑体温调节中枢，使月经周期的黄体相基础体温轻度升高。

【临床应用】

1. 先兆流产与习惯性流产　大剂量孕激素类药物可用于因黄体酮功能不足所导致的先兆流产，但对于习惯性流产疗效不确切。

2. 痛经和子宫内膜异位症　通过抑制排卵和减轻子宫痉挛性收缩，从而减轻疼痛，也可使异位的子宫内膜退化，治疗子宫内膜异位症。若与雌激素合用疗效更好。

3. 功能性子宫出血　可使子膜内膜同步转变为分泌期，在行经期有助于子宫内膜的全部脱落，从而调整月经。

4. 子宫内膜癌　大剂量孕激素可使子宫内膜癌细胞分泌耗竭，瘤体萎缩，产生治疗作用。

5. 前列腺肥大及前列腺癌　通过负反馈调节作用减少睾酮分泌，从而促进前列腺细胞的萎缩退化，而发挥药效。

6. 避孕　可单用或与孕激素合用组成复合制剂用于避孕。

【不良反应和用药指导】

不良反应少，偶见头晕、恶心、呕吐、乳房胀痛等。长期应用可引起子宫内膜萎缩、月经量减少，并易诱发阴道真菌感染。妊娠早期大剂量使用易致胎儿畸形。

（三）雄激素类

天然雄激素主要由睾丸间质细胞合成和分泌的睾丸素（睾酮，Testosterone）。肾上腺皮质、卵巢和胎盘也有少量分泌。临床使用的人工合成品有甲睾酮（Methyltestosterone）、丙酸睾酮（Testosterone propionate）等。

【药理作用】

1. 对生殖系统的作用　促进男性性器官的发育和成熟，促进精子的生成和成熟，维持男性第二性征。大剂量抑制下丘脑与腺垂体分泌促性腺激素，减少男性雄激素分泌和女性雌激素分泌，并有抗雌激素作用。

2. 同化作用　促进蛋白质合成并减少其分解，促进生长发育，使肌肉发达、体重增加，降低氮质血症；同时增加肾小管对水、钠、钙及磷的重吸收。

3. 兴奋骨髓造血功能　在骨髓功能较低下时，较大剂量可刺激骨髓的造血功能和促进肾脏分泌促红细胞生成素，使红细胞的生成增加。

4. 免疫增强作用　可促进免疫球蛋白的合成，增强机体免疫功能和巨噬细胞的吞噬功能，并具有一定的抗感染能力。此外，还有与糖皮质激素相似的抗炎作用。

5. 心血管系统调节作用　降低胆固醇，调节凝血和纤溶的过程，还可舒张血管平滑肌。

【临床应用】

1. 睾丸功能不全　适用于无睾丸症或睾丸功能不全。

2. 围绝经期综合征和功能性子宫出血　雄激素的抗雌激素作用，使子宫血管收缩，内膜萎缩而止血，缓解症状。

3. 再生障碍性贫血　可使骨髓造血功能得到明显改善，但起效较慢，一般用药 2 ~ 4 个月才出现疗效。

4. 晚期乳腺癌　可能与抗雌激素与抑制腺垂体功能的作用有关，能暂时减轻症状。

【不良反应和用药指导】

女性患者长期用药会出现男性化特征，如痤疮、多毛、声音变粗、闭经等现象；偶可引起胆汁淤积性黄疸；长期用药可致水钠潴留、血压升高等。孕妇及前列腺癌患者禁用。

（四）同化激素类

同化激素类药指的是雄激素样作用较弱而以蛋白同化作用为主的睾酮衍生物，如苯丙酸诺龙（Nandrolone Phenylpropionate）、司坦唑醇（Stanozolol）等。主要用于蛋白质同化或吸收不足以及蛋白质分解亢进或损失过多等病例，如严重烧伤、手术恢复期、肿瘤恶病质等。不良反应与雄激素相似，是体育运动的违禁品。

二、计划生育用药

抗生育药又称避孕药，是指阻碍受孕或终止妊娠的一类药物。根据药物的化学结构和应用将其分为甾体类避孕药、男用避孕药、外用避孕药和抗早孕药。

甾体类避孕药

本类药物是常用的避孕药，停药后生育能力可迅速恢复。主要由不同类型的孕激素和雌激素类药物配伍而成，常用药物制剂见表 12－3。主要通过抑制排卵、改变宫颈黏液性质、阻碍受精、改变子宫内膜形态、干扰受精卵着床等作用，达到避孕目的。

不良反应主要有类早孕反应、子宫不规则出血、闭经、凝血功能亢进、心血管系统损害等。心功能不全、高血压、子宫肌瘤、乳腺癌患者等禁用。用药过程中发现乳房肿块或闭经 2~3 个月者应停药。

表 12-3 常用避孕药种类、成分及用法

制剂名称	成分含量（mg）	用法
短效口服避孕药		
复方炔诺酮片	炔诺酮 0.6 + 炔雌醇 0.035	从月经来潮第 5 天开始，每天服 1 片，连服 22
复方炔诺酮甲片	炔诺酮 0.3 + 炔雌醇 0.035	天不能间断，下次月经来潮第 5 天起同法服
复方甲地孕酮片	甲地孕酮 1.0 + 炔雌醇 0.035	用。服药一个月，可避孕一个月
长效口服避孕药		
复方氯地孕酮片	氯地孕酮 12.0 + 炔雌醚 3.0	月经周期第 5 天服 1 片，以后每隔 28 天或 30
复方甲基炔诺酮乙片	炔诺酮 12.0 + 炔雌醚 3.0	天服用 1 片
探亲避孕药		
甲地孕酮片	甲地孕酮 2.0	探亲前 1 天或当天中午服 1 片，当晚加服 1
炔诺酮片	炔诺酮 5.0	片，以后每晚 1 片，至分居，次日晨再服 1 片

男用避孕药

棉酚是从棉籽油中提取的多元酚类化合物，为有效的男性避孕药。通过抑制睾丸的生精作用，破坏睾丸细精管的生精上皮，使精子数量减少甚至无精。一般停药 3 个月内精子恢复正常，且不影响性功能。不良反应有胃肠道反应、乏力、低钾血症等。

外用避孕药

外用避孕药是一种化学制剂，放在阴道深处、子宫颈附近，药物可自行溶解而散布在子宫颈表面和阴道壁，使精子在此处失去活动而不能通过子宫到达输卵管与卵子结合，达到避孕目的。临床应用烷苯醇醚（Alfenoxynol）、孟苯醇醚（Menfegol）等。

抗早孕药

抗早孕药是妊娠早期前 12 周内用药，能增强子宫活动，产生完全流产的终止妊娠药物。临床常用米非司酮与米索前列醇序贯配伍应用，完全流产率高，对母体无明显不良反应，流产后月经周期能迅速恢复，对再次妊娠无影响。

第五节　内分泌系统疾病的药物治疗学基础

PPT

一、甲状腺疾病的药物治疗

（一）甲状腺功能低下的药物治疗

1. 呆小病　患者身体异常矮小、智力低下。尽早诊治，发育仍可正常，否则躯体能发育正常，智力仍然低下。

2. 黏液性水肿　患者出汗减少怕冷，疲困，食欲减退，体重增加，智力减退，体温降低，面部表情淡薄，面颊及眼睑水肿面色苍白。贫血皮肤呈象牙色，干燥粗糙，脱屑而增厚，以手臂、大腿明显有非凹陷黏液水肿。服用甲状腺片由小剂量开始，逐渐增至足量。一般能消除水肿、困倦、低体温和肌无力等症状。对黏液性水肿昏迷患者可立即静脉注射左甲状腺钠盐 0.1mg，6～8 小时一次，待患者清醒后改口服。

3. 单纯性甲状腺肿　是以缺碘、致甲状腺肿物质或相关酶缺陷等原因所致的代偿性甲状腺肿大，不伴有明显的甲状腺功能亢进或减退。缺碘者应补碘，无明显原因者可给予适量甲状腺片。

（二）甲亢的药物治疗

甲状腺功能亢进症简称"甲亢"，是由于多种原因引起甲状腺合成、释放过多的甲状腺激素，造成机体代谢亢进和交感神经兴奋的一种常见内分泌疾病。甲状腺激素能促进新陈代谢，代谢亢进需要机体增加进食；胃肠活动增强，出现便次增多；虽然患者进食增多，但甲状腺激素能使机体氧化反应增强，能量消耗增多，患者表现体重减少；产热增多，表现怕热出汗，个别患者出现低热；甲状腺激素增多刺激交感神经兴奋，临床表现心悸、心动过速、失眠，情绪易激动，甚至焦虑。神经和血管兴奋增强，多数患者还常伴有突眼、眼睑水肿、视力减退等症状。甲亢患者长期没有得到合适治疗，可引起甲亢性心脏病。

【药物治疗原则】

治疗目的在于控制甲亢症状，使血清中甲状腺激素水平降到正常，促进免疫功能的正常化。主要治疗措施有：①内科治疗。包括抗甲状腺药物治疗，以硫脲类药物为主，抑制甲状腺激素的合成，降低血中 T_3 和 T_4 的含量；用 β 受体阻断药为辅进行对症治疗，来缓解心血管系统症状和精神症状；以及适当休息、给予足够的营养和热量、避免精神刺激和过度劳累的生活等措施。②同位素治疗。用放射性 ^{131}I 破坏甲状腺组织。③手术治疗。在充分手术前准备的基础上，进行手术切除部分甲状腺组织。④甲状腺动脉介入治疗。

【临床应用】

1. 轻、中度甲亢的药物治疗　主要用硫脲类药物抑制甲状腺激素的合成，机体内甲状腺激素逐渐减少而产生疗效。治疗初期，联合应用 β 受体阻断药，用于控制交感神经过度亢进的症状，常用丙硫氧嘧啶，初始口服常用量为 150～450mg/d，分 3～6 次口服，每天最大量 600mg。1～3 周后可见症状缓解，1～2 个月后症状可得到控制，患者甲状腺功能正常后，应逐渐减量至维持量，通常每次 50～100mg，每天 1 次，至少维持 1～1.5 年，甚至可延长 2 年或 2 年以上。普萘洛尔一天 3～4 次，每次 10～40mg。

2. 甲状腺危象的药物治疗　甲状腺危象（Thyroid Crisis）又称甲亢危象，是甲状腺功能亢进最严重的并发症，多发生于甲亢未治疗或控制不良患者，在感染、手术、创伤或突然停药后，出现高热、大汗、心律失常、心动过速、严重吐泻、意识障碍等特征的临床综合征。发展快，死亡率高，一旦确诊，应立即抢救。常用大剂量碘快速抑制甲状腺激素的释放，并同时配合应用硫脲类、β受体阻断药、糖皮质激素等，可迅速控制症状。首选丙硫氧嘧啶（PTU），400～800mg/d，分3～4次服用，疗程不超过1周。常用碘化钠0.5～1.0g加于5%葡萄糖盐水500ml中缓慢静脉滴注，或复方碘溶液每次5～10滴，每6～8小时一次，口服，2周内逐渐停用。

【用药指导】

联合用药时应注意各药的用药剂量和药物的相互作用，硫脲类与β受体阻断药联合应用时，应注意监测心率和血压。

二、糖尿病的药物治疗

糖尿病是由多种病因导致胰岛素分泌和（或）利用障碍，引起以慢性高血糖为特征的代谢疾病。糖尿病的发病原因尚未完全阐明，目前认为有关的主要因素是自身免疫、精神因素、饮食过量、肥胖及遗传因素等。临床表现主要为"三多一少"，即多饮、多尿、多食和体重减轻。糖尿病的并发症多，主要包括酮症酸中毒、糖尿病肾病、非酮症酸中毒、冠心病、脑血管病、肢体动脉病变及视网膜病变等，严重危及人体健康，须引起高度重视。

【药物治疗原则】

目前糖尿病强调早期、长期、个体化、综合治疗的原则，主要包括控制饮食、适当运动、血糖监测、药物治疗和糖尿病教育五个要点。治疗目的是纠正代谢紊乱，恢复血糖水平，消除症状，防止或延缓并发症的发生，提高生活质量，降低病死率。

【临床应用】

1. 1型糖尿病的药物治疗　在控制饮食和适当运动的基础上，需终身使用胰岛素替代治疗。其用量必须个体化，通常每3～4天调整一次，根据血糖水平每次调节1～4U直至空腹血糖达标。为防止饭后高血糖，一般每餐前15～45分钟皮下注射。

2. 2型糖尿病的药物治疗　2型糖尿病根据体重分为肥胖型和非肥胖型。肥胖的2型糖尿病患者有明显的胰岛素抵抗和高胰岛素血症，在控制体重、运动和饮食的基础上，应首选增加胰岛素敏感性的药物（如二甲双胍、吡格列酮、阿卡波糖等），尽量少用磺酰脲类及胰岛素，否则会造成高胰岛素血症，加重胰岛素抵抗，形成恶性循环。非肥胖型的2型糖尿病患者，经控制饮食和适当的运动后血糖控制不好时，可选用磺酰脲类，若血糖仍不能控制在正常水平，可加葡萄糖苷酶抑制药或甲福明，症状严重者尽早用胰岛素。

3. 妊娠期糖尿病的药物治疗　妊娠期糖尿病患者应选用人胰岛素短效制剂，忌用口服降糖药。

【用药指导】

糖尿病的治疗须坚持用药个体化，应根据患者的血糖、尿糖值进行调节。联合用药容易发生低血糖反应，应注意预防。长期使用胰岛素的患者，应经常更换注射部位和预防感染。

目标检测

一、单项选择题

1. 一位艾迪生病患者，需使用地塞米松治疗，最佳的用药方案是
   A. 一般剂量长期疗法
   B. 大剂量突击疗法
   C. 隔日疗法
   D. 小剂量替代疗法

2. 糖皮质激素对下列哪种休克治疗效果最好
   A. 过敏性休克
   B. 感染性休克
   C. 中毒性休克
   D. 低血容量性休克

3. 糖皮质激素不具有下列哪种药理作用
   A. 抗炎作用
   B. 抑制细胞免疫和体液免疫
   C. 增加血中白细胞数
   D. 提高机体对外毒素的耐受力

4. 糖皮质激素不能用于下列哪种疾病的治疗
   A. 水痘和带状疱疹
   B. 风湿性关节炎
   C. 感染性休克
   D. 急性粟粒性肺结核

5. 严重肝功能不全的患者不宜用
   A. 甲泼尼松龙
   B. 氢化可的松
   C. 泼尼松龙
   D. 泼尼松

6. 糖皮质激素治疗严重感染，下列哪项作用是无益的
   A. 抗炎作用
   B. 抗休克作用
   C. 退热作用
   D. 抗免疫作用

7. 糖皮质激素隔日疗法的给药时间为
   A. 隔日早上 8 点
   B. 隔日中午 12 点
   C. 隔日下午 4 点
   D. 隔日晚上 8 点

8. 长期使用糖皮质激素突然停药后，可导致
   A. 骨质疏松
   B. 库欣综合征
   C. 肾上腺皮质功能不全症
   D. 急性消化道溃疡

9. 婴幼儿期甲状腺不足易患
   A. 侏儒症
   B. 单纯性甲状腺肿
   C. 呆小病
   D. 黏液性水肿

10. 硫脲类药抗甲状腺激素的主要药理作用是
    A. 影响碘的摄取
    B. 干扰甲状腺素的作用
    C. 抑制甲状腺腺素的合成
    D. 抑制甲状腺素的释放

11. 治疗甲状腺危象宜选用
    A. 大剂量碘剂单用
    B. 硫脲类药单用
    C. 大剂量碘 + 硫脲类药
    D. β 受体阻断药单用

12. 硫脲类药物最严重的不良反应为
    A. 过敏反应
    B. 消化道反应
    C. 甲状腺肿
    D. 粒细胞减少症

13. 下列哪个胰岛素制剂可以静脉注射
    A. 普通胰岛素   B. 低精蛋白锌胰岛素
    C. 精蛋白锌胰岛素   D. 慢胰岛素锌混悬液

14. 糖尿病酮症酸中毒时宜选用
    A. 低精蛋白锌胰岛素   B. 精蛋白锌胰岛素
    C. 二甲双胍   D. 大剂量胰岛素

15. 胰岛素不具有的不良反应是
    A. 低血糖   B. 过敏反应   C. 注射部位红肿   D. 高血压

16. 下列哪个药属于磺脲类
    A. 格列美脲   B. 阿卡波糖   C. 二甲双胍   D. 罗格列酮

17. 糖尿病患者出现强烈饥饿感、心悸、出汗、手颤可能是
    A. 高血压   B. 低血糖
    C. 胃溃疡   D. 合并甲状腺功能亢进

18. 肥胖且单用饮食控制无效的糖尿病患者宜选用
    A. 格列本脲   B. 阿卡波糖   C. 二甲双胍   D. 瑞格列奈

19. 基础血糖正常但餐后血糖明显超标的2型糖尿病患者，最合适选择下列哪类药
    A. 磺酰脲类   B. α-葡萄糖苷酶抑制药
    C. 双胍类   D. 胰岛素增敏药

20. 回乳可选用下列哪一个药物
    A. 炔诺酮   B. 黄体酮   C. 甲睾酮   D. 炔雌醇

二、简答题

1. 糖皮质激素的主要药理作用有哪些？
2. 糖皮质激素的主要不良反应有哪些？
3. 简述口服降糖药的分类，并列举具体药物。
4. 胰岛素用途有哪些？
5. 甲状腺素的主要药理作用和临床应用是什么？
6. 简述治疗甲亢的药物分类，并列举具体药物。

书网融合……

微课   划重点   自测题

第十三章　维生素类药

学习目标

知识要求

1. **掌握**　维生素类药的分类；常用维生素的作用、临床应用及不良反应。
2. **熟悉**　维生素的概念。
3. **了解**　常见维生素的食物来源。

能力要求

1. 熟练掌握根据患者所患疾病推荐合适药品的技能。
2. 学会指导患者正确使用维生素药，并交代用药注意事项。
3. 会运用维生素药的理论知识，解决患者的合理用药咨询。

实例分析

实例　患者，男，1岁3个月，出生后一直人工喂养，3个月前开始添加少量辅食。最近2周出现烦躁、多汗等症状，并且夜里容易惊醒。到医院做儿保检查发育情况为 O 型腿、鸡胸、方颅。

问题　请问该患者可能患有什么疾病？可用哪种维生素治疗？

维生素是一类维持机体正常代谢和生理功能所必需的低分子化合物，它是人体六大营养要素（糖、蛋白质、脂肪、盐类、水和维生素）之一。它们的共同特点：①维生素均以维生素原的形式存在于食物中；②维生素不是构成机体组织及细胞的组成部分，不产生能量，主要作用是参与机体代谢的调节；③绝大多数必须从食物中获得，仅少数可在自身体内合成或肠道菌群产生；④人体每天对维生素的需要量甚微，日需量常以 mg 或 μg 计算，但是也不能缺乏，否则身体会出现一系列症状或疾病，称为"维生素缺乏症"。目前已发现的维生素有 60 多种，大多已人工合成。临床上常用的有维生素 A、维生素 B_1、维生素 B_2、维生素 C、维生素 D、维生素 E 及维生素 K 等共 14 种。临床上主要用于维生素缺乏症或补充特殊需要，也可作为某些疾病的辅助用药。按照溶解性可分为水溶性维生素和脂溶性维生素两类。

第一节　水溶性维生素

PPT

水溶性维生素易溶于水，常用的水溶性维生素有维生素 B_1、维生素 B_2、维生素 B_6、维生素 C、叶酸和维生素 B_{12} 等。

维生素 B_1（Vitamin B_1）　微课

维生素 B_1 又名硫胺，天然存在于酵母、瘦肉、豆类及花生等中，粗粮比精白米、面粉中的含量高。药用者为人工合成，在酸性环境中较稳定。成人每天需要量为1mg。

【药理作用】

维生素 B_1 作为辅酶，在体内参与糖代谢中丙酮酸和 α – 酮戊二酸的氧化脱羧反应，是糖类代谢所必需的。缺乏时，氧化受阻，体内会出现丙酮酸、乳酸堆积，并影响能量代谢，产生一系列神经系统、心血管系统、消化系统症状，如脚气病、多发性周围神经炎、心功能不全，食欲下降等。

你知道吗

脚气病

维生素 B_1 缺乏症又称脚气病，是常见的营养素缺乏病之一，是一种以消化系统、循环系统和神经系统为主要表现的全身性疾病。其中，消化系统症状以食欲缺乏、恶心、呕吐、便秘为主，病情发展后可出现肠蠕动减慢和腹胀；循环系统主要表现为心脏肥大和扩张（尤其是右心室）、心动过速以及腿部水肿等。轻度脚气病时，神经系统仅表现为疲乏、记忆力减退、失眠等，严重时出现中枢和周围神经炎症状。有些患者还会出现两侧对称性的脚趾感觉异常、足部灼痛、触痛、蹲坐位起立困难等。我国南方本病发病率较高，由于这些地区以大米为主食，米中维生素 B_1 较少，故我国南方地区脚气病较多。

【临床应用】

用于脚气病防治及各种疾病的辅助治疗，如全身感染、糖尿病、高热、多发性神经炎、甲亢、心肌炎、消化不良等。对某些药物如庆大霉素、链霉素等引起的听觉障碍也有帮助。

【不良反应和用药指导】

大剂量使用可出现头疼、食欲减退、腹泻、心律失常等。注射给药偶见过敏反应，个别甚至发生过敏性休克，故除急需补充的情况下应避免采用注射给药。不宜与碳酸氢钠、阿司匹林、氨茶碱同时服用。

维生素 B_2（Vitamin B_2）

维生素 B_2 又名核黄素，主要来源于酵母、肝、肾、鱼类、乳类、绿叶蔬菜、谷类、蛋黄及肉类等，现在药用者多为人工合成。

【药理作用】

维生素 B_2 作为体内黄素酶类辅基的组成部分，在生物氧化还原中发挥递氢作用，能广泛参与体内的各种氧化还原代谢，能促进糖、脂肪和蛋白质的代谢，对维持皮肤、黏膜和视觉的正常机能均有一定作用。当机体缺乏时，多表现为口、舌、眼及外生殖器部位的炎症。

【临床应用】

主要用于维生素 B_2 缺乏症，如口角炎、唇炎、舌炎、结膜炎、视网膜炎、阴囊炎及脂溢性皮炎等的治疗。亦可用于难治性低色素性贫血，宜同时与其他 B 族维生素同时使用。

【不良反应和用药指导】

空腹吸收不如进食时，宜在餐时或餐后立即服用。服药后尿液呈黄绿色，可能干扰尿胆素原的测定。乙醇可影响本药吸收，服用吩噻嗪类、三环类抗抑郁药、丙磺舒时，应适当补充维生素 B_2。

维生素 B_6（Vitamin B_6）

维生素 B_6 又名吡多辛，通常以吡多醇、吡多醛和吡多胺形式存在，三者可以互相转化。广泛存在于动、植物中，且人体肠道内细菌也可合成，故维生素 B_6 缺乏少见。

【药理作用】

维生素 B_6 在体内与 ATP 经酶作用生成具有生理活性的磷酸吡多醛和磷酸吡多胺，是某些氨基酸的氨基转移酶、脱羧酶及消旋酶的辅酶，参与许多代谢过程。维生素 B_6 缺乏时，主要表现为皮肤和神经系统症状，长期缺乏也可引起痉挛发作。

【临床应用】

主要用于防治维生素 B_6 缺乏症，如因大量或长期服用异烟肼、肼屈嗪等引起的中枢神经症状和周围神经炎；减轻抗癌药、放射线、口服避孕药等引起的呕吐或妊娠呕吐等；还可用于治疗婴儿惊厥；还可用于动脉粥样硬化、脂溢性皮炎、白细胞减少症、慢性肝炎的辅助治疗。

> **请你想一想**
>
> 维生素 B_6 为何不可用于治疗左旋多巴引起的恶心、呕吐？

【不良反应和用药指导】

长期大剂量使用，可引起严重神经感觉异常，出现头痛、进行性步态不稳、手足麻木等；罕见过敏反应。与左旋多巴合用，使左旋多巴的药效降低；肾上腺皮质激素类药、环磷酰胺、氯霉素等药物可增加维生素 B_6 的排泄或拮抗其作用，合用时应注意补充。

烟酸（Nicotinic Acid）

烟酸属于维生素 B 族类，可降低辅酶 A 的利用，大剂量还可降低血清胆固醇和甘油三酯浓度，另外，还具有扩张周围血管作用。临床主要用于预防和治疗因烟酸缺乏引起的糙皮症等，也用作血管扩张药及治疗高脂血症。主要不良反应为头痛、潮红、热感等，大剂量可导致皮肤干燥、瘙痒、眼干燥、消化性溃疡等。静脉注射可引起过敏反应，如皮肤红斑或瘙痒，甚至出现哮喘。

维生素 C（Vitamin C）

维生素 C 又名抗坏血酸，广泛存在于新鲜蔬菜和水果中，如西红柿、橘、橙、柠檬、枣等。食物中维生素 C 在干燥、久存和磨碎过程中被破坏。药用者为人工合成。人体内不能合成维生素 C，必须从食物中不断获得。

【药理作用】

维生素 C 在体内参与氨基酸代谢、神经递质的合成、胶原蛋白和组织细胞间质的合成。可降低毛细血管的通透性，加速血液的凝固，刺激凝血功能，促进铁在肠内吸收和免疫球蛋白形成，促使血脂下降，增加对感染的抵抗力，参与解毒功能，且有抗组胺的作用及阻止致癌物质（亚硝胺）生成的作用。

【临床应用】

主要用于维生素C缺乏症的预防及治疗。用于急慢性传染病、久病卧床、骨折伤口愈合不良、各种贫血、高铁血红蛋白血症、动脉粥样硬化等的辅助治疗。还用于肝硬化、急性肝炎和砷、汞、铅、苯等慢性中毒时的肝脏损害。大剂量治疗克山病所致的心源性休克。

【不良反应】

本品毒性很低，但过量使用可出现胃肠道症状，并明显增加尿中草酸排泄量，甚至引起尿路草酸盐结石、深静脉血栓形成、血管内溶血或凝血等，有时可导致白细胞吞噬能力降低。每天用量超过5g时，可导致溶血，重者可致命。

【用药指导】

1. 可破坏食物中的维生素 B_{12}，与食物中的铜、锌离子络合，阻碍其吸收，从而可能产生维生素 B_{12} 或铜、锌缺乏症状。

2. 不宜与碱性药物（如氨茶碱、碳酸氢钠等）、核黄素、铁离子溶液等配伍，以免影响疗效。

3. 长期大量服用突然停药，可能会出现维生素C缺乏症症状，故宜逐渐减量停药。

4. 制剂色泽变黄后不可应用。

第二节 脂溶性维生素

PPT

脂溶性维生素易溶于大多数有机溶剂，不溶于水。在食物中常与脂类共存，脂类吸收不良时其吸收也减少，甚至发生缺乏症。常用的脂溶性维生素有维生素A、维生素D、维生素E、维生素K等。

你知道吗

维生素 A 与夜盲症

美国生物学家沃尔德（G. Wald）研究黑暗中的视觉化学问题时，发现光线引起眼中视紫红色分解成视蛋白和视黄醛两种成分，而维生素A的结构类似视黄醛，维生素A在酶的作用下除去两个氢可转变为视黄醛。假如食物中维生素A缺乏就会导致视黄醛缺乏和视紫红质质量下降，产生夜盲。沃尔德由于这项研究而获得1967年诺贝尔医学与生理学奖

维生素 A（Vitamin A）

维生素A包括维生素 A_1（视黄醇）和维生素 A_2（3－脱氢视黄醇），维生素 A_2 效力约为维生素 A_1 的1/3，所以维生素A一般指维生素 A_1。在动物肝脏、蛋类、肉类及

乳制品等中含有维生素 A，尤以鱼肝油中含量最丰富。

【药理作用】

维生素 A 具有促进生长发育，维持上皮组织如皮肤、结膜、角膜等正常功能的作用，还参与视网膜中视紫红质的合成，增强视网膜感光能力，还参与体内很多氧化过程，尤其是不饱和脂肪酸的氧化。维生素 A 缺乏时，则生长停止，骨骼成长不良，生殖功能衰退，皮肤粗糙、干燥，角膜软化，并发生干燥性眼炎及夜盲症。

【临床应用】

主要用于维生素 A 缺乏症，如夜盲症、眼干燥症、角膜软化症及皮肤粗糙等，还可用于儿童生长发育、妊娠期、哺乳期等的补充治疗。

【不良反应和用药指导】

婴幼儿对大量或超量维生素 A 较敏感。长期应用可引起维生素 A 过多症，甚至发生急性或慢性中毒，以 6 个月至 3 岁的婴儿发生率最高。表现为食欲缺乏、皮肤瘙痒、毛发干枯、脱发、骨痛、颅内压增高、口唇皲裂等，停药 1~2 周后可消失。

维生素 D（Vitamin D）

维生素 D 是类固醇衍生物，广泛存在于鱼肝油、蛋黄、猪肝、乳汁、鱼籽等中。维生素 D 包括维生素 D_2（骨化醇）和维生素 D_3（胆钙化醇），两者作用相同。动物组织及人体皮肤内含有维生素 D 的前体 7-脱氢胆固醇，经日光或紫外线照射后，转变成维生素 D_3。

【药理作用】

维生素 D 能促进肠道对钙、磷的吸收，其代谢活性产物可以促进肾小管对钙、磷的重吸收，使血钙浓度增加，有利于钙磷在组织中沉着，促进骨组织钙化。维生素 D 缺乏时，人体对钙、磷吸收能力下降，在婴幼儿可引起佝偻病，成人则表现为骨软化症。

【临床应用】

主要用于维生素 D 缺乏症的预防和治疗，如绝对素食者、肠外营养患者、肝胆疾病等。还可以用于慢性低钙血症、低磷血症、佝偻病及伴有慢性肾功能不全的骨软症、甲状腺旁腺功能低下的治疗。也可以用于治疗急、慢性及潜在手术后手足搐搦症及特发性手足搐搦症。

【不良反应和用药指导】

大量久服可引起高钙血症、食欲缺乏、呕吐、腹泻甚至软组织异位骨化等，应立即停药。给予泼尼松、辅以降钙素等措施后大多能恢复。市售鱼肝油制剂内含大量维生素 A，长期大量使用易引起维生素 A 慢性中毒，故治疗佝偻病时宜选用纯维生素 D 制剂。此外注射比口服易中毒。

维生素 E（Vitamin E）

维生素 E 又称生育酚，广泛存在于各种食物中，尤其大豆油、玉米油、棉籽油等较多，故人类因维生素 E 摄入不足导致的缺乏症极为罕见。

【药理作用】

维生素 E 可帮助维持神经、骨骼肌、平滑肌和心肌的正常结构和功能，减少组织中氧的消耗，提高氧的利用率；增强细胞的抗氧化作用；维持和促进生殖功能；参与机体多种酶的活动；维持毛细血管的正常通透性，增加血流量，并能修复血管壁损伤后的瘢痕，抑制血小板聚集，防止血栓的形成；还能改善脂质代谢等。

【临床应用】

常用于先兆流产、习惯性流产、不育症、绝经后综合征、进行性肌营养不良、月经失调、骨骼肌痉挛、神经痛、运动神经元疾病等情况。

【不良反应和用药指导】

本品不良反应少见，但长期（6个月以上）应用易出现血小板聚集和血栓形成。大剂量长期服用部分患者可出现恶心、头痛、眩晕、视物模糊、月经过多、胃肠功能紊乱、肌无力等。停药后上述反应可逐渐消失。偶可引起低血糖、血栓性静脉炎、凝血酶原降低。

目标检测

一、单项选择题

1. 具有维持上皮组织功能正常、促进生长的药物是
   A. 维生素 A　　　　B. 维生素 B_1　　　　C. 维生素 C　　　　D. 维生素 D

2. 脚气病是由于缺乏以下哪种维生素引起的
   A. 维生素 B_1　　　　B. 维生素 B_2　　　　C. 维生素 B_6　　　　D. 维生素 E

3. 对小儿骨骼生长有重要影响的维生素是
   A. 维生素 A　　　　B. 维生素 C　　　　C. 维生素 D　　　　D. 维生素 E

4. 成人及儿童因缺乏哪种维生素而导致眼干燥症
   A. 维生素 B_1　　　　B. 维生素 B_2　　　　C. 维生素 B_6　　　　D. 维生素 A

5. 人的饮食中长期缺乏蔬菜、水果会导致哪种维生素的缺乏
   A. 维生素 B_1　　　　B. 维生素 A　　　　C. 维生素 C　　　　D. 维生素 E

6. 人类缺乏下列哪种维生素会患佝偻病或软骨病
   A. 维生素 A　　　　B. 维生素 B_6　　　　C. 维生素 C　　　　D. 维生素 D

7. 长期服用异烟肼的肺结核患者易出现哪种维生素的缺乏
   A. 维生素 B_1　　　　B. 维生素 B_2　　　　C. 维生素 B_6　　　　D. 维生素 D

书网融合……

e 微课　　　　划重点　　　　自测题

第十四章 抗微生物药

学习目标

知识要求

1. **掌握** 抗生素、抗菌谱、抑菌药、杀菌药、耐药性的基本概念；青霉素类、头孢菌素类、大环内酯类及喹诺酮类的药理作用、临床应用、不良反应和用药指导。

2. **熟悉** 抗菌作用机制；其他 β – 内酰胺类、氨基糖苷类、四环素类、氯霉素类、磺胺类、甲硝唑、甲氧苄啶的药理作用、临床应用、不良反应；一线抗结核药异烟肼、利福平、链霉素、乙胺丁醇等的药理作用、临床应用、不良反应和用药指导；常用抗真菌药、抗病毒药的药理作用和临床应用。

3. **了解** 细菌耐药性产生的机制；林可霉素类、多黏菌素类、万古霉素类的作用特点和应用；呋喃妥因和呋喃唑酮、其他常用抗结核药物的特点；抗结核药的合理应用原则。

能力要求

1. 熟练掌握根据患者所患感染性疾病推荐合适药品的技能。

2. 学会指导患者正确使用抗微生物药，并交代用药注意事项。

3. 会运用抗微生物药的理论知识，解决患者的合理用药咨询。

第一节 概　述

PPT

一、概述

抗微生物药物是一类对病原体（病毒、细菌、真菌等）具有抑制或杀灭作用，用于防治感染性疾病的药物。抗微生物药物类似的名称还有抗感染药物、抗生素、抗菌药物、化疗药物等，各名词在含义上有一定的区别。

抗生素是由细菌、真菌、放线菌等微生物的次级代谢产物，或用化学方法合成或半合成的化合物，在低浓度下对各种病原微生物和肿瘤细胞具有强有力杀灭、抑制或其他药理作用的药物。

抗生素的剂量常用重量和效价来表示。化学合成和半合成的抗生素都以重量表示。生物合成的抗生素以效价表示，并同时注明与效价相对应的重量。效价以"单位"（U、IU）来表示。

为便于研究和应用，一般按其化学结构进行分类。

1. β-内酰胺类 青霉素类、头孢菌素类等。前者有青霉素、氨苄西林、阿莫西林、苯唑西林等；后者有头孢唑啉、头孢氨苄、头孢克洛、头孢噻肟等。近年来发展了非典型 β-内酰胺类，如碳青霉烯类（亚胺培南）、单环 β-内酰胺类（氨曲南）、β-内酰胺酶抑制药（克拉维酸和舒巴坦）及氧头孢烯类（拉氧头孢）等。

2. 氨基糖苷类 链霉素、卡那霉素、庆大霉素、阿米卡星、新霉素、大观霉素等。

3. 四环素类 土霉素、四环素、金霉素、多西环素、美他环素和米诺环素等。

4. 氯霉素类 氯霉素、甲砜霉素等。

5. 大环内酯类 红霉素、阿奇霉素、罗红霉素、克拉霉素等。

6. 林可胺类 林可霉素、克林霉素等。

7. 多肽类 杆菌肽、多黏菌素 B、黏菌素、维吉尼霉素、硫肽菌素等。

8. 多烯类 制霉菌素、两性霉素 B 等。

二、常用术语

1. 抗菌谱 化疗药物的抗菌范围或作用范围，有广谱和窄谱之分。

（1）广谱抗生素 对多种或多属细菌有抗菌作用，如四环素对革兰阳性菌、革兰阴性菌、支原体、衣原体、原虫等均有抑制作用。此外，广谱青霉素、氟喹诺酮类、第三代头孢菌素等都属广谱抗生素。

（2）窄谱抗生素 仅对某种或某属细菌有作用，如青霉素 G 主要对革兰阳性菌、链霉素主要对革兰阴性菌有作用，异烟肼只对结核分枝杆菌有效。

2. 抗菌活性 是指药物抑制或杀灭病原微生物的能力。

（1）最低抑菌浓度（MIC） 能够抑制培养基内细菌生长的最低浓度。MIC 越小，抗菌作用越强。

（2）最低杀菌浓度（MBC） 能够杀灭培养基内细菌的最低浓度。一般情况下 MBC > MIC。

（3）杀菌药 具有杀灭病原微生物能力的药物，用 MBC 衡量，如青霉素 G、链霉素、氟喹诺酮类等。

（4）抑菌药 具有抑制病原微生物生长繁殖而无杀菌作用，用 MIC 衡量，如磺胺类、四环素、红霉素。

3. 化疗指数（CI） 是评价化疗药物安全性的指标。一般以动物的半数致死量（LD_{50}）和治疗感染动物的半数有效量（ED_{50}）之比表示，即 $CI = LD_{50}/ED_{50}$。比值越大，毒性越小，临床上应用价值也可能越高。但并非化疗指数大就是绝对安全的，如青霉素 G 可引起过敏性休克。

4. 耐药性 又称抗药性，系指微生物、寄生虫以及肿瘤细胞与化疗药多次接触后对药物敏感性逐渐降低，甚至消失，致使化疗药对耐药病原体的疗效降低或无效。

交叉耐药性，指细菌对某类药物中的某个药物产生耐药性后对其他药物也同时产生耐药性的现象。通常发生于药物结构和作用机制相似的药物。

5. 抗菌后效应（PAE） 药物与细菌短暂接触，当血药浓度低于最低抑菌浓度或被消除之后，细菌的生长仍受到持续抑制的效应称为抗菌后效应，又称后效应。

> **请你想一想**
>
> 耐药性和耐受性的产生都是由于反复多次用药引起的不良现象，这两个概念的区别在哪里？

三、主要作用机制

1. 抑制细菌细胞壁的合成 阻碍细菌细胞壁的合成，导致细菌在低渗透压环境下膨胀破裂死亡，以这种方式作用的抗生素主要是 β-内酰胺类抗生素。哺乳动物的细胞没有细胞壁，不受这类药物的影响。

2. 影响细胞膜的通透性 与细菌细胞膜相互作用，增强细菌细胞膜的通透性，打开膜上的离子通道，让细菌内部的有用物质漏出菌体或电解质平衡失调而死。以这种方式作用的抗生素有多黏菌素和制霉菌素等。

3. 抑制蛋白质的合成 与细菌核糖体或其反应底物（如 tRNA、mRNA）相互作用，抑制蛋白质的合成，这意味着细胞存活所必需的结构蛋白和酶不能被合成。以这种方式作用的抗生素包括四环素类、大环内酯类、氨基糖苷类等。

4. 抑制核酸合成 阻碍细菌 DNA 的复制和转录。阻碍 DNA 复制将导致细菌细胞分裂繁殖受阻，阻碍 DNA 转录成 mRNA 则导致后续的 mRNA 翻译合成蛋白的过程受阻。以这种方式作用的主要是人工合成的抗菌药喹诺酮类（如氧氟沙星）。

5. 抗叶酸代谢 抑制细菌叶酸代谢过程中的二氢叶酸合成酶和二氢叶酸还原酶，妨碍叶酸代谢。因为叶酸是合成核酸的前体物质，叶酸缺乏导致核酸合成受阻，从而抑制细菌生长繁殖。以这种方式作用的主要是磺胺类和甲氧苄啶。

以上五种抗菌机制以表格形式概括如表 14-1。

表 14-1 不同抗生素的抗菌作用机制分类

主要作用机制	药物类别
阻碍细菌细胞壁的合成	青霉素类、头孢菌素类
阻碍细菌蛋白质的合成	氨基糖苷类、大环内酯类、四环素类、氯霉素类
抑制细菌 DNA 的合成	喹诺酮类
影响细菌 RNA 的合成	利福平
影响细胞膜的通透性	多黏菌素、两性霉素 B、制霉菌素
影响细菌叶酸的合成	磺胺类、甲氧苄啶（TMP）

四、细菌耐药性及其产生机制 e 微课

（一）耐药性

耐药性又称抗药性，是指病原体对抗菌药物的敏感性降低甚至消失，需要增加剂量才能达到原来的药效。耐药性可分为以下几种。

1. 固有耐药性 又称为天然耐药性，是由细菌染色体基因决定而代代相传的耐药性，其与抗菌药物的使用与否无关。如肠道杆菌对青霉素类的耐药。

2. 获得耐药性 是细菌与药物反复接触后对药物的敏感性降低或消失，大多由质粒介导，亦可由染色体介导。细菌对抗菌药物的耐药大多数属于此种。

（二）耐药性产生的机制

1. 产生灭活酶 灭活酶有两种：①水解酶，如 β - 内酰胺酶，可水解青霉素类和头孢菌素类的 β - 内酰胺环，药物因结构破坏而失去药效；②合成酶（钝化酶），如乙酰化酶、磷酸化酶等，可催化某些化学基团结合到药物分子上，使药物失活。氨基糖苷类抗生素的化学结构就易被乙酰化酶改变从而失去抗菌活性。

2. 改变药物作用的靶位 抗菌药物对细菌的原始作用靶点称靶位。若此部位发生结构或位置变化，则药物不能与靶位结合，细菌即可产生耐药性。如对链霉素耐药的细菌，是由于菌体内核蛋白体30s亚基上链霉素作用靶点P10蛋白发生构象变化，使链霉素不能与之结合而发生耐药。

3. 降低细胞膜的通透性 细菌细胞膜结构发生改变，膜孔蛋白构型改变或数量减少，导致药物不易渗透至菌体内，而使药物难以发挥抗菌作用。如 β - 内酰胺类、四环素类、氯霉素等抗生素的耐药菌株即可通过此途径产生耐药。

4. 主动转运泵作用 有些耐药的细菌具有主动转运泵，可将进入细菌体内的药物泵出菌体，使药物在菌体内浓度降低而耐药。

5. 细菌改变代谢途径 细菌对磺胺类抗菌药的耐药性可能与细菌改变叶酸代谢途径，通过产生大量的对氨苯甲酸（PABA），或直接利用外源性叶酸生成二氢叶酸有关。

五、抗微生物药物之间的相互作用

根据抗生素抗菌的强度（抑菌或杀菌）和作用的快慢可将其分为四种类型（表14 -2）。

表 14 - 2　抗微生物药物之间的相互作用

四种类型		药物类别
第Ⅰ类	繁殖期杀菌药（速效杀菌药）	如青霉素类、头孢菌素类
第Ⅱ类	静止期杀菌药（缓效杀菌药）	如氨基糖苷类、喹诺酮类、多黏菌素类、利福霉素类
第Ⅲ类	速效抑菌药	如四环素类、氯霉素类、林可霉素类、大环内酯类
第Ⅳ类	慢效抑菌药	如磺胺类

第Ⅰ类 + 第Ⅱ类：协同作用。

第Ⅰ类 + 第Ⅲ类：拮抗作用。

一般来说，禁止同类抗生素联合应用（因大多数具有交叉耐药性或毒性增加）。如氨基糖苷类抗生素彼此间不宜合用，主要原因是对肾脏的毒性。另外，不同类别的药物在配伍应用过程中，也会由于成分、剂型、溶剂、辅料等因素的影响而发生物理或化学变化，对药效或安全性产生不良影响。如 β - 内酰胺类抗生素与氨基糖苷类都作为注射剂合用时，两者不能放在同一瓶溶液中混合，因为 β - 内酰胺环可使氨基糖苷类失去抗菌活性。20% 的磺胺嘧啶钠注射液（pH 9.5～11）加入 10% 葡萄糖注射液（pH 3.2～5.5）中，由于 pH 的改变，可使磺胺嘧啶微结晶析出，如输入血管，可引起微血管栓塞。

第二节　β - 内酰胺类抗生素

PPT

一、概述

β - 内酰胺类抗生素是指化学结构中具有 β - 内酰胺环的一类抗生素。临床上最常用的有青霉素类抗生素与头孢菌素类抗生素，还有 β - 内酰胺酶抑制药及非典型的 β - 内酰胺类抗生素，如碳青霉烯类、头霉素类及单环 β - 内酰胺类抗生素等。此类抗生素具有杀菌活性强、毒性低、适应范围广及临床疗效好等特点。

β - 内酰胺类抗生素可分为以下几类。

1. 青霉素类　包括天然青霉素和半合成青霉素。天然青霉素包括青霉素 G 和长效青霉素；半合成青霉素包括青霉素 V、苯唑西林、氯唑西林、氨苄西林、阿莫西林、羧苄西林等。

2. 头孢菌素类　又名先锋霉素类，具有杀菌力强、抗菌谱广、毒性小、过敏反应较少、对酸和 β - 内酰胺酶比青霉素类稳定等优点。

3. 其他　包括 β - 内酰胺酶抑制药，如克拉维酸、舒巴坦；碳青霉烯类，如亚胺培南；头霉素类，如头孢西丁；单环 β - 内酰胺类，如氨曲南。

二、青霉素类

（一）天然青霉素

青霉素（Penicillin，青霉素 G，苄青霉素）

【药理作用】

青霉素 G 口服易被胃酸及消化酶破坏，故不宜口服。通常用作肌内注射，吸收迅速且完全。该药因脂溶性低主要分布于细胞外液，脑膜炎时可透入脑脊液。几乎全部以原型迅速经尿排泄，约 10% 经肾小球滤过排出，90% 经肾小管分泌排出，可被丙磺舒竞争性抑制，从而可延缓青霉素的排泄，提高其血药浓度，并延长半衰期。

细菌的外层有坚韧的细胞壁，对菌体有保护作用，为菌体所特有。青霉素类抗生素能选择性地抑制细菌细胞壁的主要成分——黏肽的合成，使细胞壁缺损。菌体失去细胞壁的屏障保护后，外界环境的水分不断向菌体渗入，导致菌体膨胀变形，最后破裂死亡。青霉素还可激活细菌的自溶酶，从而使细菌体破裂死亡。革兰阳性菌的细胞质渗透压比宿主体液的渗透压高，革兰阴性杆菌的细胞壁含大量磷脂，其细胞壁经青霉素作用后仅部分缺损，且其细胞质的渗透压仅略高于宿主体液的渗透压，故青霉素主要杀灭革兰阳性菌，而对革兰阴性杆菌无明显抗菌作用。哺乳动物的细胞没有细胞壁，所以 β-内酰胺类抗生素对人和动物的毒性很小。因 β-内酰胺类抗生素对已合成的细胞壁无影响，故对繁殖期细菌的作用较静止期强。

多数敏感菌不易产生耐药性。金黄色葡萄球菌等耐药菌可产生 β-内酰胺酶，裂解青霉素的 β-内酰胺环而使其失去抗菌活性。其他如淋病奈瑟菌等也具有高度耐药性。

【临床应用】

抗菌谱窄，抗菌作用强，为繁殖期杀菌药，主要用作敏感革兰阳性菌、阴性球菌、螺旋体感染的首选治疗药。例如：①溶血性链球菌引起的咽炎、扁桃体炎、猩红热、蜂窝组织炎、败血症；②肺炎链球菌所致的大叶性肺炎、中耳炎；③气性坏疽、白喉、破伤风（需加用相应抗毒血清以中和外毒素）；④梅毒、钩端螺旋体病；⑤淋病（大剂量、长疗程）、脑膜炎双球菌引起的流行性脑脊髓膜炎（宜与磺胺嘧啶或培氟沙星合用）；⑥草绿色链球菌引起的细菌性心内膜炎（宜与链霉素或庆大霉素合用）。

【不良反应】

1. 过敏反应　为青霉素类最常见的不良反应，在各种药物中居首位。各种类型的过敏反应都可出现，以皮肤过敏（荨麻疹、药物疹等）和血清病样反应较多见，但多不严重，停药后可消失。最严重的是过敏性休克，其表现为呼吸困难、胸闷、面色苍白、发绀、出冷汗、脉搏细弱、血压下降、昏迷、惊厥等，如不及时抢救可出现呼吸衰竭和循环衰竭而危及生命。

发生过敏反应的原因是由青霉素溶液中的降解产物青霉噻唑蛋白、青霉烯酸、6-APA 高分子聚合物所致。用药者多在接触药物后立即发生，少数人可在数日后发生。过敏性休克患者的临床表现主要为循环衰竭、呼吸衰竭和中枢抑制。

主要防治措施：①问过敏史；②避免滥用和局部用药；③避免在饥饿时注射青霉素；④不在没有急救药物（如肾上腺素）和抢救设备的条件下使用；⑤初次使用、用药间隔 3 天以上或换批号者必须做皮肤过敏试验，皮试阳性者禁用；⑥注射液需临用现配；⑦患者每次用药后需观察 30 分钟，无反应者方可离去；⑧过敏性休克的抢救：一旦发生，必须及时抢救，立即皮下或肌内注射 0.1% 肾上腺素 0.5～1ml，临床症状无改善者，可重复用药。严重者可稀释后静脉注射或静脉滴注肾上腺素；心搏停止者，可心内注射，视情加用糖皮质激素、H_1 受体阻断药，以增强疗效；呼吸困难者给予吸氧或人工呼吸，必要时做气管切开。

2. 赫氏反应　应用青霉素 G 治疗梅毒、钩端螺旋体、鼠咬热或炭疽等感染时，可有症状加剧现象，表现为全身不适、寒战、发热、咽痛、肌痛、心搏加快等症状。

3. 其他不良反应 肌内注射青霉素 G 可产生局部疼痛，红肿或硬结。剂量过大或静脉给药过快时可对大脑皮质产生直接刺激作用。鞘内注射可引起脑膜或神经刺激症状。

（二）半合成青霉素

1. 耐酸青霉素 可口服，如青霉素 V，国内少用。

2. 耐酶青霉素 β-内酰胺环不受 β-内酰胺酶的破坏。

（1）作用特点 对耐青霉素 G 的金黄色葡萄球菌有效，但对其他细菌的作用弱。耐酶并耐酸，可口服。

（2）代表药物 苯唑西林、氯唑西林、双氯西林。

3. 广谱青霉素 氨基青霉素类（氨苄西林类）。

（1）作用特点 抗菌谱广，对革兰阴性杆菌也有杀灭作用。耐酸，不耐酶（对耐药金黄色葡萄球菌无效），对铜绿假单胞菌无效。

（2）代表药物 氨苄西林、阿莫西林（羟氨苄青霉素）、匹氨西林。

1）氨苄西林 主要用于伤寒、副伤寒的治疗，也可用于尿路和呼吸道感染的治疗；耐药菌增多，不宜单独使用。

2）氨氯西林 氨苄西林 + 氯唑西林。

3）阿莫西林（羟氨苄青霉素） 口服吸收好，适用于肺炎球菌所致下呼吸道感染、Hp（幽门螺杆菌）感染。

4. 抗铜绿假单胞菌广谱青霉素类 作用特点：对铜绿假单胞菌、变形杆菌活性强；对厌氧菌有效；不耐酶。

（1）羧基青霉素类（羧苄西林、替卡西林等） 羧苄西林适用于烧伤患者铜绿假单胞菌感染的治疗，另外亦可用于大肠埃希菌、变形杆菌引起的各种感染；替卡西林主要用于铜绿假单胞菌所致的各种感染。

（2）脲基青霉素类（呋苄西林、美洛西林、哌拉西林等） 对铜绿假单胞菌有效外，还对克雷伯菌有较好的疗效。

5. 作用于革兰阴性菌的青霉素类 美西林、替莫西林等。

三、头孢菌素类

头孢菌素类（先锋霉素类）结构中亦含有与青霉素相同的 β-内酰胺环，与青霉素类有着相似的理化特性、生物活性、作用机制和临床应用。具有抗菌谱广、杀菌力强、对 β-内酰胺酶较稳定以及过敏反应少等特点。

根据头孢菌素的抗菌谱、抗菌强度、对 β-内酰胺酶的稳定性及对肾脏毒性可分为四代。

第一代头孢菌素对革兰阳性菌抗菌作用较二、三代强，但对革兰阴性菌的作用差。可被细菌产生的 β-内酰胺酶所破坏。主要用于治疗敏感菌所致呼吸道和尿路感染、皮肤及软组织感染，预防外科手术后感染。对肾脏有一定毒性。

注射用：头孢噻吩、头孢唑啉、头孢拉定。

口服用：头孢氨苄、头孢羟氨苄。

第二代头孢菌素对革兰阳性菌作用略逊于第一代，对革兰阴性菌有明显作用，对厌氧菌有一定作用，但对铜绿假单胞菌无效。对多种 β – 内酰胺酶比较稳定。可用于治疗敏感菌所致肺炎、胆道感染、菌血症、尿路感染等。

注射用：头孢呋辛、头孢孟多。

口服用：头孢克洛。

第三代头孢菌素对革兰阳性菌的作用不及第一、二代，对革兰阴性菌包括肠杆菌类、铜绿假单胞菌及厌氧菌有较强的作用。对 β – 内酰胺酶有较高的稳定性。基本无肾毒性。可用于危及生命的败血症、脑膜炎、肺炎、骨髓炎及尿路严重感染的治疗，能有效控制严重的铜绿假单胞菌感染。头孢他啶是目前临床用于抗铜绿假单胞菌最强的抗生素，头孢哌酮也可选用。新生儿脑膜炎和肠杆菌科细菌所致的成人脑膜炎须选用此代头孢菌素。

注射用：头孢噻肟、头孢曲松、头孢哌酮、头孢他啶、头孢唑肟。

口服用：头孢克肟。

第四代头孢菌素对革兰阳性菌、革兰阴性菌均有高效，对 β – 内酰胺酶高度稳定，可用于治疗对第三代头孢菌素耐药的细菌感染。

注射用：头孢吡肟。

常用头孢菌素药物的共同特点如下。

1. 体内过程 凡能口服的头孢菌素类各药均能耐酸，胃肠吸收好，其他均需注射给药。能透入各组织中。凡能影响青霉素排泄的药物同样也能影响头孢菌素类的排泄。

2. 临床应用 头孢菌素类为杀菌药，抗菌原理与青霉素类相同。细菌对头孢菌素可产生耐药性，并与青霉素类间有部分交叉耐药。

3. 不良反应 头孢菌素类药物毒性较低，不良反应较少。①常见的是过敏反应，多为皮疹、荨麻疹等，过敏性休克罕见，但与青霉素类有交叉过敏现象；②口服给药可发生胃肠道反应，静脉给药可发生静脉炎；③第一代头孢菌素对肾脏有毒性，不可与高效利尿药（如呋塞米）联合应用，第二代头孢菌素较之减轻，第三代头孢菌素对肾脏基本无毒，第四代头孢菌素则几乎无肾毒性；④双硫仑反应，部分患者在用药期间或用药后的 1 周内，饮酒后会出现面部潮红、皮肤瘙痒、头痛、腹痛、恶心、视物模糊，甚至眩晕、低血压、休克等症状。

四、其他类

（一）单环 β – 内酰胺类

氨曲南 单环 β – 内酰胺类抗生素，抗菌范围类似氨基糖苷类。

特点：①对铜绿假单胞菌、流感嗜血杆菌、淋球菌效佳；②耐酶；③对青霉素无交叉过敏；④常作为氨基糖苷类的替代品，与氨基糖苷类合用可加强对铜绿假单胞菌和肠杆菌属的作用。

（二）β-内酰胺酶抑制药

1. 克拉维酸（棒酸）　天然、广谱β-内酰胺酶不可逆的竞争性抑制药。

（1）奥格门汀——克拉维酸钾＋阿莫西林

（2）替门汀——克拉维酸钾＋替卡西林钠

2. 舒巴坦（青霉烷砜）　半合成，β-内酰胺酶不可逆的竞争性抑制药。

（1）舒他西林——舒巴坦＋氨苄西林（1∶2）

（2）舒普深（舒巴哌酮）——舒巴坦＋头孢哌酮（1∶1）

3. 他唑巴坦

他唑西林——他唑巴坦＋哌拉西林（1∶8）

（三）碳青霉烯抗生素类

此类包括亚胺培南、美罗培南、比阿培南、帕尼培南。

特点：①抗菌谱最广；②抗菌作用最强；③对β-内酰胺酶高度稳定。

第三节　大环内酯类、林可霉素类和万古霉素类抗生素

PPT

一、大环内酯类

（一）共同特性

1. 抗菌谱　大环内酯类抗生素是指具有14～16元大内酯环结构的碱性抗生素，微溶于水，对革兰阳性菌、阴性球菌、厌氧菌和支原体属、衣原体属、军团菌属等病原体有较好的作用。

2. 抗菌机制　大环内酯类药物与细菌核蛋白体的50s亚基结合，抑制转肽作用和抑制mRNA的移位，从而阻碍了细菌的蛋白质合成而起到抑菌作用。

3. 分代　第一代包括红霉素、乙酰螺旋霉素、麦迪霉素、交沙霉素。第二代包括罗红霉素、克拉霉素、阿奇霉素。近年来新开发的如克拉霉素、阿奇霉素和罗红霉素等具有如下特点：①对流感杆菌、卡他莫拉菌和淋球菌的抗菌活性高，对支原体、衣原体的作用增强；②不易被胃酸破坏，生物利用度高，血药浓度高，半衰期长等；③给药次数与给药剂量减少而不良反应也相应地减少。第三代包括泰利霉素和喹红霉素等。抗菌活性强大，且对许多耐大环内酯类抗生素的菌种仍然有效。

（二）常用药的特点及应用

红霉素（Erythromycin）

在碱性溶液中抗菌活性强。不耐酸，口服可用肠溶衣片或酯化物（依托红霉素、琥乙红霉素），细菌对大环内酯类易产生耐药性，连用不宜超过1周，停药后可恢复其

敏感性，无交叉耐药性。

【药理作用】

内服后自小肠上部吸收，味苦，不耐酸，常用耐酸制剂如红霉素酯化物，体内分布广泛，可透过胎盘屏障进入胎儿，难进入脑脊液，脑膜炎时脑脊液中浓度较高，主要在肝脏代谢、胆汁分泌排泄，胆汁浓度高，可形成肝－肠循环，肝功能不全者药物排泄较慢，仅少量由尿排泄。

【临床应用】

对革兰阳性菌有强大抗菌作用，主要用于耐青霉素的金黄色葡萄球菌引起的严重感染和对青霉素过敏患者；是肺炎军团菌引起的肺炎、支原体肺炎、沙眼衣原体所致婴儿肺炎及结肠炎、弯曲杆菌所致败血症或肠炎、白喉带菌者、百日咳带菌者的预防及急慢性感染的治疗首选药。它还可替代青霉素治疗炭疽、放线菌病、梅毒等。可用于妊娠期妇女、婴儿、新生儿。

【不良反应】

1. 胃肠道反应 口服或静脉给药均可引起。

2. 肝损害 酯化物（依托红霉素、琥乙红霉素）发生率高（40%），肝功能不良者禁用。

3. 静脉注射乳糖酸盐可发生血栓性静脉炎。

阿奇霉素（Azithromycin）

本药为第二代药物中评价最高的药物之一。在组织中缓慢消除，半衰期可长达2～3天，每天仅需给药一次。抗菌作用较红霉素广而强，特别是对肺炎支原体的作用是本类药物中最强的，耐药性相对较少。用于呼吸道感染的治疗，也适用于沙眼衣原体和衣原体引起的泌尿道感染的治疗。

罗红霉素（Roxithromycin）

罗红霉素对胃酸稳定，口服生物利用度高。分布较广，在扁桃体、中耳、肺、前列腺及泌尿生殖道中均可达有效治疗浓度。半衰期长达8～16小时。抗菌谱、抗菌作用和红霉素相似，抗菌活性较红霉素强。临床用于敏感菌所致的呼吸道、泌尿生殖道、皮肤和软组织、耳鼻咽喉等部位感染。胃肠道反应较红霉素少。

克拉霉素（Clarithromycin）

克拉霉素对革兰阳性菌、嗜肺军团菌、肺炎衣原体的作用是大环内酯类中最强者。该药主要用于呼吸道感染、泌尿生殖系统感染及皮肤软组织感染的治疗。

二、林可霉素类

林可霉素（Lincomycin）和克林霉素（Clindamycin）

林可霉素类代表药物有林可霉素（洁霉素）、克林霉素（氯洁霉素）等。林可霉素抗菌谱与大环内酯类相似，对革兰阳性菌有较强的抗菌作用，对革兰阴性菌无效；

克林霉素是林可霉素的半合成抗生素，比林可霉素口服吸收好，毒性小，抗菌作用强。

【药理作用】

二者抗菌谱相似，对革兰阳性菌、各种厌氧菌、人型支原体、沙眼衣原体敏感。抗菌机制是抑制细菌蛋白质合成（核糖体 50s 亚基结合，抑制肽酰基转移酶的活性），不宜合用红霉素（二者作用部位相同，呈拮抗作用）。

【临床应用】

口服适用于呼吸道感染、皮肤软组织感染、女性生殖道及盆腔感染、厌氧菌所致的腹腔感染等。注射液除上述指征外，尚可用于链球菌和葡萄球菌所致的败血症、骨和关节感染、慢性骨和关节感染的外科辅助治疗、葡萄球菌所致的急性血源性骨髓炎等。不良反应为可引起严重的伪膜性肠炎。

三、万古霉素类

万古霉素（Vancomycin）和去甲万古霉素（Norvancomycin）

【药理作用】

抑制细胞壁黏肽侧链形成复合物，阻碍细菌细胞壁的合成。主要抗革兰阳性球菌，对青霉素 G 和多种抗生素耐药的金黄色葡萄球菌、表皮葡萄球菌、链球菌及肠球菌等均有强大的抗菌作用，对厌氧的梭状芽孢杆菌有较好的抗菌活性，对炭疽杆菌、白喉杆菌等敏感。

【临床应用】

主要用于治疗耐甲氧西林的金黄色葡萄球菌引起的严重感染如败血症、肺炎、心内膜炎、骨髓炎、结肠炎，以及其他抗生素尤其是克林霉素引起的伪膜性肠炎。

【不良反应】

①耳毒性，及时停药后听力减退可恢复；②肾毒性；③变态反应，如药物热、皮疹等。

第四节 氨基糖苷类和多黏菌素类抗生素

PPT

实例分析

实例 据统计，目前我国有 6000 余万的残疾人，其中有听力语言障碍的残疾人 2057 万，约占 1/3，而其中一部分是使用氨基糖苷类抗生素所导致的。

问题 1. 氨基糖苷类抗生素导致听力损害的机制是什么？

2. 除耳毒性外，氨基糖苷类抗生素还有哪些不良反应？

一、氨基糖苷类

（一）共同特性

氨基糖苷类化学结构上都是由氨基糖和苷元缩合而成，偏碱性，常用制剂为硫酸盐，易溶于水，性质稳定。本类药物在碱性环境中抗菌作用增强，与碱性药物（如碳酸氢钠、氨茶碱等）合用可增强抗菌效力，但毒性也相应增强。

氨基糖苷类包括两大类：一类为天然来源，如链霉素、卡那霉素、新霉素、妥布霉素、庆大霉素、西索霉素、福提米星等；另一类为半合成品，如阿米卡星、奈替米星等。

【药理作用】

1. 抗菌谱较广，对需氧革兰阴性杆菌如大肠埃希菌、变形杆菌和沙门菌等有强大抗菌作用，对真菌、厌氧菌无效；对革兰阳性菌的作用较弱，但对金黄色葡萄球菌包括耐药菌株较敏感。

2. 作用机制为抑制蛋白质合成，低浓度抑菌、高浓度杀菌，为静止期杀菌药，有明显 PAE（抗菌后效应）。

3. 细菌对本类药物有不同程度的耐药性，相互之间有完全交叉耐药性或部分交叉耐药性。

【临床应用】

适用于脑膜炎、呼吸道、泌尿道、皮肤软组织、胃肠道、烧伤、创伤及骨关节感染等。利用该类药物口服不吸收的特点，可以治疗消化道感染、肠道术前准备、肝昏迷用药。制成外用软膏、眼膏或冲洗液治疗局部感染。此外，链霉素、卡那霉素可作为结核治疗药物。

【不良反应】

氨基糖苷类的主要不良反应是耳毒性和肾毒性，尤其在儿童和老人更易引起，毒性产生与服药剂量和疗程有关，故本类药物不宜与具有肾毒性（如强效利尿药、头孢菌素类、右旋糖酐类等）的药物配伍。本类药物之间也不可相互配伍。孕妇禁用。

1. **耳毒性**　包括前庭功能与耳蜗神经损害。其中前庭神经损害出现较早，表现为眩晕、恶心、呕吐、共济失调等，停药后多可恢复；耳蜗神经损害较迟，表现为耳鸣、听力减退，严重者可致耳聋，一般是不可逆性的，并能影响到胎儿。如与同样有耳毒性的药物如强效利尿药、万古霉素、甘露醇等合用，则发生概率明显提高。

2. **肾毒性**　氨基糖苷类抗生素主要经肾排泄，是诱发药源性肾衰竭的常见因素。

3. **神经肌肉麻痹**　与给药剂量和给药途径有关，最常见于大剂量腹膜内或胸膜内给药或静脉滴注速度过快，也偶见于肌内注射后；可引起心肌抑制、血压下降、肢体瘫痪和呼吸衰竭；此毒性反应临床上常被误诊为过敏性休克，严重者肌内注射新斯的明或静脉注射氯化钙可以缓解。临床用药时避免合用肌肉松弛药、全麻药等。

4. **过敏反应**　皮疹、发热、血管神经性水肿、口周发麻等常见。接触性皮炎是局部应用新霉素最常见的反应。链霉素可引起过敏性休克，其发生率仅次于青霉素。

（二）常用药的特点及应用

链霉素（Streptomycin）

链霉素口服吸收极少，肌内注射吸收快。容易渗入胸腔、腹腔、结核性脓腔和干酪化脓腔，并达有效浓度。对多种革兰阴性杆菌作用较强，对结核杆菌有强大的抗菌作用。主要用于鼠疫和兔热病，常为首选药；是治疗结核病的一线药物；与青霉素合用可治疗溶血性链球菌、草绿色链球菌及肠球菌等引起的心内膜炎。耳毒性以前庭神经损害早而多见，易恢复；耳蜗神经损害发生迟，但不可逆。过敏性休克发生率低但死亡率高，急性毒性可用葡萄糖酸钙治疗。

庆大霉素（Gentamicin）

庆大霉素口服吸收很少，肌内注射吸收迅速而完全。对铜绿假单胞菌和金黄色葡萄球菌均有效，近年来，由于本品的广泛应用，耐药菌株逐渐增多。用于革兰阴性杆菌感染、铜绿假单胞菌感染、心内膜炎，口服可用于肠道感染或肠道手术前准备。可与青霉素或其他抗生素合用，协同治疗严重的球菌感染。还可局部用于皮肤、黏膜表面感染和眼、耳、鼻部感染。前庭神经损害较耳蜗神经明显。肾毒性为本类药物中最大的。

卡那霉素（Kanamycin）

卡那霉素口服吸收极差，肌内注射易吸收。在胸腔液和腹腔液中分布浓度较高。对多数常见革兰阴性菌和结核杆菌有效，目前仅与其他抗结核病药物合用，以治疗对第一线药物有耐药性的结核病患者。也可口服用于肝昏迷或腹部术前准备的患者。

妥布霉素（Tobramycin）

妥布霉素口服难吸收，肌内注射吸收迅速。可渗入胸腔、腹腔、滑膜腔并达有效治疗浓度。可在肾脏中大量积聚。对肺炎杆菌、肠杆菌属、变形杆菌属、铜绿假单胞菌的抑菌或杀菌作用较庆大霉素强，且对耐庆大霉素菌株仍有效，适合治疗铜绿假单胞菌所致的各种感染，通常应与青霉素类或头孢菌素类药物合用。

阿米卡星（Amikacin）

阿米卡星（丁胺卡那霉素）是卡那霉素的半合成衍生物。肌内注射，主要分布于细胞外液，不易透过血－脑屏障。是抗菌谱最广的氨基糖苷类抗生素，对各种革兰阴性菌、革兰阳性菌、铜绿假单胞菌等具有较强抗菌作用。用于败血症、呼吸道感染、腹膜炎、脑膜炎等。本品的另一个优点是与 β－内酰胺类联合可获协同作用。

二、多黏菌素类

多黏菌素类是从多黏杆菌培养液中提取的一组多肽类化合物，有 A、B、C、D、E 五种成分，临床主要应用的有多黏菌素 E（Polymyxin E，黏菌素，抗敌素）和多黏菌素 B（Polymyxin B）。二者药理特点相似。

【药理作用和临床应用】

本类药物为慢效、窄谱抗生素，仅对革兰阴性杆菌有杀灭作用，特别是对铜绿假单胞菌作用强大，不易产生耐药性，多黏菌素 B 抗菌活性较多黏菌素 E 略高。临床用途有：①局部用于敏感菌引起的五官、皮肤、黏膜感染及烧伤后铜绿假单胞菌感染；

②口服用于肠道术前消毒、对其他抗微生物药耐药的细菌性肠炎、痢疾等；③其他抗微生物药无效的铜绿假单胞菌或革兰阴性杆菌引起的严重感染。

【不良反应】

毒性较大，常用量下即可出现明显不良反应。主要包括肾毒性及神经毒性。肾毒性一般出现在用药后 4 天内，表现为蛋白尿、血尿等，偶可致急性肾小管坏死。神经毒性发生时间与肾毒性相似，表现为眩晕、手足麻木、感觉异常等，严重则会出现意识混乱、昏迷、共济失调等，停药后可消失。但大剂量快速静脉滴注可引起神经 – 肌肉接头阻滞而导致呼吸抑制，此时采用新斯的明抢救无效，只能进行人工呼吸抢救。

第五节　四环素类和氯霉素类抗生素

PPT

一、四环素类

四环素类抗生素快速抑制细菌生长，高浓度时也具有杀菌作用。最早使用的品种为金霉素（1948 年）、土霉素（1950 年）、四环素（1953 年）和地美环素，属天然四环素类；美他环素、多西环素（强力霉素）和米诺环素属半合成四环素类。抗菌活性为米诺环素＞多西环素＞美他环素＞地美环素＞四环素＞土霉素。

【药理作用】

药物与核糖体 30s 亚基结合，抑制肽链延长和蛋白质合成。结合是可逆性的，当脱离后细菌又恢复其生长繁殖，故为抑菌药；药物尚可改变细菌细胞膜通透性，导致菌体内核苷酸及其他重要成分外漏，从而抑制细菌 DNA 复制。

【临床应用】

对立克次体感染（斑疹伤寒）、支原体感染（支原体肺炎）、衣原体感染（鹦鹉热、性病性淋巴肉芽肿）、螺旋体感染、霍乱等疗效较好，列为首选；革兰阴性杆菌也可采用；对革兰阳性菌的感染、耐青霉素的金黄色葡萄球菌感染，或对青霉素过敏患者的葡萄球菌感染等也可选用。土霉素可用于治疗肠阿米巴病，疗效优于其他四环素类药物；但对细菌感染临床已很少使用。金霉素仅保留外用制剂用于治疗结膜炎和沙眼等疾患。

【不良反应】

主要不良反应有：①长期应用可引起二重感染；②可影响骨、牙的生长，表现为牙釉质发育不全、黄色沉积，引起畸形或生长抑制；③大剂量可造成严重肝脏损害；④胃肠道反应；⑤过敏反应。故妊娠 5 个月以上的孕妇、哺乳期妇女、8 岁以下儿童禁用。

你知道吗

四环素牙

四环素是广谱抗生素，许多细菌引起的炎症，用四环素类药物治疗效果好。因此，在 20 世纪 60~70 年代，四环素类药物被当作消炎的首选药物，应用很广泛。当时的许多儿童都曾服用过四环素药物。四环素类经胃肠道吸收，在血液中保持一定的有效浓度，它对人体钙离子有亲和力，与钙结合在一起，生成一种四环素钙的黄色复合物。如果牙冠正在发育钙化阶段，这种复合物就沉积在牙冠上，使长出的牙齿发育不全并出现黄染现象。

【用药指导】

1. 影响口服吸收因素

（1）如有 Mg^{2+}、Ca^{2+}、Al^{3+}、Fe^{2+} 等多价阳离子，能与四环素形成难溶性的络合物，使吸收减少。

（2）饭后服药，血液浓度比空腹减少 50%。

（3）铁剂使其吸收率下降 40%~90%，故需同时服用两药时，应间隔 3 小时及以上。

（4）碱性环境影响吸收，而胃酸酸度高时能促进吸收。

（5）吸收量有限度。服药量超过 0.5g 以上，血药浓度不再随剂量增加而增高，多者随粪便排出。

2. 分布广泛　可透过胎盘屏障，在骨、牙、肝中浓度高，存在肝-肠循环，主要由肾排泄。

3. 多西环素吸收充分，不受胃内容物的影响，在脑脊液中浓度高。

多西环素（Doxycycline，强力霉素）

多西环素属长效半合成四环素类，是四环素类药物的首选药；抗菌活性比四环素强 2~10 倍，具有强效、速效、长效的特点；消除半衰期长达 12~22 小时，每天用药 1 次。口服吸收良好，不易受食物影响。静脉注射时，可能出现舌麻木及口腔异味感。临床主要用于慢性支气管炎、肺炎、麻疹肺炎、泌尿系统感染、胆道感染等疾病治疗。肾损害小，可应用于四环素适应证合并肾功能不全者。二重感染很少见，易致光敏反应，其他不良反应少于四环素。

米诺环素（Minocycline）

米诺环素口服吸收良好，不易受食物影响。为长效、高效的半合成四环素类抗生素，为本类药物抗菌作用最强者，脑脊液中的浓度高于其他四环素类。消除半衰期为 11~22 小时。对耐四环素、耐青霉素类的金黄色葡萄球菌、化脓性链球菌、粪链球菌有效。主要用于尿路感染、胃肠道感染、呼吸道感染等。除四环素类共有的不良反应外，米诺环素产生独特的前庭反应，出现恶心、呕吐、眩晕、运动失调等症状；首剂可迅速出现，女性多于男性。用药期间不宜从事高空作业、驾驶和精密作业。

二、氯霉素类

氯霉素类主要包括氯霉素（Chloramphenicol）、甲砜霉素（Thiamphenicol）。

氯霉素可诱发致命性不良反应（抑制骨髓造血功能），临床应用受到极大限制。氯霉素的右旋体无抗菌活性，但保留毒性。目前，临床使用人工合成的左旋体。

【药理作用】

抗菌谱广，对革兰阴性杆菌作用强，在低浓度时抑制细菌生长，高浓度时具有杀菌作用。药物主要作用于细菌 70s 核糖体的 50s 亚基，抑制肽酰基转移酶，阻止肽链延伸，进而抑制蛋白质合成。临床上是治疗伤寒、副伤寒的首选药物；对多种细菌性脑膜炎、脑脓肿有效；用于治疗敏感菌引起的眼内炎及全眼球炎。

【临床应用】

氯霉素可对造血系统产生致命的毒性作用，应严格掌握适应证，一般不作为首选药物。用药期间定期检查血象。①氯霉素在脑脊液中浓度较高，也常用于治疗其他药物疗效较差的脑膜炎患者；②伤寒，首选氟喹诺酮类或第三代头孢菌素，由于氯霉素成本低廉，某些国家和地区仍用于伤寒；③立克次体感染，立克次体重度感染的孕妇、8 岁以下儿童、四环素类药物过敏者可选用；④其他，与其他抗菌药联合使用，治疗腹腔或盆腔的厌氧菌感染。也可作为眼科的局部用药。

【不良反应】

①血液系统毒性，一是可逆性血细胞减少，表现为贫血、白细胞减少症或血小板减少症。此与剂量和疗程有关，及时停药可以恢复。二是不可逆的再生障碍性贫血，一次用药亦可发生，发生率低，但死亡率很高。幸存者日后发展为白血病的概率很高。②灰婴综合征，早产儿和新生儿肝脏缺乏葡萄糖醛酸转移酶，肾排泄功能不完善，对氯霉素解毒能力差；药物剂量过大可致中毒，表现为循环衰竭、呼吸困难、进行性血压下降、皮肤苍白和发绀，故称灰婴综合征；早产儿、妊娠后期、哺乳期禁用。新生儿慎用。③也可产生胃肠道反应和二重感染。

【用药指导】

口服吸收迅速而完全。体内分布广泛：易通过血 - 脑屏障、血 - 眼屏障、胎盘屏障，可进入乳汁、唾液腺；以原型药及代谢产物经肾脏排泄。肾功能不良者应减量。

第六节　人工合成抗微生物药

PPT

一、喹诺酮类

喹诺酮类属化学合成抗菌药，由于该类药物结构中均具有 4 - 喹诺酮环而得名。按照药物的化学结构、抗菌作用和体内过程等方面特点可将此类药物分为四代。

第一代，萘啶酸（1962），因毒性较大，已被淘汰。

第二代，吡哌酸（1974），用于泌尿道和肠道感染。

第三代，氟喹诺酮类，诺氟沙星（1979）、依诺沙星、培氟沙星、环丙沙星等。

第四代，新氟喹诺酮类，克林沙星、加替沙星、莫西沙星等。

【药理作用】

血浆蛋白结合率低，组织分布广泛，培氟沙星主要由肝脏代谢并通过胆汁排泄；氧氟沙星、左氧氟沙星、洛美沙星和加替沙星70%以上以原型经肾脏排出，对尿路感染效果好；氧氟沙星、环丙沙星、培氟沙星可进入脑脊液。血浆半衰期相对较长（3～18小时）。

第三代喹诺酮类对革兰阴性菌，如大肠埃希菌、痢疾杆菌、伤寒杆菌、产气杆菌、变形杆菌等作用较强；对革兰阳性球菌，如金黄色葡萄球菌、链球菌也有效。环丙沙星、托氟沙星、氧氟沙星对铜绿假单胞菌有效，托氟沙星、司氟沙星对厌氧菌作用强，司氟沙星对支原体、衣原体、分枝杆菌等作用最强。

通过抑制细菌DNA回旋酶，阻碍DNA合成而导致细菌死亡。具有抗菌谱广、抗菌活性强、口服吸收良好、生物利用度高、与其他常用抗菌药无交叉耐药性、不良反应相对较少等特点。对细菌选择性高，不良反应少（哺乳动物真核细胞不含DNA回旋酶）。

【临床应用】

临床用于泌尿生殖系统感染、前列腺炎、淋病、呼吸道感染、胃肠道感染及骨、关节、软组织感染。骨骼系统感染首选，可替代氯霉素首选用于伤寒。对于其他抗生素无效的儿童重症感染，可选用氟喹诺酮类。

你知道吗

光敏（光毒）反应

在阳光中紫外线的作用下，渗入人体皮肤中的某些药物，便会发生化学反应，促使人体产生药物过敏反应。这种由光线诱发药物过敏的反应称为光敏（光毒）反应。能引起光敏性反应的药物称为光敏性（光毒性）药物。当患者用药量大或时间长时，暴露在阳光下的皮肤容易起晒斑、水疱、丘疹，并自感灼热和疼痛。

磺胺类、四环素、氯霉素、异烟肼、氯丙嗪、异丙嗪、奋乃静、奎尼丁、吡罗昔康、卡马西平、苯乙双胍等都可能产生光敏反应。

服用上述药物的人，应尽可能少地接受日光照射，在强光下不宜时间过长。如果用药期间出现光敏反应，应立即停药并换用其他药物，也可以服用抗组胺药和维生素进行对症治疗，症状严重者可以使用少量糖皮质激素如泼尼松、氢化可的松等。

【不良反应】

1. 消化道反应 常见恶心、呕吐、食欲减退。氧氟沙星可致伪膜性肠炎。

2. 中枢神经系统 头痛、眩晕等。不宜用于中枢神经系统病史者，尤其癫痫病史者。

3. 光敏反应 表现为光照部位皮肤出现痛痒性红斑，严重者出现皮肤糜烂、脱落。司帕沙星、洛美沙星、氟罗沙星诱发的光敏反应最常见。

4. 骨关节软组织的损伤　不宜用于妊娠期妇女和骨骼系统未发育完全小儿。药物可分泌于乳汁，哺乳期应用时应停止哺乳。

5. 喹诺酮类应避免与含铝、钙、铁等多价阳离子制剂（如氢氧化铝、乳酸钙等）合用，以免产生螯合物而影响吸收，喹诺酮类还可抑制茶碱和咖啡因的代谢，引起中枢神经系统过度兴奋，应避免合用。

诺氟沙星（Norfloxacin）

临床用于革兰阴性菌所致胃肠道、泌尿道感染，也可外用治疗皮肤和眼部的感染。多数厌氧菌对其耐药。

环丙沙星（Ciprofloxacin）

体外抗菌活性为目前在临床应用喹诺酮类中最强者。临床用于革兰阴性菌所致各种感染。多数厌氧菌对其不敏感。可进入脑脊液，用于流行性脑脊髓膜炎和化脓性胸膜炎。环丙沙星抑制茶碱代谢，并由于提高甲基黄嘌呤浓度而可发生毒性反应。

氧氟沙星（Ofloxacin）

胆汁中浓度约为血药浓度的 7 倍，在腹水中浓度接近血清水平。尿中排出量为本类药物最高者。高效、广谱，特点为对结核杆菌有效（二线抗结核药）。用于呼吸道感染，尿路感染，肠道感染，骨和关节感染，耳、鼻、喉、眼及软组织感染。

左氧氟沙星（Levofloxacin）

左氧氟沙星为氧氟沙星的左旋异构体，抗菌活性为氧氟沙星 2 倍（剂量仅为氧氟沙星的一半左右）。可用于由敏感细菌引起的中、重度感染。呼吸道、泌尿道、胸腔、腹腔、皮肤及软组织、耳、鼻、喉和口腔感染及外科手术感染的预防。不良反应少而轻微，发生率比氧氟沙星更低，为第四代以外的喹诺酮类药物中最低者。

洛美沙星（Lomefloxacin）

洛美沙星的体内抗菌活性较诺氟沙星及氧氟沙星强，但不及氟罗沙星。可用于泌尿生殖器官、皮肤和软组织、呼吸道、眼科感染的治疗，还适用于衣原体感染及结核病的治疗。具有光毒性或光敏性（常见）。

莫西沙星（Moxifloxacin）

莫西沙星对大多数革兰阳性菌、厌氧菌、结核分枝杆菌、衣原体和支原体具有很强的抗菌活性，强于环丙沙星、氧氟沙星和左氧氟沙星。对大多数革兰阴性菌的作用与诺氟沙星相近。不良反应发生率低，未见严重不良反应。

二、磺胺类和甲氧苄啶

（一）磺胺类

磺胺类药物为最早人工合成的抗菌药，属广谱抑菌药，曾广泛用于临床。近年，其临床应用明显受限。但是，磺胺药对流行性脑脊髓膜炎、鼠疫等感染性疾病具有疗效好、使用方便、性质稳定、价格低廉等优点，在抗感染治疗中仍占有一定的位置。

可将磺胺药按照药理作用分为以下几类。

1. 内服易吸收 可用于全身感染。

（1）短效 磺胺异噁唑（SIZ）。

（2）中效 磺胺甲噁唑（新诺明，SMZ），主要适用于呼吸道感染、扁桃体炎和泌尿道感染；磺胺嘧啶（SD），流脑首选，呼吸道感染和泌尿系统感染也适用。

（3）长效 磺胺多辛（周效磺胺，SDM）。

2. 内服不易吸收 主要在胃肠道沉着，用于治疗胃肠道感染。

柳氮磺胺吡啶：口服吸收少，在肠内水解出磺胺吡啶和氨基水杨酸而起抗菌、抗炎和免疫作用，主要用于溃疡性结肠炎。

3. 外用磺胺药

（1）磺胺醋酰钠 局部应用穿透力强，可透入眼部晶状体及眼内组织，几乎无刺激性。适用于沙眼、结膜炎和角膜炎等。

（2）磺胺嘧啶银（烧伤宁） 抗菌谱广，对铜绿假单胞菌作用强大，银盐有收敛作用，可促进创面愈合。适用于烧伤、烫伤患者。

（3）磺胺米隆（甲磺灭脓） 对铜绿假单胞菌有效。其抗菌作用不受脓液和坏死组织的影响。适用于烧伤和大面积创伤后感染。

【药理作用】

磺胺药在结构上类似对氨基苯甲酸（PABA），可与PABA竞争细菌体内的二氢叶酸合成酶，抑制二氢叶酸合成，从而使细菌不能合成四氢叶酸，最终影响DNA的合成，抑制细菌的生长繁殖。PABA与二氢叶酸合成酶的亲和力比磺胺药强数千倍以上，使用磺胺药时，应首剂加倍。脓液或坏死组织中含有大量的PABA，某些含对氨基苯甲酰基的药物如普鲁卡因、丁卡因等在体内可生成PABA，可降低本药作用。人及动物可利用外源性叶酸，故磺胺药对人体及动物体细胞无作用。本类药物与抗菌增效剂（甲氧苄啶，TMP）合用可产生协同作用。

你知道吗

叶　酸

叶酸是一种广泛存在于绿色蔬菜中的水溶性维生素，存在于小到病毒、细菌，大到人类的所有生命系统中，因为最初是从菠菜叶子中分离提取出来的，故得名"叶酸"。叶酸对人体最重要的功能就是制造红细胞和白细胞，增强免疫能力，一旦缺乏叶酸，会发生严重贫血，因此，叶酸又被称为"造血维生素"。叶酸是胎儿生长发育不可缺少的营养素。孕妇缺乏叶酸有可能导致胎儿出生时出现低体重、唇腭裂、心脏缺陷等。

【不良反应】

磺胺类药物不良反应较多，且随个体差异而不同。

1. 泌尿系统损害　可产生结晶尿、血尿、尿痛和尿闭等症状。服用磺胺嘧啶或磺胺甲噁唑时，应适当增加饮水量并同服等量碳酸氢钠以碱化尿液；与噻嗪类或呋塞米等利尿药同用，可加重肾毒性。

2. 造血系统毒性　长期用药可能抑制骨髓造血功能，导致白细胞减少症、血小板减少症，甚至再生障碍性贫血，发生率极低但可致死。用药期间应定期检查血常规。对葡萄糖－6－磷酸脱氢酶缺乏的患者可致溶血反应，故应禁用。

3. 过敏反应　局部用药或服用长效制剂易发生。本类药有交叉过敏反应，有过敏史者禁用。

4. 新生儿、早产儿、孕妇和哺乳期妇女不应使用磺胺药，以免药物竞争血浆蛋白而置换出胆红素，使新生儿或早产儿血中游离胆红素增加导致黄疸，游离胆红素进入中枢神经系统导致胆红素脑病。

【用药指导】

1. 首剂应加倍，足够的剂量与疗程。

2. 应注意排脓和伤口的清洗。

3. 避免合用局部麻醉药普鲁卡因。

（二）甲氧苄啶（TMP）

【药理作用】

甲氧苄啶又称抗菌增效剂。抗菌谱与 SMZ 相似，但抗菌活力较 SMZ 强 20～100 倍。大多数革兰阴性和阳性细菌对 TMP 敏感，但单用易产生耐药性。

TMP 抗菌作用机制是抑制细菌二氢叶酸还原酶，使二氢叶酸不能还原成四氢叶酸，因而阻止细菌核酸合成。TMP 与磺胺类合用，可双重阻断四氢叶酸合成。

TMP 也可增强多种抗生素的抗菌作用，如四环素、庆大霉素。

【临床应用】

TMP 不单用，常用其复方制剂治疗无并发症的下泌尿道感染、呼吸道感染、胃肠道感染等。

常用复方为复方新诺明：TMP＋SMZ（1∶5）；双嘧啶片：TMP＋SD（1∶10）。

【不良反应】

TMP 毒性较小。可引起恶心、过敏性皮疹等。

大剂量（每天超过 0.5g）长期应用时，因干扰叶酸代谢可能出现可逆血象变化，如粒细胞减少、血小板减少、巨幼细胞贫血等，必要时可注射四氢叶酸。

肝肾功能不全者、骨髓造血功能不全者、妊娠后期妇女、哺乳期妇女、2 个月以下婴儿禁用复方新诺明。

三、其他人工合成抗微生物药

（一）硝基呋喃类

呋喃妥因（Nitrofurantoin）

呋喃妥因口服后吸收迅速，在体内很快被破坏，血中浓度极低，不作全身用药。血浆蛋白结合率高，40%～50%以原型自尿中排出。主要用于泌尿系统的感染。

呋喃唑酮（Furazolidone，痢特灵）

呋喃唑酮口服不易吸收，主要在肠道发挥作用，用于治疗肠炎、痢疾、霍乱等肠道感染性疾病。尚可治疗胃、十二指肠溃疡，作用机制与抗幽门螺杆菌、抑制胃酸分泌和保护胃黏膜有关。栓剂可用于治疗阴道滴虫病。

（二）硝基咪唑类

甲硝唑（Metronidazole）

甲硝唑分子中的硝基在细胞内被还原成氨基，从而抑制病原体 DNA 合成，发挥抗厌氧菌作用，对脆弱类杆菌尤为敏感。主要用于治疗厌氧菌引起的口腔、腹腔、女性生殖器、下呼吸道、骨和关节等部位的感染。对幽门螺杆菌感染的消化性溃疡以及四环素耐药艰难梭菌所致的伪膜性肠炎有特殊疗效。亦是治疗阿米巴病、滴虫病和破伤风的首选药物。常见恶心、呕吐、食欲缺乏、舌炎、口腔金属味等胃肠道反应；大剂量时可引起头痛、头晕，偶有肢体麻木、感觉异常等神经系统反应。用药期间和停药1周内禁用含乙醇饮料，并减少钠盐摄入。

第七节 抗结核病药

PPT

实例分析

实例 Smith 先生，56 岁，美国人。2007 年 5 月，乘坐飞机到欧洲旅行，到达意大利罗马时，接到美国疾病控制中心电话，要求其中止旅行立即返回。当其返回美国后，被立即正式医学隔离。隔离的原因很简单，因他是一名"超级耐药结核病患者"。

问题 1. 一线抗结核药有哪些？

2. 抗结核药为什么要联合用药？

一、一线抗结核病药

异烟肼、链霉素等药物对结核病效果较好，毒性作用小，是治疗结核病的首选药，因此称为第一线药物。只有当结核病菌对第一线药物产生耐药性或患者对药物产生严重不良反应时才使用的后备药物，称为第二线药物。

异烟肼 （Isoniazid）

【药理作用】

异烟肼抑制分枝菌酸（结核分枝杆菌特有）的合成，从而使细胞丧失耐酸性、疏水性和增殖力而死亡。对静止期结核杆菌有抑制作用，对生长旺盛的活动期结核杆菌有强大的杀灭作用，是治疗活动性结核的首选药物。对细胞内外的结核杆菌均有作用（穿透力强），单用时易致耐药性。

【临床应用】

对各种类型的结核病患者均为首选药物。对早期轻症肺结核或预防用药时可单独使用。规范化治疗时必须联合使用其他抗结核病药，以防止或延缓耐药性的产生。

【不良反应】

异烟肼促进维生素 B_6 排泄，导致机体缺乏维生素 B_6 而致神经系统毒性，同服维生素 B_6 可以防治；快代谢者多见肝脏毒性；与利福平合用时增加肝毒性。可发生各种皮疹、发热、胃肠道反应、粒细胞减少、血小板减少和溶血性贫血，用药期间亦可能产生脉管炎及关节炎综合征。

【用药指导】

1. 异烟肼为肝药酶抑制剂，可使双香豆素类抗凝血药、苯妥英钠及交感胺的代谢减慢，血药浓度升高，合用时应调整剂量。

2. 饮酒和与利福平合用均可增加对肝的毒性作用。

3. 与肾上腺皮质激素合用，血药浓度降低。与肼屈嗪合用则毒性增加。

利福平 （Rifampicin）

利福平口服吸收良好，2～4 小时血药浓度达高峰。食物可减少其吸收，故应空腹服药；分布全身各组织，穿透力强，能进入细胞、结核空洞、痰液及胎儿体内，脑膜炎时脑脊液中浓度可达有效抗菌浓度。经粪便和尿液排泄；因药物及其代谢产物是橘红色，患者的尿、粪、泪液、痰等均呈橘红色。

【药理作用】

抑制细菌的 DNA 依赖性 RNA 多聚酶，阻碍 mRNA 合成，不影响动物细胞的 RNA 多聚酶。抗菌谱广且作用强大，对静止期和繁殖期的细菌均有作用，能增加链霉素和异烟肼的抗菌活性。

【临床应用】

与其他抗结核药联合使用可治疗各种类型的结核病，包括初治及复发患者。也可治疗麻风病和耐药金黄色葡萄球菌及其他敏感细菌所致感染。因利福平在胆汁中浓度较高，也可用于重症胆道感染。此外，利福平局部用药可用于沙眼、急性结膜炎及病毒性角膜炎的治疗。

【不良反应】

①胃肠道反应；②过敏反应：皮疹、药物热、血小板及白细胞减少等；③肝损害：对慢性肝病患者、嗜酒者及老年患者，或与异烟肼合用时易出现肝脏毒性；④大剂量

间隙疗法时偶尔会出现"流感综合征"，表现为发热、寒战、头痛、嗜睡、肌肉酸痛；⑤动物实验证实该药有致畸作用，故禁用于妊娠早期妇女。

【用药指导】

1. 氨基水杨酸可延缓其吸收，两药合用时间隔 8~12 小时分别给药。

2. 与异烟肼、乙胺丁醇等合用有协同作用，延缓耐药性的产生。

3. 诱导肝药酶，可加速皮质激素、地高辛、奎尼丁、普萘洛尔、茶碱、双香豆素、甲苯磺丁脲和口服避孕药等的代谢。

乙胺丁醇 （Ethambutol）

【药理作用】

乙胺丁醇对几乎所有类型的结核分枝杆菌均具高度抗菌活性，对大多数耐异烟肼和链霉素的结核分枝杆菌仍有效；该药又被称为抗结核药的"增敏剂"。

【临床应用】

用于各型肺结核和肺外结核。与异烟肼和利福平合用治疗初治患者，与利福平和卷曲霉素合用治疗复治患者。特别适用于经链霉素和异烟肼治疗无效的患者。

【不良反应】

乙胺丁醇在治疗剂量下一般较为安全，但连续大量使用可产生视神经炎等毒性反应。偶见胃肠道反应、过敏反应和高尿酸血症。

链霉素 （Streptomycin）

链霉素是第一个有效的抗结核病药，一线抗结核药，用于各种严重的或危及生命的结核分枝杆菌感染，特别是结核性脑膜炎、粟粒性结核和重要器官的结核感染。仅在体内有抑菌作用，疗效不及异烟肼和利福平。穿透力弱，不易渗入细胞及纤维化、干酪化病灶，也不易透过血－脑屏障和细胞膜，因此对结核性脑膜炎疗效差。结核杆菌对链霉素易产生耐药性，且长期使用耳毒性发生率高，只能与其他药物联合使用，特别是重症肺结核，几乎不用链霉素。

吡嗪酰胺 （Pyrazinamide）

吡嗪酰胺可被巨噬细胞或单核细胞摄取，在细胞内的酸性环境中对缓慢繁殖菌发挥抗菌作用。与异烟肼和利福平合用有显著的协同作用。结核杆菌对单用本药迅速产生耐药性，但与其他抗结核病药无交叉耐药现象。临床常采用低剂量、短疗程的吡嗪酰胺进行三联或四联联合用药，治疗其他抗结核病药疗效不佳的患者。较重且发生率较高的不良反应为肝损伤，肝功能异常者禁用。本药抑制尿酸的排泄，可诱发痛风。

二、其他抗结核病药

对氨基水杨酸钠 （Sodium Aminosalicylate）

对氨基水杨酸口服吸收良好，可分布于全身组织和体液（脑脊液除外）。对氨基水杨酸钠主要在肝脏代谢从肾脏排出。对氨基水杨酸钠仅对细胞外的结核杆菌有抑菌作用，抗菌谱窄，活性较异烟肼及链霉素弱，单用无临床价值。耐药性出现缓慢，与其他抗结核病药合用，可以延缓耐药性的发生并增强疗效。临床上主要与异烟肼和链霉素联合使用，延缓耐药性产生，增加疗效。对氨基水杨酸钠不宜与利福平合用，因其可影响利福平的吸收。常见不良反应为胃肠道反应及过敏反应，长期大量使用可出现肝功能损害。对氨基水杨酸钠水溶液不稳定，见光可分解变色。

利福定（Rifandin）

利福定抗菌作用强大，抗菌谱广。其抗结核杆菌能力强于利福平，对麻风杆菌的抑制作用也优于利福平。其抗菌机制、耐药机制与利福平相同，不良反应与利福平相似。利福定与利福平有交叉耐药现象，故不适用于后者治疗无效的患者。一般情况下，利福定与异烟肼、乙胺丁醇等合用，可延缓耐药性的产生。但稳定性差，易因改变晶形而失效，且复发率也较高，现已少用。利福定的治疗剂量仅为利福平的一半左右。

利福喷丁（Rifapentine）

利福喷丁为半合成广谱杀菌药，其作用机制与利福平相同，体外对结核杆菌有很强的抗菌活性，抗菌强度为利福平的 7 倍。具有一定的抗艾滋病（AIDS）能力。利福喷丁剂量与利福平相同，但每周只需用药 1 ~ 2 次。

三、抗结核病药的应用原则

1. 原则 早期用药、联合用药、规范用药和全程督导。

（1）早期用药 因结核病变早期主要是渗出性反应，病灶局部血液循环好，药物易渗入，且细菌处于繁殖旺盛期，对药物敏感。

（2）联合用药 单用一种药物时结核菌易产生耐药性，联合用药可延缓耐药性产生，提高疗效，降低毒性。

（3）规范用药 必须根据病情，确定使用的药物、剂量、用法和疗程，有规律用药，以充分发挥药物疗效，减少病变复发和恶化。

（4）全程督导 即患者的病情、用药、复查等都应在医务人员的监视之下。在全程化疗期间（一般为 6 个月），患者每一剂抗结核病药物均在医务人员指导下进行，确保在不住院条件下得到规范治疗。

2. 联合用药

（1）在异烟肼的基础上加用其他药物。

（2）三联药物疗法 异烟肼 + 利福平 + 乙胺丁醇。

（3）四联药物疗法 异烟肼 + 利福平 + 乙胺丁醇 + 吡嗪酰胺。

第八节　抗真菌药和抗病毒药

PPT

一、抗真菌药

真菌感染可分为浅部和深部感染两类。前者常由各种癣菌引起，主要侵犯皮肤、毛发、指（趾）甲等，发病率高，治疗药物有灰黄霉素、制霉菌素或局部应用的咪康唑、克霉唑、联苯苄唑、酮康唑等。深部感染常由白色念珠菌和新型隐球菌引起，主要侵犯内脏器官和深部组织，发病率虽低，但危害性大，常可危及生命，治疗药物有两性霉素 B、酮康唑、咪康唑、伊曲康唑、氟康唑、伏立康唑等。

（一）抗浅部真菌感染药

灰黄霉素（Griseofulvin）

【药理作用和临床应用】

灰黄霉素对各种皮肤真菌有强大的抑制作用，对细菌及深部真菌感染无效。穿透力差，外用无效，口服易吸收，油脂食物能促进吸收。分布广泛，脂肪、皮肤、毛发等含量较高，能渗入并贮存在皮肤角质层和新生的毛发、指（趾）甲角质部分，可避免新的真菌感染。治疗敏感真菌所致的头癣、体癣、股癣、甲癣等；以对头癣的疗效最佳，对指（趾）甲癣疗效差。

【用药指导】

本品无直接杀菌作用，只能保护新生细胞不受损害，必须连续用药；巴比妥类可诱导其灭活。常见消化道反应，偶见皮疹、头痛、白细胞减少、氨基转移酶升高等。用药期间定期检查血常规和肝功能。

克霉唑（Clotrimazole）

克霉唑为人工合成的广谱抗真菌药，口服吸收少，不良反应多，故仅限局部应用，治疗浅部真菌病或皮肤黏膜的念珠菌感染。对头癣无效。

特比萘芬（Terbinafine）

特比萘芬为广谱抗真菌药，对皮肤真菌和曲霉菌的抗菌作用优于酮康唑和两性霉素 B。在皮肤角质层、毛发、指（趾）甲内浓度较高，为杀菌药，口服或外用可治疗由皮肤癣菌引起的甲癣、体癣、股癣、手癣、足癣。

制霉菌素（Nystatin）

制霉菌素毒性大，不宜注射用于全身感染。主要用于治疗皮肤、口腔及阴道念珠菌感染和阴道滴虫病。口服也用于胃肠道念珠菌感染。

（二）抗深部真菌感染药（全身性抗真菌药）

两性霉素 B（Amphotericin B）

【药理作用】

两性霉素 B 与真菌细胞膜的麦角固醇结合，在膜上形成孔道，从而增加膜的通透性。细菌不含固醇类物质，对细菌、立克次体、病毒无效。广谱抗真菌药，对多种深部真菌有强大的抑制作用，高浓度有杀菌作用。

【临床应用】

口服及肌内注射均难吸收，静脉滴注用于治疗全身深部真菌感染（首选药）；主要用于各种真菌性脑膜炎（除静脉滴注外，还需鞘内注射）、肺炎、心内膜炎及尿路感染等；滴注液需新鲜配制，滴注前给予解热镇痛药和抗组胺药，滴注液中加生理剂量的糖皮质激素可减轻不良反应。不能与氨基糖苷类药物合用，以防肾毒性。

【不良反应】

静脉滴注不良反应较多，主要为发热、寒战、呕吐，有时致呼吸困难、血压下降。

二、抗病毒药

抗病毒药物的作用环节：①与病毒竞争细胞膜表面受体，阻止病毒吸附于宿主细胞；②阻止病毒进入宿主细胞内或脱壳；③抑制病毒核酸复制；④通过增强宿主抗病能力而抑制病毒转录、翻译、装配等过程。

（一）抗疱疹病毒药

阿昔洛韦（Aciclovir）

本品为广谱、高效的抗病毒药，抗疱疹病毒活性强。口服或静脉注射，对单纯性疱疹病毒、水痘－带状疱疹病毒最敏感（首选药），对乙型肝炎病毒、EB 病毒和巨细胞病毒均有抑制作用。不仅可用于局部，还可用于全身的治疗或预防疱疹病毒性感染，毒性低，起效快，口服几乎无副作用。

注射给药时，只能缓慢滴注（持续 1~2 小时），不可快速推注，不可用于肌内注射和皮下注射。输液时必须输入适量的水，以免药物的结晶在肾小管内积存而影响肾功能。稀释后药液应立即使用，不得保存后再用。

同类药物有更昔洛韦（Ganciclovir）、伐昔洛韦（Valacyclovir）和泛昔洛韦（Fam-ciclovir）等。

碘苷（Idoxuridine）

人工合成的抗病毒药。干扰病毒 DNA 的复制，仅对 DNA 病毒的生长有抑制作用。对 RNA 病毒无效。全身应用对宿主有严重毒性反应，仅局部外用治疗急性单纯疱疹性角膜炎及其他疱疹性眼病。

（二）抗艾滋病病毒药

齐多夫定（Zidovudine）

齐多夫定是第一个治疗艾滋病的有效药物。为抗 RNA 病毒药（抗反转录病毒）。用于治疗艾滋病及重症艾滋病相关症候群。

拉米夫定（Lamivudine）

拉米夫定具有抑制 HIV 反转录酶作用，因而延缓病毒复制。本品对乙型肝炎病毒亦有良好的抑制作用。

（三）抗流感病毒药

金刚烷胺 （Amantadine）

金刚烷胺显著抑制病毒脱壳作用使病毒核酸不能脱壳，抑制病毒侵入宿主细胞。特异性地抑制甲型流感病毒，用于预防和治疗甲型流感，对乙型流感无效。也用于特发性帕金森综合征。

利巴韦林 （Ribavirin）

利巴韦林抗病毒谱较广，对流感病毒（A 型、B 型）、DNA 和 RNA 病毒均有效，但对乙肝病毒作用不明显。临床用于病毒性呼吸道感染和疱疹病毒，如角膜炎、结膜炎、口炎、小儿腺病毒肺炎等。

本药对宿主毒性大（抑制宿主细胞核酸合成），极少数患者口服或肌内注射本品后有口干、软便或稀便、白细胞减少等症状，停药后可恢复正常。孕妇禁用。

（四）抗肝炎病毒药

干扰素 （Interferon）

本品为生物制剂。广谱抗病毒作用，通过诱导机体组织细胞产生抗病毒蛋白酶而抑制病毒的复制，此外尚具有免疫调节作用和抗肿瘤作用。

用于治疗慢性病毒性肝炎（乙、丙、丁型）；也可用于尖锐湿疣、生殖器疱疹及 HIV 患者的卡波济肉瘤。口服无效，须注射给药。

第九节　消毒防腐药

PPT

消毒防腐药是指用化学方法来杀菌、抑菌和防腐的一类药物。消毒药可杀灭病原微生物，而防腐药是能抑制病原微生物生长繁殖的药物。两者之间没有严格界限。

一、消毒防腐药的作用机制

消毒防腐药的作用机制各不相同，可归纳为以下三个方面。

1. 使菌体蛋白变性、沉淀　如酚类、酸类、醇类、重金属盐类等大部分消毒防腐药是通过这一机制起作用的，其作用不具有选择性，可损害一切活性物质，故称为"一般原浆毒"，由于其不仅能杀菌，也能破坏动物组织，因而只适用于环境消毒。

2. 改变菌体细胞膜的通透性　如新洁尔灭等表面活性剂的杀菌作用是通过降低菌体的表面张力，增加菌体细胞膜的通透性，从而引起细胞内酶和营养物质漏失，水则向菌体内渗入，使菌体溶解和破裂。

3. 干扰或损害细菌生命必需的酶系统　如高锰酸钾等氧化剂的氧化、漂白粉等卤化物的卤化等可通过氧化、还原等反应损害酶的活性基团，导致菌体的抑制或死亡。

消毒防腐药与抗菌药区别在于，前者对病原微生物和人体的选择性差，可损害人体。

应用于体表、器具（器械）、排泄物、周围环境的消毒防腐。

二、影响药物作用的因素

1. 药物浓度和作用时间 一般来说，药物浓度越高，其杀菌抑菌效果越好，但也有例外，如 70% ~ 75%（V/V）浓度的乙醇比 90% 的杀菌效果要好，因高浓度的乙醇可使菌体表层蛋白质全部变性凝固，而形成一层致密的蛋白膜，造成其他乙醇不能进入菌体内。另外，应根据消毒对象选择浓度，如同一种消毒防腐药在应用于外界环境、用具、器械消毒时可选择高浓度；而用于体表，特别是创伤面消毒时，应选择低浓度。

2. 药物的剂型 如苯酚的水溶液有强大的杀菌作用，其甘油剂和油溶液则作用显著降低。

3. 用药环境 病变部位有大量脓血等蛋白质的分泌物时，重金属盐类药物杀菌效能会减弱；酚类消毒剂在酸性环境中的效果比较好，三氯叔丁醇制剂 pH 不能超过 5。

4. 病原微生物敏感性 如苯酚的杀菌作用强，但对病毒无效；病毒对碱类敏感，对酚类耐药；又如真菌对羟苯乙酯敏感，对氧化剂效果差。另外，细菌在适宜的酸碱度时抵抗力较强，如果偏离其最适的酸碱度，细菌就很容易被杀死。

5. 药物相互作用 如阳离子表面活性剂和阴离子表面活性剂共用，酸性消毒防腐药与碱性消毒防腐药共用，均可使其作用减弱。

三、分类及代表药物

（一）卤素类

本类药物主要是氯、碘以及能释放出氯、碘的化合物。含氯消毒药主要通过释放出活性氯原子和初生态氧而呈杀菌作用，其杀菌能力与有效氯含量成正比。含碘消毒药主要靠不断释放碘离子达到消毒作用。常用制剂如碘的水溶液、碘的醇溶液（碘酊）和碘伏等。

氯己定（Chlorhexidine）

氯己定为阳离子表面活性剂，有广谱杀菌、抑菌作用，抗菌谱包括革兰阳性和阴性菌、真菌（如白色念珠菌）以及某些病毒（如 HIV、HBV）。可作为洗液或霜剂的成分，用于皮肤或伤口的消毒和清洗；或用于制备口腔凝胶、喷剂或漱口液，治疗口腔感染（见口腔科用药）；又用作器械的消毒剂、滴眼药的防腐剂。

聚维酮碘（Povidone Iodine）

本品又称碘络酮（即聚乙烯吡咯烷酮 – 碘，简称 PVP – I），是近年来广泛使用的含碘消毒药，它是碘与表面活性剂（载体）及增溶剂形成的不定型络合物，其实质是含碘表面活性剂，故性能更为稳定，常制成溶液。

【药理作用和临床应用】

聚维酮碘是一种高效低毒的消毒药物，对细菌、病毒和真菌均有良好的杀灭作用。杀死细菌繁殖体的速度很快，但杀死芽孢一般需要较高浓度和较长时间。本品克服了碘酊强刺激性和易挥发性，对金属腐蚀性和黏膜刺激性均很小，且作用持久。

用于手术部位、皮肤、黏膜、创口的消毒和治疗；也用于手术器械、医疗用品、器具、蔬菜、环境的消毒。

【用药指导】

1. 使用时用水稀释，温度不宜超过40℃。

2. 若溶液变为白色或淡黄色，即失去杀菌力。

3. 药效会因有机物的存在而减弱，使用剂量要根据环境有机物的含量做出适当的增减。

4. 儿童特别是新生儿慎用，仅可外用。

（二）醇类

本类消毒剂可以杀灭细菌繁殖体，但不能杀灭细菌芽孢，属中性消毒剂，主要用于皮肤黏膜的消毒。其杀菌力随分子量的增加而加强，如乙醇的杀菌力比甲醇强2倍，丙醇的杀菌力比乙醇强2.5倍。但醇分子量越大其水溶性越差，故临床上应用最为广泛的是乙醇。近年来的研究发现，乙醇和新洁尔灭、戊二醛、碘伏等配伍可以增强其作用。

乙醇（Alcohol，酒精）

【临床应用】

乙醇作用于菌体使其蛋白质变性而将其杀灭，本品具有溶解皮脂与清洁皮肤的作用。稀释的乙醇对高热患者可通过涂擦皮肤来降低体温；对长期卧床患者涂擦皮肤可防止压疮发生；可用作注射、穿刺或手术前的皮肤消毒，也用来消毒手和清洁表面。但因杀菌效力低，不能用于手术和牙科器械的消毒。

【用药指导】

乙醇对黏膜的刺激性较大，不能用于黏膜和创面的抗感染。乙醇在浓度为20%~75%时，其杀菌作用随溶液浓度增高而增强。浓度低于20%时，杀菌作用微弱；而过高浓度可使菌体表层蛋白质凝固，从而阻碍乙醇向内渗透而影响杀菌作用。

（三）醛类

醛类消毒剂主要是通过烷基化反应，使菌体蛋白质变性，酶和核酸的功能发生改变。本类药常用的有甲醛和戊二醛两种。甲醛是一种古老的消毒剂，被称为第一代化学消毒剂的代表。其优点是消毒可靠；缺点是有刺激性气味、作用慢，近年来的研究表明，甲醛有一定的致癌作用。

甲醛溶液（Formaldehyde Solution）

本品为含甲醛36%（g/g）的溶液，其40%溶液又称福尔马林，能与水或乙醇任意混合，常制成溶液。

【药理作用和临床应用】

①能与菌体蛋白质中氨基结合，使其变性而发挥作用。对细菌、真菌和许多病毒

均有效。②对皮肤和黏膜的刺激性很强，外涂能使皮肤硬化、粗糙并发白，产生局部麻醉作用，但不损坏金属、皮毛、纺织物和橡胶等。③穿透力差，不易透入物品深部发挥作用；作用缓慢，消毒作用受温度和湿度的影响很大，温度越高，消毒效果越好，温度每升高10℃，消毒效果可提高2~4倍，当环境温度为0℃时，几乎没有消毒作用。④具有滞留性，消毒结束后即应通风或用水冲洗，甲醛的刺激性气味不易散失，故消毒空间仅需相对密闭。

本品主要用于仓库、衣物、器具、房屋等的熏蒸消毒，标本、尸体防腐；也用于肠道制酵。

【用药指导】

1. 本品对黏膜有刺激性和致癌作用，尤其肺癌。甲醛蒸气强烈刺激眼和呼吸道，引起流泪、咳嗽，甚至结膜炎、鼻炎和气管炎。

2. 本品储存温度为9℃以上。较低温度下保存时，凝聚为多聚甲醛而沉淀。

戊二醛（Glutaral）

本品能与水或乙醇任意混合，常制成溶液。本品具有广谱、高效和速效的杀菌作用，对细菌繁殖体、芽孢、病毒、结核杆菌和真菌等均有很好的杀灭作用。戊二醛被称为冷灭菌剂，用作怕热物品的灭菌，效果可靠，对物品腐蚀性小，低毒。缺点是作用慢、价格高。使用时要注意：①本品在碱性溶液中杀菌作用强（pH 5~8.5时杀菌作用最强），但稳定性较差，2周后即失效；②与新洁尔灭或双长链季铵盐阳离子表面活性剂等消毒剂有协同作用，如对金黄色葡萄球菌有良好的协同杀灭作用；③避免接触皮肤和黏膜。

（四）酚类

苯酚（Phenol）

本品为低效消毒剂，常与醋酸、十二烷基苯磺酸等制成复合酚溶液。0.1%~1%溶液有抑菌作用；1%~2%溶液有杀灭细菌、真菌作用；对芽孢、病毒无效。用于消毒外科器械和排泄物的处理；在碱性环境、脂类、皂类中杀菌力减弱，应用时避免与上述物品接触或混合。本品对组织有腐蚀性和刺激性，高浓度外用可引起组织损伤，甚至坏死。不能用于创面和皮肤的消毒。

（五）酸类

苯甲酸（Benzoic Acid）

苯甲酸可抑制细菌、真菌。毒性很低，可用于食物防腐。与水杨酸合用治疗浅部真菌感染，如体癣、手癣及足癣等。二线用药。口服可发生哮喘、皮疹、唇和舌水肿、鼻炎、荨麻疹及血管性水肿等过敏反应（发生率3%~7%）。外涂可发生接触性皮炎；还能刺激眼睛和黏膜。

山梨酸（Sorbic Acid）和山梨酸钾（Potassium Sorbate）

二者抗细菌活性弱，在酸性条件下才有作用。主要用于药物制剂、食品、化妆品的防腐。

（六）其他

羟苯乙酯（Ethylparaben）

羟苯乙酯为食物、药物和化妆品的防腐剂。可引起接触性皮炎、荨麻疹、血管性水肿；接触眼睛可引起疼痛和刺激，接触口唇可有发麻的感觉。

高锰酸钾（Potassium Permanganate）

本品为强氧化剂，有杀菌、除臭、氧化作用。杀菌作用比过氧化氢强而持久。本品在低浓度时对组织有收敛作用，高浓度时有刺激和腐蚀作用。本品水溶液久置易还原成 MnO_2 而失效，故药液现用现配。

过氧化氢（Hydrogen Peroxide）

本品遇有机物或酶释放出新生态氧，产生较强的氧化作用，可杀灭细菌繁殖体、芽孢、真菌和病毒在内的各种微生物，但杀菌力较弱。作用时间短，穿透力弱，且受有机物的影响。可用于化脓性外耳道炎和中耳炎，与其他消毒剂联合用于正常皮肤和黏膜的消毒，也可作除臭剂和止血剂。

目标检测

一、单项选择题

1. 对于抗生素联合应用，下述说法不正确的是
    A. 联合用药时应将毒性大的抗生素剂量减少
    B. 通常采用 2 种药物联合，3 种及 3 种以上药物联合仅用于个别情况
    C. 联合用药后药物不良反应将增多
    D. 病原菌未明的严重感染可先经验用药，但不宜联合用药

2. 抗菌药物治疗性应用的基本原则是
    A. 诊断为细菌性感染者，方能有指征应用抗生素
    B. 尽早查明感染病原，根据病原种类及药效结果选用抗生素
    C. 按照药物的抗菌作用特点及体内过程特点选择用药
    D. 以上都是

3. 下列有关化疗指数的叙述，不正确的是
    A. 化疗指数高者用药绝对安全　　　B. 化疗指数愈大，毒性愈低
    C. 是评价化疗药物安全性的指标　　D. 是 LD_{50} 与 ED_{50} 之比

4. 具有一定肾毒性的 β - 内酰胺类抗生素是
    A. 青霉素 G　　　　　　　　　　B. 耐酶青霉素类
    C. 第一代头孢菌素类　　　　　　D. 第三代头孢菌素类

5. 头孢菌素类药物的抗菌作用部位是

　　A. 二氢叶酸合成酶　　　　　　　　B. 移位酶

　　C. 核蛋白 50s 亚基　　　　　　　　D. 细菌细胞壁

6. 下列关于头孢菌素特点的叙述中，错误的是

　　A. 第一代对 G^+ 菌抗菌作用强，对 G^- 菌抗菌作用弱

　　B. 第三代头孢菌素对铜绿假单胞菌、厌氧菌抗菌活性高

　　C. 第三代头孢菌素对 β - 内酰胺酶稳定性低

　　D. 第一代头孢菌素对肾脏毒性较大

7. 青霉素最常见、最应警惕的不良反应是

　　A. 过敏反应　　　　　　　　　　　B. 腹泻、恶心、呕吐

　　C. 听力减退　　　　　　　　　　　D. 二重感染

8. 对青霉素所致的过敏性休克应立即选用

　　A. 肾上腺素　　　B. 糖皮质激素　　　C. 青霉素酶　　　D. 苯海拉明

9. 青霉素最适于治疗下列哪种细菌引起的感染

　　A. 溶血性链球菌　　　　　　　　　B. 肺炎杆菌

　　C. 铜绿假单胞菌　　　　　　　　　D. 变形杆菌

10. 氨基糖苷类抗生素 + 骨骼肌松弛药的后果是

　　A. 增加肾脏毒性　　　　　　　　　B. 增加耳毒性

　　C. 扩大抗菌谱　　　　　　　　　　D. 可致呼吸抑制

11. 庆大霉素最主要的不良反应是

　　A. 过敏反应　　　B. 肾毒性　　　　C. 抑制骨髓　　　D. 溃疡

12. 抢救链霉素引起的过敏性休克与青霉素 G 所致的过敏性休克的不同点是

　　A. 静脉注射氨茶碱　　　　　　　　B. 静脉注射 10% 葡萄糖酸钙

　　C. 静脉注射地塞米松　　　　　　　D. 肌内注射苯海拉明

13. 下列哪种药物与庆大霉素联用于铜绿假单胞菌感染可以提高疗效

　　A. 红霉素　　　B. 羧苄西林　　　C. 卡那霉素　　　D. 氯霉素

14. 下列药物不宜用生理盐水溶解的是

　　A. 克林霉素　　　B. 氨苄西林　　　C. 乳糖酸红霉素　　　D. 青霉素 G

15. 红霉素的主要不良反应是

　　A. 过敏反应　　　B. 肝损害　　　　C. 肾损害　　　D. 二重感染

16. 治疗骨及关节感染应首选

　　A. 红霉素　　　B. 林可霉素　　　C. 麦迪霉素　　　D. 万古霉素

17. 金黄色葡萄球菌引起的急性、慢性骨髓炎首选的口服药物是

　　A. 红霉素　　　B. 克林霉素　　　C. 氨苄西林　　　D. 诺氟沙星

18. 克拉霉素属于

　　A. 大环内酯类　　B. 头孢菌素类　　C. 氨基糖苷类　　D. β - 内酰胺类

19. 支原体肺炎的首选药物是

A. 氯霉素 B. 四环素 C. 青霉素 D. 土霉素

20. 下列药物可引起幼儿牙釉质发育不良和黄染的是

A. 红霉素 B. 青霉素 C. 林可霉素 D. 四环素

21. 下列对磺胺药的叙述，错误的是

A. 磺胺类药物之间无交叉抗药性 B. 抗菌谱广

C. 为抑菌剂 D. 易引起肾毒性

22. 小儿禁用喹诺酮类的原因在于该类药物易引起

A. 关节病变 B. 胃肠道反应 C. 过敏反应 D. 肝功能损害

23. 预防磺胺药产生肾毒性的措施不包括

A. 长期用药应定期作尿液检查

B. 多饮水

C. 老年人及肾功能不全者慎用或禁用

D. 酸化尿液

24. 对肠内、外阿米巴病均有良效的药物是

A. 红霉素 B. 四环素 C. 甲硝唑 D. 青霉素

25. 氟喹诺酮类药物对下列哪一病原体无效

A. 大肠埃希菌 B. 真菌

C. 肺炎链球菌 D. 铜绿假单胞菌

26. 两性霉素 B 的应用注意事项不包括

A. 静脉滴注液应新鲜配制

B. 静脉滴注前常服解热镇痛药和抗组胺药

C. 静脉滴注液内加小量糖皮质激素

D. 避光静脉注射

27. 目前口服抗真菌作用最强的药物是

A. 灰黄霉素 B. 酮康唑 C. 两性霉素 B D. 氟康唑

28. 男，40 岁，双脚趾间痒，经常起水泡，脱皮多年，细菌学检查有癣菌，这个患者不宜用

A. 酮康唑 B. 咪康唑 C. 两性霉素 B D. 氟康唑

29. 对 DNA 和 RNA 病毒感染均有效的广谱抗病毒药是

A. 碘苷 B. 金刚烷胺 C. 阿昔洛韦 D. 利巴韦林

30. 有广谱抗病毒作用及免疫调节作用的是

A. 阿糖腺苷 B. 阿昔洛韦 C. 利巴韦林 D. 干扰素

31. 在下列药物中，抗疱疹病毒作用最强的是

A. 碘苷 B. 金刚烷胺 C. 阿昔洛韦 D. 利巴韦林

32. 下列药物主要用于治疗胃肠道、阴道念珠菌病的是

A. 制霉菌素 B. 灰黄霉素 C. 碘化物 D. 两性霉素 B

33. 下列药物可引起球后视神经炎的是
   A. 利福平　　　 B. 链霉素　　　　 C. 异烟肼　　　　 D. 乙胺丁醇

34. 下列抗结核病药物中杀菌作用最强的是
   A. 异烟肼　　　 B. 利福平　　　　 C. 链霉素　　　　 D. 吡嗪酰胺

35. 异烟肼致周围神经炎是由于
   A. 维生素 A 缺乏　　　　　　　　 B. 维生素 B_6 缺乏
   C. 复合维生素 B 缺乏　　　　　　 D. 维生素 B_{12} 缺乏

36. 异烟肼抗结核杆菌的机制是
   A. 抑制细菌细胞壁的合成　　　　 B. 影响细菌细胞膜的通透性
   C. 抑制细菌核酸代谢　　　　　　 D. 抑制细菌分枝菌酸的合成

37. 利福平的抗菌机制是
   A. 抑制细菌分枝菌酸的合成
   B. 抑制细菌体内依赖 DNA 的 RNA 多聚酶
   C. 抑制细菌 DNA 回旋酶
   D. 抑制细菌叶酸的合成

38. 70% ~75%乙醇的消毒灭菌机制是
   A. 蛋白质变性和凝固　　　　　　 B. 损伤细胞膜
   C. 灭活酶类　　　　　　　　　　 D. 氧化作用

39. 乙醇消毒最适宜浓度是
   A. 100%　　　 B. 95%　　　　　 C. 75%　　　　　 D. 50%

40. 下列药物可抗结核病和抗麻风病的是
   A. 异烟肼　　　 B. 利福平　　　　 C. 链霉素　　　　 D. 乙胺丁醇

二、简答题

1. 简述青霉素的抗菌谱、临床应用及主要不良反应。
2. 青霉素主要不良反应是什么? 如何防治?

书网融合……

　　　🄔 微课　　　　🗒 划重点　　　　🕮 自测题

第十五章　抗寄生虫药

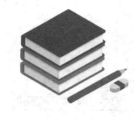

学习目标

知识要求

1. **掌握**　常用抗疟药的临床应用及特点；甲硝唑的临床应用及不良反应。

2. **熟悉**　抗蠕虫病药的抗虫谱；常用驱蠕虫药物。

3. **了解**　抗血吸虫、抗丝虫及抗滴虫药的作用特点。

能力要求

1. 熟练掌握根据患者所感染寄生虫疾病的症状推荐合适药品的技能。

2. 学会指导患者正确使用抗寄生虫药，并交代用药注意事项。

3. 会运用抗寄生虫药的理论知识，解决患者的合理用药咨询。

第一节　抗肠道蠕虫病药

实例分析

实例　患者，女性，46 岁，因"解暗红色血便 3 天，伴腹痛、头晕及出汗，晕厥 2 次"于 2020 年 6 月 3 日入院。否认既往有内外科疾患史，平时精神尚可，从事体力劳动；入院查体：体温 36.7℃，心率 108 次/分，血压 102/65mmHg；神志清晰，中重度贫血，无皮疹，无染黄巩膜；心肺听诊正常，肠鸣音正常，浅表淋巴结不肿大；大便化验潜血，红细胞计数/HP（显微镜下视野）4＋，小便正常。入院经肠镜、胃镜检查出十二指肠球部和降部见数条长为 1.2cm 的线形寄生虫，活检为美洲钩虫，粪检寄生虫阴性。初诊断为钩虫病合并消化道出血。给予阿苯达唑，400mg/次，患者消化道停止出血，大便转黄，体征稳定正常 3 天后给予出院。

问题　1. 钩虫病临床症状有哪些？

　　　　2. 除阿苯达唑外，还有哪些药物可以治疗钩虫感染？

抗肠道蠕虫药是指能够驱除肠道蠕虫或消灭宿主肠道内蠕虫类的药物。抗肠道蠕虫药主要分为抗肠道线虫药、抗肠道绦虫药、抗肠道吸虫药三大类。其中，引起人类高感染率的肠道蠕虫主要是肠道线虫，包括蛔虫、蛲虫、钩虫、鞭虫等。临床上常用的抗肠道蠕虫药作用特点见表 15 - 1。

表 15 – 1　抗肠道蠕虫药作用及特点

| 药物 | 蠕虫分类及作用 | | | | | | 不良反应及禁忌事项 |
	蛔虫	蛲虫	钩虫	鞭虫	绦虫	吸虫	
阿苯达唑	+	+	+	+	+		少数人有头晕、乏力，2 岁以下者慎用
甲苯咪唑	+	+	+	+	+		氨基转氨酶升高，2 岁以下者禁用
左旋咪唑	+	+	+				为免疫调节药，肝肾功能不全者禁用
噻嘧啶	+	+	+				大剂量时出现不良反应，联合阿苯达唑增加驱虫效果
哌嗪	+	+					大剂量时出现共济失调、头晕等
氯硝柳胺					+		偶见乏力、头晕，妊娠、哺乳期妇女禁用
吡喹酮					+	+	常见头晕、呕吐，偶见心动过速等
伊维菌素	+	+	+	+			不良反应少，妊娠、哺乳期妇女禁用

　　肠道蠕虫病的治疗要对因和对症治疗相结合，同时要加强预防肠道蠕虫，从源头抓起。驱蠕虫的对因治疗药物由感染病原寄生虫的种类和数量、患者的体质及属性、药物的治疗效果以及不良反应等情况综合决定。合理治疗肠道蠕虫感染的药物可参考表 15 – 2。

表 15 – 2　治疗肠道蠕虫感染的药物

寄生虫感染分类		首选药物	次选药物
线虫	蛔虫	甲苯咪唑/阿苯达唑	噻嘧啶/哌嗪
	蛲虫	甲苯咪唑/阿苯达唑	噻嘧啶/哌嗪
	钩虫	甲苯咪唑/阿苯达唑	噻嘧啶
	鞭虫	甲苯咪唑	阿苯达唑/噻嘧啶
绦虫		吡喹酮	氯硝柳胺
吸虫		吡喹酮	—

第二节　抗疟药

　　疟疾是由携带疟原虫的雌性按蚊叮咬而感染的传染疾病，同时伴有高热、寒战、出汗等临床表现。根据人类感染不同疟原虫种类的临床症状不同，主要可分为间日疟和三日疟、恶性疟，前两者疟疾又称良性疟。抗疟药可作用于疟原虫的不同生活时期，起到控制症状、预防、治疗疟疾的作用。

一、疟原虫生活史及抗疟药的作用环节

　　疟原虫的生活史可分为无性繁殖阶段（在人体肝细胞和红细胞内进行）和有性繁殖阶段（在雌性按蚊体内进行）（表 15 – 3）。

表 15 – 3　疟原虫生活史及抗疟药作用环节

疟原虫生活史	药物作用环节	代表药	药物作用分类
无性生殖阶段	速发性红细胞外期	乙胺嘧啶	预防病因药
	迟发性红细胞外期	伯氨喹	控制复发药
	红细胞内期	氯喹、奎宁、青蒿素	控制症状药
有性生殖阶段	配子体形成期	伯氨喹、乙胺嘧啶	控制复发药

1. 无性繁殖阶段　本阶段可分为红细胞外期和红细胞内期。

（1）红细胞外期　当人体被携带有疟原虫的雌性按蚊虫叮咬后，其疟原虫子孢子进入人体，随血液循环先进入肝脏细胞进行发育增殖，形成红细胞外期裂殖体。当疟原虫子孢子为间日疟或卵形疟原虫时，此类疟原虫暂时性在肝细胞内休眠，经过一段时间（数月或数年）被激活发育为成熟的裂殖体，此时期为迟发性（继发性）红细胞外期，是疟疾复发的根本原因，可用伯氨喹控制疟疾的复发；当疟原虫子孢子为三日疟或恶性疟原虫时，其子孢子可以快速增殖，继而发育形成大量成熟裂殖体，此时期为速发性（原发性）红细胞外期，且无临床症状，此时期为疟疾的潜伏期，应用乙胺嘧啶起到病因性预防。

（2）红细胞内期　经肝细胞破裂后发育成熟的裂殖子进入血液中的红细胞，经滋养体发育为裂殖体，然后历经几代繁殖，最终红细胞破裂释放大量裂殖子，其中一部分裂殖子再次进入血液循环，侵入红细胞循环以上过程，这就是疟疾出现周期性反复现象的根本原因；能作用于此环节的抗疟药有奎宁、氯喹、青蒿素及其衍生物等。另外一些裂殖体最终不分裂而发育成配子体。

2. 有性生殖阶段　红细胞内期的一部分裂殖子最终发育形成雌性、雄性配子体。当被疟原虫感染的人体再次被雌性按蚊叮咬后，前者血液中的疟原虫雌、雄配子体随着血液进入雌性按蚊体内，经过受精为合子进行有性生殖，最终发育为子孢子又可进入人体传播疟疾，此过程为传播疟疾的根源。因此，消灭此过程中配子体能够有效控制疟疾的传播，作用于此环节的抗疟药有伯氨喹、乙胺嘧啶。

> **请你想一想**
>
> 青蒿素除了能治疗疟疾外，还能用于治疗什么疾病？

二、常用抗疟药

（一）主要用于控制症状的抗疟药

氯喹（Chloroquine）

氯喹为 4 – 氨基喹啉类衍生物，常用其磷酸盐形式，无臭，白色结晶，粉末状，遇光可渐变色，储存时采用棕色瓶密封；易溶于水，口服时肠道吸收快且充分，经 1～2 小时可达到血药高峰浓度，因代谢产物仍有抗疟作用且排泄较慢，故抗疟作用持久。

【药理作用和临床应用】

1. 抗疟疾　能高效控制疟疾发生，为控制疟疾的首选用药。本品能够杀死间日疟、三日疟、恶性疟原虫（氯喹敏感虫株）红内期的疟原虫，可治愈恶性疟；但对红外期的疟原虫（间日疟）无效，故不能阻止疟疾复发，也不能预防及阻断疟疾传播。值得注意的是，由于恶性疟原虫的基因突变，对氯喹敏感的恶性疟原虫释放氯喹的速度要比抗氯喹疟原虫慢 40～50 倍，恶性疟原虫的抗药性现象逐渐增加，产生耐氯喹作用限制了氯喹的应用。

2. 抗肠外阿米巴病　本品可以杀灭宿主体内阿米巴滋养体，因其主要集中在肝内，浓度较高，而肠道氯喹浓度较低，故可以治疗肠外感染阿米巴病（阿米巴肝脓肿），不用于治疗阿米巴痢疾。

3. 影响免疫功能　大剂量氯喹可以抑制机体免疫功能，与皮质激素药物合用治疗系统性红斑狼疮时可以减少激素的用量；也用于风湿、类风湿关节炎的治疗。

【不良反应和用药指导】

本品治疗疟疾时常见不良反应有头晕、头痛、耳鸣、胃肠不适（食欲减退、恶心、呕吐）、湿疹皮炎、皮肤瘙痒、精神错乱等，出现不适应立即停药。长期大剂量使用可导致视网膜及角膜变性，应定期进行眼科检查；偶见白细胞减少、心律失常等，肝肾功能不全者以及心脏病患者慎用；本品可发生不可逆耳毒性，可致胎儿畸形，妊娠期妇女禁用；少数葡萄糖 - 6 - 磷酸脱氢酶缺乏患者可发生溶血，需慎用。

奎宁（Quinine）

奎宁来源于金鸡纳树皮，是一种生物碱，作用于三日疟、间日疟和恶性疟原虫的红内期而控制疟疾症状。由于毒性较大，不良反应多，不作为临床一线选用抗疟药，但可治疗抗氯喹和多药耐药的恶性疟原虫感染（如脑型疟）。本品可轻微兴奋妊娠子宫，孕妇禁用。联用抗生素如磺胺和四环素等可增强奎宁抗疟效果，但奎宁剂量过大或用药时间过久可致金鸡纳反应（胃肠道不适、头痛、视听能力减退），严重者可致耳聋、视神经组织损伤或抑制心肌使血压下降产生呼吸麻痹等不良反应，故严禁静脉推注，但静脉注射奎宁可用于抢救危重患者；特异质者（如葡萄糖 - 6 - 磷酸脱氢酶缺乏）可出现急性溶血。

> **请你想一想**
>
> 奎宁的临床应用受到哪些因素的影响？

青蒿素（Artemisinin）

青蒿素是我国研究人员从中药青蒿提取的倍半萜内酯过氧化物，现已人工合成。青蒿素及其衍生物（青蒿琥酯、双氢青蒿素、蒿甲醚）能够快速杀灭疟原虫的红内期裂殖体，主要用于治疗耐氯喹的虫株疟疾，以及间日疟和三日疟等各种疟疾，是速效、安全、高效且经济的抗疟药；因其能够透过血 - 脑屏障，可治疗脑型疟。虽然本品作用速效，但如果剂量、疗程不足或产生耐药性，容易复发，可联合其他抗疟药应用或使用复方青蒿素类药物。本品是一种低毒的抗疟药，不良反应少见，少数人有胃肠道反应，偶见皮疹，不推荐妊娠早期妇女使用。

你知道吗

青蒿素的历史

青蒿素是从植物黄花蒿中提取出的倍半萜内酯过氧化物，在我国应用的历史悠久，《本草纲目》中就记载了黄花蒿可以缓解疟疾；近代我国科学家从黄花蒿中提出的化合物（命名为青蒿素）能够快速、高效、安全地治疗疟疾，其后人工合成的3个衍生物（双青蒿素、蒿甲醚、青蒿琥酯）抗疟效果更佳。2015年10月8日，中国科学家屠呦呦成为第一个获得诺贝尔生理学或医学奖的本土中国人，突出贡献是研制出新型抗疟药——青蒿素、双氢青蒿素能迅速消灭人体内疟原虫，对各种类型疟疾有很好的疗效。但随着青蒿素的普遍应用，逐渐出现耐药疟原虫株，随后不再单独使用青蒿素类药物，而将复方青蒿列为临床一线药物，如复方双氢青蒿素片、复方蒿甲醚片、青蒿素哌喹片等。

（二）主要用于控制复发和传播的抗疟药

伯氨喹（Primaquine）

伯氨喹是人工合成的8-氨基喹啉类的一种衍生物，口服吸收迅速，且生物利用度高，1~3小时即可达到血峰浓度，消除速度快，用药时需要每天连续用药。

本品对继发性（迟发性）红外期的疟原虫和配子体具有强大的杀灭作用，是临床上控制疟疾复发和阻断疟疾传播的首选药物；由于对红内期的疟原虫无效，故不能控制疟疾症状。伯氨喹毒性较大，治疗剂量下可出现头晕、腹痛、胃肠道反应等，停药可消失；少数特异质者（葡萄糖-6-磷酸脱氢酶缺乏者）可发生急性溶血和高铁血红蛋白血症，因此有蚕豆病及家族史者禁用本品；妊娠期妇女及粒细胞减少患者禁用。

（三）主要用于病因性预防的抗疟药

乙胺嘧啶（Pyrimethamine）

本品主要作用于原发性红外期的疟原虫，起到预防作用，也可通过减少核酸合成阻止疟原虫红内期的滋养体增殖达到抗疟效果，但对已经发育成熟的裂殖体没有效果；大剂量乙胺嘧啶联合磺胺嘧啶还可治疗弓形虫感染。乙胺嘧啶是二氢叶酸还原酶抑制药，结构同甲氧苄啶，有明显的抗疟原虫作用；与磺胺类或砜类（二氢叶酸合成酶抑制药）合用，可双重抑制疟原虫繁殖增强预防效果，但毒性较大不宜长期应用，如磺胺多辛乙胺嘧啶。

乙胺嘧啶口服吸收完全，但血浆蛋白结合率高，吸收和消除速度慢，故作用时间持久，但长期服用容易药物蓄积导致中毒反应，肾功能不全者慎用；长期或大剂量服用可出现叶酸缺少现象，引发巨幼细胞贫血和白细胞减少症，停药可恢复，孕妇及哺乳期妇女禁用。其味香易被幼儿误食，注意严格控制剂量以防中毒。

你知道吗

抗疟药的应用

疟疾的治疗需要严格把控疟原虫生活史的每个环节，但现有单一的抗疟药只针对某一或两个环节，因此需要联合用药，既能增加抗疟作用，又防止耐药性的发生，如磺胺多辛乙胺嘧啶片；氯喹和伯氨喹联用，可以控制症状、防止复发和阻断疟疾传播；对耐多药耐氯喹的恶性疟疾可选用青蒿素类衍生物或者复方青蒿素药物，如蒿甲醚、双氢青蒿素阿莫地喹片等。

第三节　抗阿米巴病药和抗滴虫病药

一、抗阿米巴病药

人类最常见的阿米巴病是由溶组织内的阿米巴原虫感染引起的寄生虫感染疾病，可分为肠内阿米巴病和肠外阿米巴病。阿米巴原虫共有 2 种表现形式（滋养体和包囊）：当原虫以滋养体形式入侵大肠黏膜时，可引发阿米巴痢疾，其滋养体为致病因子；当滋养体在肠道内随宿主体液游移到肠外（如肝脏、大脑等部位），可引发阿米巴肝脓肿、阿米巴脑脓肿。当原虫感受宿主环境变化时，其滋养体可转变为包囊随粪便排出体外，可经粪口传播给人，其包囊为感染的传播根源。治疗阿米巴病药按作用部位分为抗肠外阿米巴药如氯喹，抗肠内阿米巴药如二氯尼特和双碘喹啉等，抗肠内外阿米巴病药如甲硝唑、替硝唑、依米丁等。

甲硝唑（Metronidazole）

甲硝唑为人工合成的 β-羟乙基-2 甲基-5-硝基咪唑，又称灭滴灵。

【药理作用和临床应用】

1. 抗阿米巴病　对肠道及肠外的阿米巴原虫具有强大的杀灭作用，为治疗肠内、外阿米巴疾病（阿米巴痢疾和阿米巴肝脓肿等）的临床一线首选药物；由于肠道浓度较低，治疗肠道阿米巴痢疾时，需要同抗肠内阿米巴药合用增加治愈率。

2. 抗滴虫作用　甲硝唑杀灭阴道滴虫效果好，由于安全性、高效性、经济性等特点成为治疗阴道滴虫的首选用药，常用剂型有口服、栓剂、凝胶剂等；本品对男性滴虫感染有杀灭作用，临床使用时需夫妻同时治疗。

3. 抗厌氧菌作用　用于 G^+ 及 G^- 厌氧球菌和杆菌感染引发的妇科盆腔炎、阴道炎以及口腔感染和牙髓炎等的治疗。

4. 抗贾第鞭毛虫作用　对贾第鞭毛虫具有较强的杀灭作用，是目前对此病最有效的药物。

【不良反应和用药指导】

本品低毒，常见不良反应有胃肠道反应（恶心、食欲不振、腹泻等），偶见皮疹、失眠、头晕、惊厥、白细胞减少等，出现不适立即停用；服用甲硝唑期间禁酒，其具有神经毒性及致畸作用，孕早期妇女禁用。

其他抗阿米巴病药见表 15－4。

表 15－4 其他抗阿米巴病药

药物名称	作用部位	临床应用	主要不良反应
二氯尼特	肠内	治疗无症状阿米巴包囊携带者	常见胃胀气，偶见恶心、荨麻疹等
氯喹	肠外	杀灭阿米巴滋养体，主要治疗阿米巴肝脓肿	常见胃肠道反应
依米丁	肠内、肠外	杀灭阿米巴滋养体，对包囊无效；治疗急性阿米巴痢疾，用于肠外治疗时毒性较大	胃肠道反应、心肌毒性，孕妇及婴幼儿禁用

二、抗滴虫病药

抗滴虫病药是用于治疗阴道毛滴虫感染引发的生殖疾病（阴道炎、前列腺炎等）的药物，首选药物为甲硝唑，当遇到耐甲硝唑的滴虫感染时可选用乙酰胂胺。乙酰胂胺为五价胂剂，对局部有轻微刺激性，已婚者治疗时应当夫妇同治。

第四节 抗血吸虫病药和抗丝虫病药

一、抗血吸虫病药

我国现流行的血吸虫病病源是日本血吸虫，主要分布在长江以南的区域。目前常用的抗血吸虫药为吡喹酮。

吡喹酮（Praziquantel）

吡喹酮为一类广谱抗寄生虫药，具有高效、速效、低毒的特点；为治疗血吸虫病的一线用药，还可用于治疗绦虫病、肺吸虫病、华支睾吸虫病等。不良反应有胃肠道反应、头晕、肌束震颤等，偶可诱发心律失常、过敏反应等。

二、抗丝虫病药

丝虫是寄生在人淋巴系统的一类寄生虫。抗丝虫病药是治疗丝虫感染引发的淋巴管炎、淋巴结炎等的药物，主要抗丝虫病药物为乙胺嗪。

乙胺嗪（Diethylcarbamazine）

乙胺嗪可以杀灭微丝蚴及其成虫，为抗丝虫病的首选药；且对罗阿丝虫的成虫及班氏丝虫、马来丝虫也有效果。本品毒性低，常见不良反应有头痛乏力、恶心等，还能引起皮疹、哮喘等过敏反应；为避免胆道蛔虫病加重，使用本品前需先驱蛔虫。

目标检测

一、单项选择题

1. 控制疟疾症状的首选药是
   A. 奎宁　　　　　B. 青蒿素　　　　　C. 伯氨喹　　　　　D. 氯喹

2. 在疟疾用药选择时，主要用于病因性预防的药物是
   A. 青蒿素　　　　B. 奎宁　　　　　　C. 氯喹　　　　　　D. 乙胺嘧啶

3. 主要控制疟疾复发和传播的药物是
   A. 奎宁　　　　　B. 青蒿素　　　　　C. 伯氨喹　　　　　D. 氯喹

4. 治疗肠内、外阿米巴病的首选药物是
   A. 甲硝唑　　　　B. 依米丁　　　　　C. 二氯尼特　　　　D. 氯喹

5. 用于阴道滴虫病的首选药物是
   A. 氯喹　　　　　B. 甲硝唑　　　　　C. 双碘喹啉　　　　D. 依米丁

6. 抗丝虫病的首选药物是
   A. 吡喹酮　　　　B. 二氯尼特　　　　C. 乙胺嗪　　　　　D. 氯喹

7. 吡喹酮在抗寄生虫治疗中可治疗以下哪种寄生虫感染
   A. 丝虫　　　　　B. 血吸虫　　　　　C. 阿米巴　　　　　D. 滴虫

8. 下列能治疗阴道滴虫和各种厌氧菌感染的药物是
   A. 青蒿素　　　　B. 乙酰胂胺　　　　C. 甲硝唑　　　　　D. 吡喹酮

9. 乙胺嘧啶的抗疟机制是
   A. 抑制二氢叶酸还原酶　　　　　　B. 抑制而二氢叶酸合成酶
   C. 抑制脱氧胸苷酸合成酶　　　　　D. 抑制嘌呤核苷酸合成酶

10. 治疗肠道绦虫的首选药物是
    A. 吡喹酮　　　　B. 噻嘧啶　　　　　C. 哌嗪　　　　　　D. 阿苯达唑

二、简答题

1. 抗疟药在各个作用环节的主要药物有哪些?
2. 简述甲硝唑的临床用途和不良反应。

书网融合……

微课　　　　　　划重点　　　　　　自测题

PPT

学习目标

知识要求

1. **掌握** 抗肿瘤药的分类及常见的不良反应；常用抗恶性肿瘤药的代表药物。

2. **熟悉** 周期非特异性抗肿瘤药与周期特异性抗肿瘤药的作用机制及抗肿瘤药物的用药指导。

3. **了解** 抗恶性肿瘤药物的用药原则。

能力要求

1. 熟练掌握根据患者所患癌症的种类及相应疾病知识推荐合适药品的技能。

2. 学会指导患者正确使用抗肿瘤药，并交代用药注意事项，解决患者的合理用药问题。

3. 学会关爱癌症患者，给予患者治疗疾病的信心，认真负责地开展药学服务。

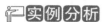

实例分析

实例 患者，男性，48岁，某中学老师，最近一年体重减轻，疲劳感兼有胸闷气短。2个月前感冒、咳嗽、痰多，久治不愈后发现痰中带血，有呼吸困难、气短胸闷等症状。入院后确诊为非小细胞肺癌。2周前经手术切除病患组织，活检无癌细胞转移，化疗采用长春瑞滨、奥沙利铂联用治疗，效果较好。

问题 1. 癌症化疗采用长春瑞滨、奥沙利铂两种药物联用是否合理？

2. 除了长春瑞滨、奥沙利铂，还有哪些抗恶性肿瘤药物？

肿瘤是机体在致瘤环境下（辐射、有毒化学试剂等），某一局部组织的细胞异常分裂产生的赘生物细胞群（占位性块状突起）；根据其形态及生长特点可分为良性肿瘤和恶性肿瘤（癌症），后者严重威胁人类的身体健康。现临床针对恶性肿瘤常用的治疗方案有外科手术、放射治疗、化学治疗、免疫治疗、基因治疗等综合治疗，提高治愈率和改善患者生活质量。化学疗法是参与抗肿瘤治疗的重要途径之一。随着抗肿瘤机制的不断深入研究，新型抗肿瘤药物不断更新，如表皮生长因子受体拮抗药、单克隆抗体、分化诱导剂等；与传统的抗肿瘤药物比较，新型抗肿瘤药具有靶向性和非细胞毒性及细胞稳定作用，更受到医生和患者的青睐。

第一节　概　述

一、细胞增殖周期和药物作用环节

细胞周期是指从上一次细胞分裂结束到下一次细胞分裂完成的时间，包括分裂间期和分裂期。肿瘤细胞是正常细胞异常分裂所致，故肿瘤细胞也具有分裂增殖方式。依据细胞增殖形式可分为以下 3 类。

1. 增殖细胞　又叫周期性细胞，如表皮基底层细胞，大部分抗肿瘤药对此类细胞作用敏感；增殖细胞可分为 4 个分裂阶段，分别是 DNA 合成前期（G_1）、DNA 合成期（S）、DNA 合成后期（G_2）、分裂期（M）。这类细胞可不断地进行细胞周期性增殖，是肿瘤细胞具有永生性的原因。

2. 非增殖细胞　又叫静止期细胞（G_0），如免疫细胞、肝细胞等，是指具有增殖能力，但暂时处于休眠状态不进行增殖活动的细胞。当增殖细胞数量减少时，此类细胞被激活开始进行增殖活动，是肿瘤复发的根源，且抗肿瘤药对此类细胞不敏感。

3. 无增殖力细胞　这类细胞丧失增殖能力，但保持其生理功能，如脑细胞。此类细胞老化后死亡，对药物治疗作用几乎没有意义。

二、抗恶性肿瘤药的分类

（一）按细胞增殖周期分类

1. 细胞周期非特异性药物　抗肿瘤药物能够抑制细胞增殖周期的各个环节，具有非特异性，如烷化剂、铂类配合物、抗肿瘤抗生素等。

2. 细胞周期特异性药物　抗肿瘤药物特异性地抑制细胞增殖周期中的某一个环节；如作用于 M 期的长春碱药物，作用于 S 期的甲氨蝶呤等抗代谢药。

你知道吗

抗恶性肿瘤的靶向药物

抗恶性肿瘤靶向药物是指药物通过与癌症发生、肿瘤生长所必需的特定分子靶点的作用来阻止癌细胞的生长。1997 年，第一个分子靶向药物利妥昔单抗开始应用于临床。目前，我国也已批准 20 多种靶向肿瘤药物上市。靶向药物作为新型抗肿瘤药物，其高效低毒的优点已经逐渐成为肿瘤治疗的新趋势。治疗恶性肿瘤的靶向药物有单克隆抗体（利妥昔单抗）、细胞信号传导通路有关的小分子靶向药物（舒尼替尼）、抗血管生成的药物（参一胶囊）等。靶向抗肿瘤药物在临床应用时应该首先要排除禁忌证，根据靶向治疗药物的选择、靶向药物给药剂量的调整、靶向药物和化疗药物相互作用等综合因素评估，最后制定符合患者个性化治疗方案。

（二）按抗肿瘤作用机制分类

抗肿瘤药物作用机制见表 16-1。

表 16-1 抗肿瘤药物分类

作用机制	代表药物
干扰核酸合成	甲氨蝶呤、阿糖胞苷、羟基脲等
影响蛋白质合成	长春新碱、长春碱、紫杉醇等
破坏 DNA 结构和功能	环磷酰胺、白消安、铂剂、丝裂霉素等
干扰转录过程和阻止 RNA 合成药	柔红霉素、放线菌素 D、阿霉素等
影响体内激素平衡	地塞米松、丙酸睾酮、雌激素等
其他	干扰素、伊马替尼、曲妥昔单抗等

三、抗恶性肿瘤药的常见不良反应

由于抗肿瘤药物的选择性低，在杀灭机体内生长繁殖快的肿瘤细胞的同时，亦可杀灭机体的某些正常的繁殖迅速的组织或细胞群（如骨髓、淋巴系统、肝肾组织、毛囊等），产生不同程度的毒性反应，危害人们的身体健康。主要不良反应见表 16-2。

表 16-2 抗恶性肿瘤药的常见不良反应

毒性反应分类	表现形式
消化道反应	恶心、呕吐、腹泻、食欲减退等
骨髓抑制作用	白细胞、血小板计数减少
损伤毛囊	脱发掉发
肝、肾功能毒性	肝、肾细胞坏死或功能衰竭
心血管系统、呼吸系统、神经系统毒性	心脏毒性、肺纤维化、神经毒性
生殖毒性	不孕不育症
免疫抑制及致突变、致癌性	免疫力下降、引发第二原发性恶性肿瘤

请你想一想

除上述抗肿瘤药物外，还有酪氨酸激酶抑制剂、单克隆抗体、分化诱导剂等。酪氨酸激酶抑制剂是指能够抑制蛋白酪氨酸激酶（癌基因产物）达到抗癌效应的药物；单克隆抗体是对靶细胞具有高度识别作用，能够特异性识别特定抗原的抗体，其副作用小；分化诱导剂可以诱导癌细胞向正常细胞进行分化。请课外查询此三种新型、高效的抗肿瘤药的代表药物分别有哪些？

第二节 常用抗恶性肿瘤药

一、干扰核酸合成药

本类药物因其特异性竞争拮抗细胞增殖 S 期合成需要的叶酸、嘌呤碱等物质，阻止核酸的合成，干扰肿瘤细胞的代谢，故又叫抗代谢药物。代表药物有甲氨蝶呤、氟尿嘧啶、阿糖胞苷等。

（一）二氢叶酸还原酶抑制药

甲氨蝶呤（Methotrexate）

本品通过不可逆地抑制二氢叶酸还原成四氢叶酸，阻止核酸合成；还可影响蛋白质的合成。用于各类急性白血病，特别是儿童急性白血病、绒毛膜癌、恶性葡萄胎、乳腺癌、恶性淋巴瘤等多种实体瘤。主要不良反应为骨髓抑制和消化道反应，表现为白细胞减少、血小板计数减少、恶心、腹泻、口腔炎等；还有肝（肾）损伤、致畸、脱发等。

（二）胸苷酸合成酶抑制药

氟尿嘧啶（Fluorouracil）

氟尿嘧啶是尿嘧啶的衍生物，主要用于抗消化道肿瘤（如食道癌、胃癌等）以及乳腺癌、泌尿生殖系统癌（如卵巢癌、宫颈癌等）。本品通过特异性作用于细胞增殖周期 S 期，抑制胸苷酸合成酶，阻止脱氧胸苷酸的生成，影响核酸的合成。本品多采用持续静脉滴注，不良反应有骨髓抑制、消化道反应（黏膜炎）、脱发等，当出现血性腹泻时应立即停用。

（三）嘌呤核苷酸合成酶抑制药

巯嘌呤（Mercaptopurine）

巯嘌呤是次黄嘌呤的结构类似物，特异性竞争次黄嘌呤干扰嘌呤代谢，影响核酸合成。本品为抗嘌呤药，主要作用在 S 期，对肿瘤细胞增殖 G_1 期也有影响。本品治疗急性白血病、慢性粒细胞白血病、绒毛膜上皮癌、恶性葡萄胎等；常见不良反应有骨髓抑制和消化道黏膜损伤等，老年人服用本品耐受性较差，需要加强支持治疗，并动态监控生理生化及体征变化。

（四）核苷酸还原酶抑制药

羟基脲（Hydroxycarbamide）

本品属于核苷二磷酸还原酶抑制药，特异性作用于 S 期阻碍脱氧核苷酸的形成，用于治疗慢性粒细胞白血病，对耐白消安的慢性粒细胞白血病有效，可以治疗黑色素瘤、肾瘤等。不良反应主要表现为骨髓抑制，伴有消化道反应，本品有"三致反应"，故孕妇、哺乳期妇女禁用。本品能抑制免疫系统，故在用药期间禁止接种病毒疫苗。

（五）DNA 聚合酶抑制药

阿糖胞苷（Cytarabine）

本品为嘧啶类抗代谢药，经代谢后成为阿糖胞苷三磷酸或阿糖胞苷二磷酸，特异性作用于细胞 S 增殖期，抑制 DNA 聚合酶干扰 DNA 的合成。主要治疗成人急性白血病诱导缓解期和维持巩固期、慢性粒细胞白血病急变期及恶性淋巴瘤。不良反应有消化道反应、严重的骨髓抑制、白细胞及血小板计数减少，用药期间注意观察血象。

吉西他滨（Gemcitabine）

本品主要治疗非小细胞肺癌及胰腺癌，对治疗膀胱癌晚期、卵巢癌、乳腺癌等也有一定疗效。治疗转移性乳腺癌时联合紫杉醇用药可以增加疗效。主要不良反应为骨髓抑制、轻度胃肠反应、肝肾功能损害及皮肤毒性；妊娠期及哺乳期妇女禁用。

二、影响蛋白质合成药

（一）微管蛋白活性抑制药

长春碱（Vinblastine）和长春新碱（Vincristine）

长春碱、长春新碱来源于植物长春花的有效生物碱成分，通过抑制微管蛋白阻止纺锤体的形成，使肿瘤细胞停滞在细胞增殖的 M 期而达到抗癌效果。长春碱主要对各种实体瘤如恶性淋巴瘤、肺癌、乳腺癌、绒毛膜癌等有治疗作用；可用于儿童的急性淋巴细胞白血病治疗。长春碱具有严重的骨髓抑制、致癌作用（妊娠期妇女禁用），胃肠道反应，静脉注射可以造成静脉炎；长春新碱骨髓抑制不明显，但有外周神经毒性。

紫杉醇（Paclitaxel）

本品为新型微管蛋白活性抑制药，可以特异性结合到 β 位小管上，促进微管聚合和抑制微管解聚而阻碍纺锤体形成，进而阻止肿瘤细胞的有丝分裂。主要对乳腺癌、卵巢癌效果好，对肺癌、大肠癌、黑色素瘤起到一定的抗癌作用。主要不良反应有骨髓抑制、心脏毒性及神经毒性等。

（二）抑制氨基酸形成

L－门冬酰胺酶（L－Asparaginase）

本品属于大肠埃希菌的酶制剂类抗肿瘤药，可以水解门冬酰胺，由于肿瘤细胞不具备合成门冬酰胺能力，而干扰其蛋白质合成，抑制肿瘤细胞增殖。主要用于急性淋巴细胞白血病、黑色素瘤等。不良反应常见过敏反应、肝肾损伤等。

（三）影响核蛋白体的药物

三尖杉酯碱（Harringtonine）

本品是三尖杉属的植物树皮中提取的生物碱，主要作用于蛋白质合成前期，阻碍肿瘤细胞的增殖。主要用于急性粒细胞白血病，对慢性粒细胞白血病及恶性淋巴瘤等有一定效果；不良反应常见骨髓抑制、胃肠道反应、心脏毒性等。

你知道吗

植物来源的抗肿瘤药物

由于化学合成的抗肿瘤药物的毒副作用明显，天然来源的具有抗肿瘤的活性成分逐渐成为科研人员的研究热点，其中植物来源的抗肿瘤药物的应用最广泛。来源于植物体的抗肿瘤药有喜树碱、长春碱（长春新碱）、紫杉醇、花藜芦醇、鬼臼毒素、榄香烯等，其中喜树碱是当前临床效果较好的拓扑异构酶抑制药，常用于治疗头部肿瘤、胃癌、肝癌等；榄香烯是我国自主研发的抗癌药物，可以抑制肿瘤细胞增殖和调节免疫功能。

三、破坏 DNA 结构和功能药

环磷酰胺（Cyclophosphamide）

环磷酰胺是常用的烷化剂，属于周期非特异性药物，在杀死肿瘤细胞同时，同样抑制增殖较快的正常细胞，引发严重的毒性反应。环磷酰胺是前体药物，本身无药理活性，在癌细胞体内代谢成有活性的磷酰胺氮芥，与 DNA 发生烷化作用抑制癌细胞增殖。主要用于恶性淋巴瘤、急性淋巴细胞白血病、多发性骨髓瘤、神经母细胞瘤、卵巢癌以及宫颈癌等。不良反应多见骨髓抑制，还有胃肠道反应、脱发、出血性膀胱炎等。其他破坏 DNA 结构和功能药见表 16-3。

表 16-3　其他破坏 DNA 结构和功能药

药物	药理作用和临床应用	主要不良反应
白消安	属于甲烷磺酸酯类烷化剂，小剂量抑制粒细胞产生，是慢性粒细胞白血病首选药	消化道反应、骨髓抑制，久用可导致闭经等
卡莫司汀	为亚硝脲类烷化剂，与 DNA 发生烷化作用，治疗颅内或原发性转移脑瘤、恶性淋巴瘤等	肺部毒性、骨髓抑制、胃肠道反应
顺铂	广谱抗肿瘤药，周期非特异性药，作用与烷化剂相似，对乏氧肿瘤、睾丸瘤、卵巢癌等有效	大剂量使用有肾毒性，周围神经炎以及耳毒性等
丝裂霉素	广谱抗肿瘤抗生素类，具有烷化作用；用于胃癌、乳腺癌、恶性淋巴瘤等	局部注射刺激性大，明显的骨髓抑制，偶有心、肝、肾毒性等
喜树碱	为拓扑异构酶抑制药，抑制拓扑异构酶的活性破坏 DNA 的结构；主要作用于胃癌、绒毛膜上皮癌等	泌尿道的刺激、消化道反应、骨髓抑制等

四、干扰转录过程和阻止 RNA 合成药

本类药物属于抗肿瘤抗生素类，常用干扰转录过程和阻止 RNA 合成药见表 16-4。

表 16-4　干扰转录过程和阻止 RNA 合成药

药物	药理作用与临床用途	主要不良反应
放线菌素 D	多肽类抗肿瘤抗生素，在转录过程与 DNA 结合阻碍 RNA 多聚酶，抑制 RNA 形成；治疗恶性葡萄胎、恶性淋巴瘤、肾母细胞瘤等	常见消化道反应，偶有皮炎、脱发等
多柔比星（阿霉素）	蒽环类抗生素，与 DNA 结合影响 RNA 的转录；广谱抗瘤药，主要治疗恶性肿瘤耐药的急性淋巴细胞白血病、胃癌、肝癌等	心脏毒性和骨髓抑制作用明显，皮肤色素沉淀等
柔红霉素	作用机制同多柔比星	骨髓抑制、消化道反应、心脏毒性等

五、改变体内激素水平药

内分泌系统及生殖系统中某些器官的正常生理活动会受到激素水平的影响，因此，这些组织发生癌变后（如宫颈癌、乳腺癌、卵巢癌等）可以通过激素拮抗药和抑制激素释放的药物抑制癌细胞增殖，且不存在骨髓抑制反应。影响体内激素水平的抗肿瘤药见表 16 – 5。

请你想一想

抗生素的临床应用比较广泛，除了常用于治疗细菌感染以外，还能用于哪些疾病的治疗？

表 16 – 5　影响体内激素水平的抗肿瘤药

药物	药理作用与临床用途	主要不良反应
己烯雌酚	雌激素类，使雄激素减少；治疗前列腺癌、乳腺癌等	乳房胀痛、男性表象女性化
丙酸睾酮	雄激素类，减少或拮抗雌激素；可治疗晚期乳腺癌、骨转移癌等	口腔炎、女性表象男性化
泼尼松龙	抑制淋巴组织，对恶性淋巴瘤、急性淋巴细胞白血病效果好	抑制机体免疫功能
他莫昔芬	雌激素受体拮抗药，治疗乳腺癌、绝经后妇女的骨质疏松症	胃肠道反应、月经失调

第三节　抗恶性肿瘤药的用药原则

恶性肿瘤细胞具有永生性和扩散性，增加了恶性肿瘤治疗的难度。在进行恶性肿瘤治疗时，由于抗肿瘤药杀灭肿瘤细胞同时也杀灭正常细胞，以及抗恶性肿瘤药物明显的不良反应和易产生耐药性，我们需要确定合理的抗肿瘤治疗方案和正确的用药指导。

1. 联合用药　单一的给药方式在治疗肿瘤时疗效受到限制，临床上一般采用不同作用机制的抗肿瘤药联合应用，取得较好的效果，如阿糖胞苷与巯嘌呤合用；但在抗肿瘤药物联合用药时，需要注意同种毒性反应的叠加作用以及体内的蓄积毒性。

2. 给药方式　在抗肿瘤用药时，对于免疫功能良好或者癌症早期患者，最大个体化剂量和增加给药频率是常采用的给药剂量原则；这种方式能够更好地杀死更多癌细胞，阻止肿瘤复发和增加疗效。

3. 按照肿瘤细胞动力学规律　常采用贯序疗法，对于增殖缓慢的实体瘤 G_0 期细胞多，可以先使用周期非特异性药物杀灭增殖期细胞，使 G_0 期细胞进入增殖周期，再用周期特异性药物杀灭肿瘤细胞；对于增殖较快的肿瘤可以先用周期特异性药物直接杀灭 S（M）期细胞，再用周期非特异性细胞杀灭其他各期的肿瘤细胞。

4. 抗肿瘤谱　不同的肿瘤对药物的敏感性、耐受性不同，故抗肿瘤药有不同的抗瘤谱。如白消安是治疗慢性粒细胞白血病首选药，洛莫司汀是治疗脑瘤首选药。

5. 实现治疗平衡　在选择抗肿瘤治疗方案时，常采用手术、化疗、放疗等多种方式共同结合，根据每种治疗方法的优缺点以及患者的身体状态、生理功能、精神状态等进行综合评估，增加癌症治愈率。

目标检测

一、单项选择题

1. 下列哪种药物是周期非特异性抗癌药
   A. 氟尿嘧啶　　　B. 甲氨蝶呤　　　C. 长春碱　　　D. 环磷酰胺

2. 过量使用可导致出血性膀胱炎的药物是
   A. 阿糖胞苷　　　B. 环磷酰胺　　　C. 雄激素　　　D. 长春新碱

3. 加强对癌症患者的用药指导，应提示着重注意的是
   A. 消除患者忧虑　　　　　　　B. 预防感染
   C. 缓解疼痛　　　　　　　　　D. 鼓励患者摄入高蛋白食物

4. 影响体内激素水平的抗肿瘤药物是
   A. 白消安　　　B. 泼尼松　　　C. 长春新碱　　　D. 顺铂

5. 抗肿瘤药物应用后最主要的不良反应表现为
   A. 肝肾损伤　　　B. 骨髓抑制　　　C. 胃肠道反应　　　D. 免疫抑制

6. 白消安属于
   A. 抗代谢药　　　B. 抗肿瘤植物药　　　C. 烷化剂　　　D. 抗肿瘤激素类药

7. 对骨髓造血功能无抑制作用的抗癌药是
   A. 激素类药　　　B. 烷化剂　　　C. 植物生物碱类　　　D. 抗代谢药

8. 下列抗恶性肿瘤药物的作用机制为干扰核蛋白体功能的是
   A. 长春新碱　　　B. 紫杉醇　　　C. 三尖杉酯碱　　　D. 左旋门冬酰胺酶

9. 主要抑制 S 期细胞的抗肿瘤药是
   A. 环磷酰胺　　　B. 白消安　　　C. 甲氨蝶呤　　　D. 长春新碱

10. 治疗慢性粒细胞白血病的首选药是
    A. 顺铂　　　B. 白消安　　　C. 阿糖胞苷　　　D. 放线菌素 D

二、简答题

1. 周期特异性药物和周期非特异性药物的概念是什么？请分别举出 2 个代表药物。
2. 抗肿瘤药物的不良反应有哪几类？每一类各写出 2 个药物。

书网融合……

　　　　　微课　　　　　　划重点　　　　　自测题

PPT

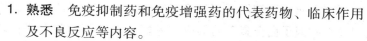

第十七章　影响免疫功能药

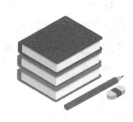

学习目标

知识要求

1. **熟悉**　免疫抑制药和免疫增强药的代表药物、临床作用及不良反应等内容。
2. **了解**　免疫系统疾病种类及表现特征。

能力要求

1. 熟练掌握根据患者所患免疫系统疾病推荐合适药品的技能，认真负责地开展药学服务。
2. 学会运用免疫系统药的理论知识，指导患者正确使用免疫系统药，交代用药注意事项，并学会关爱患者。

实例分析

实例　患者，女性，22岁，学生。因"头晕、乏力，尿色深黄，进食减少，加重3天"入院，自述其近3个月有关节疼痛、口腔溃疡。查体：体温37.6℃，贫血貌，口腔黏膜溃疡，巩膜黄染，心、肺无异常，脾大，双膝关节疼痛不红、肿，血常规显示网织红细胞升高，血清间接胆红素增高，Coombs（抗球蛋白试验，诊断自身免疫性溶血性贫血的重要指标）阳性；肝功正常。初步诊断为免疫性溶血性贫血。强的松和左旋咪唑联合应用，并行对症治疗，效果佳。

问题　1. 什么是免疫性疾病？

2. 除强的松和左旋咪唑外，还有哪些药物可以治疗免疫性溶血性贫血？

免疫反应是指机体对异物识别、清除的自我保护性生理反应，包括免疫应答反应和免疫病理反应。免疫病理反应包括变态反应、免疫增殖病和免疫缺陷病等，严重时可危及患者生命。影响免疫功能药是指能够通过增加或者减少机体免疫强度达到调节免疫反应的药物，主要有免疫抑制药、免疫增强药。

第一节　免疫抑制药

免疫抑制药抑制机体正常免疫反应和免疫病理反应，是一类具有低选择性和非特异性的药物，因此不良反应多且严重。主要用于器官及组织移植排斥反应和自身免疫性反应，但只能对症缓解病情，不能对因根治；长期使用不仅能增加肿瘤的发病率，还能降低机体的免疫耐受性而诱发感染，且具有细胞类毒性，可致畸。

环孢素（Ciclosporin）

环孢素是一种由 11 个氨基酸构成的环状多肽，来源于真菌代谢产物。口服吸收较慢，生物利用度较差，血药达峰浓度时间约为 3.5 小时，经胆汁排泄，由肝脏进行代谢。

【药理作用】

环孢素属于钙神经蛋白免疫抑制药，通过抑制钙蛋白的活性阻碍免疫 T 细胞的形成以及细胞因子白介素 2 的形成，还可抑制 B 细胞的形成；环孢素既能明显抑制宿主免疫细胞，也能抑制体液免疫；通过抑制体内抗移植物抗体的形成达到抗器官移植排斥反应；但不影响吞噬细胞的形成，故这类药物无骨髓抑制反应。

【临床应用】

主要用于器官移植时异体移植物或骨髓移植时出现的排异反应，同时对治疗自身免疫性疾病（类风湿关节炎、红斑狼疮）有一定疗效。

【不良反应】

1. 肝、肾毒性 当用药剂量过大或者用药时间过长时，对肝功能、肾功能有损伤，例如血清胆红素及转氨酶升高、尿酸和肌酐升高等。

2. 胃肠道反应 可见恶心、呕吐、食欲不振等。

3. 继发感染 长期使用抑制机体正常免疫功能，使机体抵抗力下降，引发病毒、细菌感染。

【用药指导】

本品有肝毒性和肾毒性，长期用药期间需要密切监视血清肌酐以及尿酸水平等。本品可增加淋巴癌、皮肤癌等风险，提醒皮肤病患者避免过度暴晒在紫外线下；对于长期使用本品的患者应当有效预防因免疫力下降而导致细菌性、病毒性等感染。

你知道吗

器官移植

器官移植是指通过手术方式将一个个体的整体或局部器官转移到另一个个体的过程，用来自供体好的器官替代损坏的或功能丧失的器官；由于机体的免疫系统具有识别、清除异物的功能导致排斥反应，器官移植治疗需要根据移植器官供体的选择、多种免疫抑制药联合应用的协同效应、药物治疗采用强化诱导和小剂量维持方案、术后密切观察排异反应、药物的不良反应以及继发感染、当毒性反应大于治疗作用时应及时减量或者停用等多种因素综合评估。

他克莫司（Tacrolimus）

他克莫司为真菌肽类的免疫抑制药，作用机制与环孢素类似，但药效药强于环孢素，属于新一代的强效、低毒免疫抑制药。本品生物利用度低，口服吸收差，半衰期约为 9 小时，主要经肝脏代谢。主要用于肝脏、肾脏等器官移植时的排斥反应和类风湿关节炎或全身系统性红斑狼疮等自身免疫性疾病。当大剂量使用时，不良反应主要表现为肾毒性、神经系统毒性、生殖毒性。妊娠期及哺乳期妇女禁用，儿童禁用。

抗淋巴细胞球蛋白（Antilymphocyte Globulin）

抗淋巴细胞球蛋白是通过利用人的淋巴细胞（胸腺细胞、血淋巴细胞、胸导管淋巴细胞等）免疫动物（牛、马、羊等）而得来的抗人淋巴细胞血清中的 IgG 抗体。通过细胞免疫方式抑制 T 细胞生成减弱机体的免疫力，一般用于外科手术中器官移植时排斥反应的预防和治疗，对自身免疫性疾病也有一定的效果。目前通过单克隆技术制备的抗淋巴细胞球蛋白纯度高，疗效好，毒性低，临床上也可与其他免疫抑制药（糖皮质激素类等）联合应用。本品无骨髓毒性，主要不良反应为过敏反应（过敏体质者慎用），如皮疹、血小板减少、发热及过敏性休克等。

请你想一想
自身免疫性疾病可以选择哪些药物进行治疗？

其他免疫抑制药见表 17-1。

表 17-1　其他免疫抑制药

药物	药理作用和临床用途	主要不良反应
环磷酰胺（白消安、噻替哌）	属于细胞毒类抗肿瘤药，通过抑制机体中 B 细胞、T 细胞以及免疫母细胞阻断体液免疫和细胞免疫反应；临床上可用于难治性类风湿关节炎、红斑狼疮、大动脉炎以及器官移植时的排斥反应等	已在第 16 章介绍
甲氨蝶呤	属于抗代谢肿瘤药，经剂量调整后用于治疗类风湿关节炎、多肌炎、皮肌炎、红斑狼疮等	已在第 16 章介绍
硫唑嘌呤（巯嘌呤）	硫唑嘌呤通过体内代谢转变为巯嘌呤而发挥免疫抑制作用。本品属于抗增殖药，主要通过抑制核酸和蛋白质合成，阻碍参与免疫识别和放大细胞的增殖，同时还能抑制 T 淋巴细胞抑制机体免疫反应，大剂量使用参与体液免疫，抑制 B 淋巴细胞。用于治疗器官移植的排斥反应、自身免疫性疾病如红斑狼疮、系统性血管炎等	毒性较小，是临床上应用广泛且疗效较佳的免疫抑制药；不良反应主要有骨髓抑制、胃肠道反应等
糖皮质激素类药物（泼尼松、地塞米松）	可应用于抑制变态反应性疾病、排斥反应以及自身免疫性疾病等	已在第 12 章介绍
马替麦考酚酯	属于抗生素类免疫抑制药，阻断淋巴 T 细胞、B 细胞的鸟嘌呤合成，诱导已活化的 T 细胞凋亡；主要用于预防肾、心脏器官移植的排斥反应	主要表现为腹泻，无明显的肝毒性、肾毒性

第二节　免疫增强药

免疫增强药可以激活免疫细胞，增加机体免疫功能或者可以加速诱导免疫应答反应。临床上可用于治疗免疫缺陷性疾病、难治性细菌和病毒感染以及抗肿瘤治疗等。

请你想一想
主动免疫反应和被动免疫反应的区别是什么？

干扰素（Interferon）

干扰素是由机体受到外界因素如病毒感染或经诱生剂刺激后分泌的一类具有多种生物活性的糖蛋白。干扰素无抗原性但具有高度种属特异性，只有人的干扰素对人才有疗效，目前可通过大肠埃希菌基因重组技术生产获得。干扰素具有抗病毒作用、抑制肿瘤细胞、调节机体免疫力等作用，当小剂量给药时可以增加机体免疫力，大剂量则抑制体液免疫。主要用于疱疹性角膜炎、病毒性眼病等病毒感染疾病以及乙型肝炎的治疗，还可以用于治疗骨肉瘤、肾细胞癌、多毛细胞白血病等，但对肺癌和肠癌无效。不良反应少见，主要有发热、胃肠道反应，偶有白细胞减少。

胸腺素（Thymosin）

胸腺素又名胸腺肽，是一种小分子活性多肽，可通过基因工程生物合成而来。通过促进 T 细胞分化成熟，增加白细胞、红细胞的免疫功能。主要用于胸腺发育不全综合征、自身免疫性疾病、病毒性肝炎、恶性肿瘤等的治疗。不良反应主要有过敏反应，用药前需做过敏测试。

左旋咪唑（Levamisole）

左旋咪唑属于驱虫药，是四咪唑的左旋体；能够促进抗体形成，恢复被抑制的免疫功能，可增强机体的免疫细胞活力和吞噬细胞的吞噬能力，但对正常人的抗体没有影响。临床上可用于免疫功能低下或缺陷的患者使其增强抵抗力；或参与抗恶性肿瘤的辅助用药，可减少不良反应和增强患者的免疫力；还可用于治疗自身免疫性疾病，如类风湿关节炎等。不良反应有胃肠道反应、头痛、发热；少数人有白细胞和血小板减少，伴随肝功能异常。

转移因子（Transfer Factor）

转移因子来源于健康人或动物的脾脏中的小分子核苷酸肽，由于其没有抗原性而不存在排斥反应和输注免疫活性配型，能够将细胞免疫活性转移给受体，从而增加或延长受体的免疫活性和骨髓造血功能。临床用于难治的病毒性、细菌性感染，对自身免疫性疾病、免疫功能低下及缺乏的患者有一定的疗效，可作为恶性肿瘤的辅助治疗药物。不良反应少，偶见皮疹、发热等。

卡介苗（Bacillus Calmette – Guerin Vaccine）

卡介苗是结核杆菌减毒活菌苗，可以刺激机体多种免疫活性细胞的分化、增殖，提高其免疫力。用于结核病的预防以及作为辅助药治疗白血病、肺癌等。不良反应多见注射部位红肿、化脓、结硬块、发热等。

白细胞介素 – 2（Interleukin – 2）

白细胞介素 – 2 是由辅助性 T 细胞产生，通过调节抑制性 T 细胞和杀伤性 T 细胞分化和增殖，促进 T 细胞、NK 细胞以及 B 细胞分化增殖。临床上用于免疫性疾病和恶性肿瘤的治疗。不良反应有胃肠道反应、神经毒性、流感样症状、血压升高等。

你知道吗

计划免疫

计划免疫是指在特定的免疫程序下，根据流行病学以及传染病学的特点，通过免疫药物有计划地进行预防接种来增强机体的免疫力，从而有效地控制、消灭传染病。计划免疫程序是指按照年龄大小有计划、有目的地进行各种预防接种，可分为基础免疫和加强免疫；基础免疫是指在1周岁内完成的初次预防接种；加强免疫是指在基础免疫接种后，由于接种疫苗在体内维持的时间长短、疾病的流行病学的特点以及接种人群的自身免疫水平强弱等因素影响，再次进行复种使机体免疫力增强达到预防疾病的目的。

目标检测

一、单项选择题

1. 以下哪项是免疫抑制药
   A. 干扰素　　　　B. 白细胞介素　　　C. 左旋咪唑　　　D. 环孢素

2. 临床上常用的免疫抑制药不包括
   A. 胸腺素　　　　B. 泼尼松　　　　　C. 环孢素　　　　D. 他克莫司

3. 环磷酰胺是
   A. 免疫抑制药　　B. 消毒防腐药　　　C. 抗肠虫药　　　D. 免疫增强药

4. 下列既能增强免疫又可抗肠虫的药物是
   A. 泼尼松　　　　B. 左旋咪唑　　　　C. 胸腺素　　　　D. 环磷酰胺

5. 可用于肾移植以抑制排斥反应的药物不包括
   A. 泼尼松龙　　　B. 左旋咪唑　　　　C. 环磷酰胺　　　D. 环孢素

6. 环孢素主要抑制下列哪种细胞
   A. B 淋巴细胞　　B. NK 细胞　　　　C. 巨噬细胞　　　D. T 淋巴细胞

7. 环孢素主要不良反应是
   A. 中枢症状　　　B. 胃肠反应　　　　C. 过敏反应　　　D. 肾毒性

8. 主要抑制 RNA、DNA 及蛋白质的免疫抑制药是
   A. 泼尼松龙　　　B. 左旋咪唑　　　　C. 巯嘌呤　　　　D. 干扰素

9. 下列对体液免疫和细胞免疫均有效果的免疫抑制药是
   A. 环孢素　　　　　　　　　　　　　B. 抗淋巴细胞球蛋白
   C. 环磷酰胺　　　　　　　　　　　　D. 左旋咪唑

10. 下列既可以用于免疫低下的患者又可以用于治疗自身免疫性疾病的药物是
    A. 泼尼松龙　　　B. 左旋咪唑　　　　C. 巯嘌呤　　　　D. 卡介苗

11. 植物药中增强免疫功能的有效成分是

    A. 多糖类   B. 有机酸类   C. 黄酮苷   D. 生物碱

12. 关于硫唑嘌呤，下列叙述错误的是

    A. 可抑制两类免疫母细胞

    B. 能抑制巨噬细胞对抗原的吞噬作用

    C. 能明显抑制 T 细胞

    D. 即可抑制细胞免疫又能抑制体液免疫

13. 小剂量增强体液免疫，大剂量则抑制免疫反应的药物是

    A. 转移因子   B. 干扰素   C. 左旋咪唑   D. 环磷酰胺

14. 既可抑制白细胞介素 – 2 的产生又能抑制干扰素产生的药物是

    A. 烷化剂   B. 糖皮质激素   C. 环孢素   D. 抗代谢药

二、多项选择题

15. 环孢素的药理作用有

    A. 抑制辅助性 T 细胞产生淋巴因子

    B. 减少白介素 – 2 的形成

    C. 阻断 T 细胞对抗原的分化增殖性反应

    D. 抑制自然杀伤细胞 NK 的杀伤力

    E. 促进 B 细胞的分化增殖

16. 左旋咪唑的临床用途包括

    A. 用于免疫低下者   B. 用于肺癌和鳞癌

    C. 用于驱肠蠕虫   D. 用于器官移植

    E. 用于肿瘤治疗的辅助用药

17. 环孢素主要的不良反应有

    A. 肝脏损伤   B. 胃肠道反应

    C. 肾脏损伤   D. 心脏损伤

    E. 过敏反应

18. 干扰素有哪些作用

    A. 抗真菌   B. 抗病毒   C. 抗肿瘤   D. 抗肠虫

    E. 调节免疫

19. 免疫增强药常用于

    A. 免疫缺陷性疾病   B. 慢性感染

    C. 恶性肿瘤的辅助治疗   D. 器官移植

    E. 难治性病毒感染

20. 用于肾移植时起到抑制排斥反应的药物是

    A. 环孢素   B. 硫唑嘌呤   C. 泼尼松龙

    D. 环磷酰胺   E. 左旋咪唑

三、简答题

1. 请简述免疫抑制药的临床应用、不良反应，并且各列出 2～3 个代表药物。
2. 请简述免疫增强药的作用及应用，并且各列出 2～3 个代表药物。
3. 请简述环孢素和干扰素的临床应用。

书网融合……

 微课　　　 划重点　　　 自测题

第十八章　解毒药

学习目标

知识要求

1. **掌握**　有机磷酸酯类中毒的解毒药阿托品、解磷定的解毒作用机制和作用特点。

2. **熟悉**　氰化物中毒的解毒药、重金属及类金属中毒的解毒药的解毒作用及用药指导。

3. **了解**　有机氟化物中毒的解毒药、蛇毒中毒的解毒药的解毒作用及用药指导。

能力要求

1. 熟练掌握根据患者中毒情况推荐合适药品的技能。

2. 学会指导患者正确使用解毒药，并交代用药注意事项。

3. 会运用解毒药的理论知识，解决患者的合理用药咨询。

　　毒物是在一定条件下，较小剂量就能够对生物体产生损害作用或使之出现异常反应的外源化学物。毒物可以是固体、液体和气体，与机体接触或进入机体后，能与机体相互作用，发生物理化学或生物化学反应，引起机体功能或器质性损害，严重的甚至危及生命。药物中毒是指用药剂量超过极量而引起的中毒。误服或服药过量以及药物滥用均可引起药物中毒。常见的致中毒药物有西药、中药和农药。凡能消除毒物对人体毒性作用的药物称为"解毒药"。

　　解毒药是指通过物理、化学或药理作用机制除去附着于体表或胃肠道及吸收的毒物，阻止其吸收，降低或对抗毒物的毒性作用，减弱毒性反应，解除或减轻中毒症状，降低中毒死亡，以治疗中毒为目的的药物。按治疗中毒的种类，解毒药分为有机磷类农药解毒药物、金属类中毒解毒药物、氰化物中毒解毒药物、高铁血红蛋白血症解毒药物及其他解毒药物几大类。根据药物的作用特点和用途，将其分为非特异性解毒药和特异性解毒药物。特异性解毒药是指对某一类特定毒物有解毒作用的药物，疗效确定。特异性解毒药主要是针对中毒的原因进行解毒的对因治疗药物。非特异性解毒药通过阻止吸收和促进排泄发挥解毒作用，可用于各种毒物的中毒，但无针对性解毒作用，多用作辅助治疗，如吸附剂活性炭就是一种常用的非特异性解毒药。广义的非特异性解毒药还包括催吐剂、保护剂、泻剂及利尿剂。急性中毒时应尽快使用非特异性解毒药。当毒物明确后，有特异性解毒药者应及早合理使用。

　　急性中毒的一般处理方法如下。

1. 清除未吸收的毒物

（1）吸入性中毒　尽快使患者脱离中毒环境，呼吸新鲜空气，必要时吸氧、人工呼吸。

（2）经皮肤和黏膜吸收中毒 ①除去被毒物污染的衣物，清洗被污染的皮肤与黏膜；②用止血带结扎伤口处，尽量减少毒物吸收，必要时做局部引流排毒；③眼内被毒物污染时，要尽快取出眼内毒物颗粒，并用清水冲洗至少 5 分钟后滴入中和剂。

（3）经消化道吸收中毒 ①催吐：清醒患者饮水 500～600ml，刺激咽弓和咽后壁使之呕吐；②洗胃：是清除胃肠道里尚未吸收毒物的重要手段，一般服毒后 6 小时内洗胃有效，但如果服毒量很大或者毒物过多，尽管超过 6 小时，仍有洗胃的必要性。惊厥未控制或呼吸停止时禁止洗胃。每次灌入洗胃液为 300～400ml，最多不超过 500ml。

2. 加速毒物的排泄

（1）导泻 洗胃后需给予泻药以清除进入肠道毒物。一般用硫酸镁 15～30g 溶解于 200ml 水中内服导泻。中枢抑制药中毒时，可用硫酸钠导泻，禁用硫酸镁。毒物引起的严重腹泻、腐蚀性毒物中毒或极度衰弱者禁用导泻法。

（2）灌肠 用 1% 温肥皂水 500ml，高位连续多次灌肠。适用于口服中毒超过 6 小时，导泻无效或抑制肠蠕动的毒物中毒时。

（3）利尿和改变尿液酸碱度 ①根据血浆电解质和渗透压情况，选择适当的液体快速大量静脉补液和利尿；②弱酸性化合物（如水杨酸、苯巴比妥等）中毒时，静脉滴注碳酸氢钠加速毒物排出；③弱碱性毒物（苯丙胺等）中毒时，用维生素 C 或氯化铵酸化尿液加速毒物排泄。

（4）净化血液 方法包括血液透析、血液滤过和血浆置换等。

3. 中毒后的药物解救 解毒药按其适用范围可分为一般性解毒药和特效解毒药两大类。特效解毒药能发挥对因治疗作用，具有高度专一性，在抢救中毒中占重要地位。如铅中毒用依地酸钙钠；氰化物中毒用亚硝酸钠、亚甲蓝等；有机磷中毒用碘解磷定及阿托品；砷及金属类中毒用二巯丙醇、二巯丙磺钠；亚硝酸盐中毒用亚甲蓝等。同时辅以对症治疗（补液、补充能量、抗休克、抗感染、防治脑水肿等）。

解毒药作为一种特殊的临床药物，及时合理地应用可以加快毒物清除、减轻毒物造成的危害、减少并发症、促进急性中毒患者身体功能的恢复。应用解毒药时需了解药物的作用机制，掌握好药物的使用剂量、适应证，严防解毒药量的不足或过量，密切注意其毒副作用并及时予以对症处理，这样既可发挥解毒药的特殊解毒作用，又可尽量减少其对中毒患者的二次伤害。

第一节 有机磷酸酯类中毒的解毒药

PPT

实例分析

实例 患者，女性，44 岁，农民。入院前使用有机磷农药 1605 液喷洒果树，未加防护。当晚头痛、头晕、厌食，继而呕吐、流涎、腹痛、呼吸困难，立即送医院急诊。体查：血压 93/63mmHg，呼吸急促，心率快，无杂音，肝脾未及，大汗淋漓，口唇发绀，双侧瞳孔直径 2～3mm，对光反射消失，神志尚清，肌肉震颤。

问题　1. 对该患者应采取哪些抢救措施？

2. 该患者可选用哪些解毒药？

一、概述

有机磷酸酯类化合物（简称为有机磷）是防治农业害虫及人类疫病媒介昆虫的常用药物。其中，有些对家畜毒性较小的有机磷用作体内驱虫药。体表及环境卫生的杀虫药。有机磷化合物很多（均有其共同的化学结构），如敌百虫、敌敌畏、对硫磷、对氧磷、乐果等。如果应用和管理不当，易发生中毒，严重的会造成死亡。有机磷酸酯类化合物（Organophosphates）包括两类：①农业的杀虫剂，如对硫磷（Parathion，1605）、内吸磷（Systox，E1059）、敌百虫（Dipterex）、敌敌畏（DDVP）、乐果（Rogor）等；②战争用神经毒剂，如沙林（Sarin）、梭曼（Soman）、塔崩（Tabun）等。这些毒物对人、畜及昆虫都有强烈的毒性。

（一）中毒机制

有机磷多易挥发，脂溶性高，由于误用误服，可经皮肤体表、呼吸道或胃肠道吸收而进入体内，与分布在神经系统、肌肉、血浆的胆碱酯酶结合，形成磷酰化胆碱酯酶，后者失去原来的胆碱酯酶水解乙酰胆碱（ACh）的活性，导致体内 ACh 蓄积过多而中毒，过度兴奋胆碱受体，引起一系列 M 样、N 样及中枢症状。如唾液腺、泪腺、鼻液、汗腺分泌增加，肠蠕动增强、腹泻，瞳孔收缩，肌肉震颤，呼吸加快等。若不及时使用胆碱酯酶复活药，磷酰化胆碱酯酶发生"老化"，此时即使再用胆碱酯酶复活药，胆碱酯酶也难以复活。

（二）中毒表现

轻度有机磷酸酯类中毒以 M 样症状为主，中度中毒同时出现明显的 M 样及 N 样症状，重度中毒除 M 样和 N 样症状加重外，还有明显的中枢症状（表 18-1），有机磷酸酯类中毒引起的死亡原因主要为呼吸中枢麻痹及循环衰竭。有机磷中毒按照临床表现可分为三级：轻度中毒、中度中毒、重度中毒。

表 18-1　有机磷酸酯类急性中毒的临床表现

作用	中毒症状
N 样作用	N 样症状
兴奋神经节 N_1 受体	心动过速、血压升高（晚期下降）
兴奋骨骼肌 N_2 受体	肌肉震颤、抽搐，严重者肌无力甚至麻痹
M 样作用	M 样症状
兴奋虹膜括约肌	瞳孔缩小、视物模糊、眼痛
腺体分泌增加 　兴奋平滑肌	流涎、口吐白沫、出汗、支气管分泌增加 　呼吸道：支气管痉挛、呼吸困难，严重者有肺水肿

续表

作用	中毒症状
	胃肠道：恶心、呕吐、腹痛、腹泻、大便失禁 膀胱：小便失禁
血管扩张	血压下降
心脏抑制	心动过缓、心搏减弱
中枢神经系统反应 先兴奋后抑制	中枢症状 躁动不安、失眠、谵妄、惊厥、昏迷、呼吸抑制、循环衰竭

（1）轻度中毒症状 头痛、头晕、恶心、呕吐、乏力、多汗、胸闷、腹痛、视力障碍等。血胆碱酯酶活力降至 50% ~70%。

（2）中度中毒症状 上述症状更加明显，精神恍惚、言语不清、流涎、肌肉颤动、瞳孔缩小、肺部有湿啰音。血胆碱酯酶活力降至 30% ~50%。

（3）重度中毒症状 昏迷、惊厥、抽搐、呼吸困难、瞳孔极度缩小、口唇发绀、脉搏细速、血压下降、肺水肿。血胆碱酯酶活力降至 30% 以下。

二、解毒药

有机磷解毒药的解毒机制，主要从生理机能对抗及恢复胆碱酯酶活性进行解毒。目前常用的特效解毒剂主要有两类。

1. M 受体阻断药（抗胆碱药） 用于解除因 ACh 蓄积所产生的中毒症状。主要是阿托品类的抗胆碱药，其解毒机制主要在于阻断 ACh 对 M 胆碱受体的作用，使之不出现胆碱能神经过度兴奋的临床症状。对有机磷中毒，主要的解毒措施是大剂量阿托品注射，但是阿托品不能解除 ACh 对横纹肌的作用，也不能恢复胆碱酯酶的活性，对轻度中毒的家畜可单用阿托品解毒，对严重中毒者应加用胆碱酯酶复活药，两者需要反复应用，直至病情缓解为止。在应用阿托品解有机磷中毒时，愈早愈好，剂量可适当加大或重复用药，至所谓的"阿托品化"，即表现为口腔干燥、瞳孔散大、呼吸平稳、心搏加快。

2. 胆碱酯酶复活药 能使被抑制的胆碱酯酶迅速恢复正常的药物。本类药在体内吸收迅速，较多地分布于肝、肾、脾、心等器官，其次是肺、肌肉、血液，主要由尿排出。其结构中的醛肟基（—CH＝NOH）或酮肟基（—CR＝NOH）具有强大的亲磷酸酯作用，能将结合在酶上的磷酸基夺过来，使胆碱酯酶与结合物分离，恢复活性。如果中毒时间过长，则磷酰化胆碱酯酶变成稳定的单烷基或单烷氧基磷酰化胆碱酯酶，这时即使应用胆碱酯酶复活药也不能恢复酶的活性，所以，对于胆碱酯酶复活药应早期应用。另外，此类药物也能直接与进入机体的有机磷化合物起作用，使有机磷化合物失去毒性，成为无毒物质而由尿排出。胆碱酯酶复活药的出现，使有机磷中毒的治疗获得了新发展，它不但使单独用阿托品不能控制的严重病例得到解救，并且显著缩短了病程，阿托品所不能对抗的肌肉震颤、抽搐等症状也迅速获得制止。

（一）M受体阻断药（抗胆碱药）

阿托品（Atropine）

【药理作用和临床应用】

解毒特点：①迅速缓解M样症状和部分中枢症状。②对N样症状无效。③不能复活胆碱酯酶。除轻度中毒可单用阿托品外，中度和重度中毒者，必须合用胆碱酯酶复活药。

应用原则：早期、足量、反复给药，达"阿托品化"后改用维持量。阿托品化的标准是：瞳孔散大、颜面潮红、四肢转暖、腺体分泌减少、肺部湿性啰音显著减少或消失。治疗中要密切观察病情，如出现谵妄、躁动或心率加快、体温过高等阿托品中毒表现时，应减量或停止给药。"阿托品化"表现的助记口诀是：阿托品化看扩瞳，唇干舌燥面转红；心率增快啰音消，到此用药减或停。

【用药指导】

①阿托品不能破坏磷酸酯类物质，也不能使受到抑制的胆碱酯酶恢复活力或分解体内蓄积的乙酰胆碱，更不能用来预防有机磷中毒。它的作用仅在于能拮抗乙酰胆碱的M样作用，提高机体对乙酰胆碱的耐受性。阿托品应与碘解磷定等胆碱酯酶复活药同时应用。②用阿托品治疗重度中毒的原则是"早期、足量、重复给药"，达到阿托品化而避免阿托品中毒。阿托品化的指征是瞳孔扩大、面部潮红、皮肤干燥、口干、心率加快。当达到阿托品化或M样症状消失时酌情减量、延长用药间隔时间，并维持用药数日。③严重缺氧的中毒患者，使用阿托品时有发生室颤的危险，应同时给氧。④对伴有体温升高的中毒患者，应物理降温，并慎用阿托品。阿托品与胆碱酯酶复活药合用时，阿托品剂量应适当减少。⑤患者如出现谵妄、躁动、幻觉、全身潮红、高热、心率加快甚至昏迷时，则为阿托品中毒，应立即停用阿托品，并可用毛果芸香碱解毒，但不宜使用毒扁豆碱。

> **请你想一想**
>
> 阿托品中毒为什么不宜使用毒扁豆碱解毒？

山莨菪碱（Anisodamine，654-2）

作用与阿托品相似或稍弱，毒性较低，副作用小，可使平滑肌明显松弛，解除血管痉挛，同时有镇痛作用，但扩瞳和腺体抑制作用较弱，极少引起中枢兴奋症状。一般不作为抢救有机磷中毒的首选药。

（二）胆碱酯酶复活药

碘解磷定（Pralidoxime Iodide，解磷定，碘磷定，派姆）

【药理作用】

主要分布于肝、肾、脾和心，经肝脏代谢，排泄快，需反复给药，静脉注射后，血中很快达到有效浓度，因而在静脉注射数分钟后被抑制的血ChE活性即开始恢复，临床中毒症状也有所缓解，血中ChE水平与临床中毒症状基本相符。脂溶性差，碘磷定不能通过血-脑屏障，对中枢神经症状几乎无效，对敌敌畏、乐果、敌百虫、马拉硫磷等中毒的疗效较差，应当与阿托品合用。静脉注射本品在肝脏中迅速代谢，由肾脏排出，在体内无蓄积作用，维生素 B_1 能延长本品的半衰期。

碘解磷定进入体内后，与磷酰化胆碱酯酶的磷酰基结合，而将其中胆碱酯酶游离，恢复其水解乙酰胆碱的活性，从根本上解除有机磷化合物的毒性作用。此外，碘解磷定等尚能与血中有机磷酸酯类直接结合，成为无毒的物质由尿排出体外。

【临床应用】

用于解救中、重度有机磷酸酯类中毒，能迅速解除 N 样症状，消除肌束颤动、痉挛，但对 M 样症状效果差，消除流涎、出汗现象作用差，故须与阿托品同时应用。对磷酰化胆碱酯酶已"老化"者效果不佳，故应尽早、足量、反复应用直至中毒症状消失，病情稳定 48 小时后方可停药。

碘解磷定对有机磷的解毒作用有一定选择性，如对 1065、1059、特普、乙硫磷的疗效较好，而对敌敌畏、乐果、敌百虫、马拉硫磷的效果较差或无效，对二嗪农、甲氟磷、丙胺氟磷及八甲磷中毒则无效。

【不良反应】

1. 静脉注射过快可引起眩晕、恶心、呕吐、视物模糊、心动过速等症状。

2. 有刺激性，偶致腮腺肿大和咽痛等碘反应。

3. 当剂量过大时，可抑制胆碱酯酶，引起神经 – 肌肉传导阻滞而加重中毒。

【用药指导】

1. 解救有机磷中毒的原则

（1）清除毒物　经皮肤吸入中毒者用温水或肥皂水清洗皮肤，经口中毒可用 1% ~ 2% 碳酸氢钠溶液洗胃，再用硫酸镁导泻。但碱性溶液禁用于敌百虫中毒，因其在碱性环境中能变成毒性更强的敌敌畏。对硫磷中毒禁用高锰酸钾，以防毒性增加。

（2）对症治疗　维持呼吸功能，并早期、足量、反复注射阿托品，直至出现阿托品化。达阿托品化后要逐渐减少阿托品用量，以防阿托品中毒，但不能突然停药，否则将引起病情反复。

（3）应用特效解毒药——胆碱酯酶复活药　胆碱酯酶复活药能使胆碱酯酶恢复活性。但若中毒时间过长（超过 36 小时），胆碱酯酶已老化，药物很难使其恢复活性，所以应早期、足量给药。

2. 药物配伍　碘解磷定在碱性溶液中易水解为氰化物，故忌与碱性药物配伍。

3. 溶解　碘解磷定粉剂难溶，溶时可加温（40 ~ 50℃）或振摇。

氯解磷定（Pralidoxime Chloride，氯磷定，PAM – Cl）

治疗有机磷毒物中毒时单独应用疗效差，应与抗胆碱药联合应用。本品作用和用途与碘解磷定相似，但不良反应较轻，水溶液较稳定，可进行肌内注射或静脉给药，应用方便且价格低廉。因此，已成为胆碱酯酶复活药中的首选药物。不良反应较少，偶见眩晕、恶心、视物模糊，严重者可致呼吸抑制。

【用药指导】

1. 切勿两种或三种复活药同时应用，以免其毒性增加。复活药对解除 N 样作用

（特别是肌肉纤维颤动）和促使昏迷患者苏醒的作用比较明显；对 M 样作用和防止呼吸中枢抑制的作用较差，故与阿托品合用可取得协同效果。

2. 复活药对内吸磷、对硫磷、甲拌磷、乙硫磷、治螟磷、毒死蜱、苯硫磷、辛硫磷、特普等中毒疗效较好，对敌敌畏、敌百虫、乐果、氧乐果、马拉硫磷、二嗪磷等中毒疗效较差或无效。此种情况应以阿托品治疗为主。

3. 对复活药有效的有机磷农药或杀虫剂中毒，除要尽早应用外，须根据中毒程度，给予合理的剂量和应用时间。复活药用量过大、注射过快或未经稀释直接注射时，均可引起中毒，须特别注意。由于此类药物在碱性溶液中不稳定，可以水解生成剧毒的氰化物，故不能与碱性药物合用。

第二节　氰化物中毒的解毒药

PPT

氰化物是极速作用的毒物。农业上用的除草剂如石灰氮、熏蒸仓库用的杀虫剂如氰化钠、工业生产中用的氰化钾均可引起氰化物中毒，植物中的桃仁、杏仁、甜菜渣、高粱苗、玉米等均含有氰苷，家畜食后在胃肠道内水解释放氰而引起中毒，但中毒过程较慢。氰化物中毒多见于事故或意外。中毒的途径主要有三种：一是吸入氰化氢或含有氰化物的粉尘，二是通过破损皮肤、黏膜吸收入血，三是通过口腔进入消化道；其中以吸入中毒较多见。吸入高浓度氰化氢气体可导致猝死。非猝死患者呼出气体中可有苦杏仁气味，轻度中毒者表现为眼和上呼吸道刺激症状，进而出现呼吸困难，并有胸闷、头痛、心悸表现，皮肤黏膜呈樱桃红色，随即出现强直性或阵发性痉挛、角弓反张；重度中毒者出现昏迷、血压骤降、呼吸浅而不规律、发绀、神经反射消失甚至死亡。

你知道吗

氰化物的中毒机制

你知道吗？氰化物进入人体后，解离出 CN^-，迅速与细胞色素氧化酶中的 Fe^{3+} 结合，形成氰化高铁细胞色素氧化酶，使该酶失去传递电子的作用，进而使组织细胞不能利用氧而产生"细胞内窒息"。中枢神经系统对缺氧最为敏感，表现为先兴奋后抑制，呼吸麻痹是中毒死亡的主要原因。

氰化物中毒的解毒药可分为两类：高铁血红蛋白形成剂和供硫剂。应用氧化剂（如亚硝酸盐或亚甲蓝），使部分低铁血红蛋白氧化为高铁血红蛋白，由于高铁血红蛋白的 Fe^{3+} 与氰化物有高度亲和力，结合成氰化高铁血红蛋白，可以阻止氰化物与组织的细胞色素氧化酶结合，又因所形成的高铁血红蛋白还能夺取已与细胞色素氧化酶结合的氰离子，恢复酶的活性，从而发挥解毒作用。但因氰化高铁血红蛋白仍可部分离解出 CN^- 产生毒性，所以还应进一步用硫代硫酸钠解毒。

一、高铁血红蛋白形成剂

亚甲蓝（Methylthioninium Chloride，美蓝）

本品为氧化还原剂，随其在体内浓度的不同，对血红蛋白具有不同的作用：①高浓度（5～10mg/kg；1%溶液25～50ml）时直接使血红蛋白氧化为高铁血红蛋白，主要用于治疗氰化物中毒，但作用不如亚硝酸钠强。②低浓度（1～2mg/kg；1%溶液5～10ml）时，在还原型辅酶Ⅰ脱氢酶（NADPH）的作用下，本品还原成为还原型亚甲蓝，能将高铁还原型蛋白还原为血红蛋白，主要用于伯氨喹、硝酸甘油、亚硝酸盐、苯胺及肠原性青紫症等引起的高铁血红蛋白血症，注意此时剂量切忌过大，否则会生成高铁血红蛋白而使症状加重。

亚甲蓝不宜皮下、肌内或鞘内注射，以免造成损害。静脉注射剂量过大（500mg）时，可引起恶心、腹痛、心前区痛、眩晕、头痛、出汗和神志不清等反应。

亚硝酸钠（Sodium Nitrite）

本品能使血红蛋白变成高铁血红蛋白，对氰化物的解毒过程与亚甲蓝相同，但作用较亚甲蓝强。本品能扩张血管平滑肌，故静脉滴注时不能过快，以免引起血压骤降。

二、供硫剂

硫代硫酸钠（Sodium Thiosulfate，大苏打，海波）

硫代硫酸钠结构中有活泼的硫原子，在酶的参与下能和体内游离的（或与高铁血红蛋白结合的）氰离子相结合，使变为无毒的硫氰酸盐排出而解毒。临床用于氰化物中毒，常与高铁血红蛋白形成剂合用以提高疗效。可用于解救钡盐中毒及砷、汞、铋和碘盐中毒。不良反应偶见头晕、乏力、恶心、呕吐等。

请你想一想

氰化物中毒时使用高铁血红蛋白形成剂解毒的同时为什么需迅速给予供硫剂？

第三节　重金属及类金属中毒的解毒药

PPT

重金属中毒包括铅、汞、镉、砷、铬中毒等，中毒时可有神经系统、呼吸系统、消化系统、血液系统、肾脏、心血管及皮肤等组织与器官损害，危害人类健康，严重时甚至可导致死亡。金属（如铅、汞、铜、铬、银等）和类金属（如砷、铋、锑等）进入体内后，主要是通过与机体组织细胞的氧化还原酶系统的巯基（—SH）结合，抑制此酶活性而影响组织细胞的生理功能，特别是组织细胞的呼吸作用。常用的解毒药主要有含巯基解毒药和金属络合剂，与金属离子结合成为可溶的、无毒或低毒的化合物从尿排出，从而产生解毒作用。

你知道吗

铅中毒

世界上伟大的作曲家贝多芬死于铅中毒，通过研究贝多芬的头骨碎片，多年铅中毒不仅是导致贝多芬性格阴沉暴躁的原因，更是夺去他生命的元凶。铅中毒以无机铅中毒为多见，主要损害神经系统、消化系统、造血系统及肾脏。职业性铅中毒的侵入途径主要是经过呼吸道吸入，吸入物主要是粉尘、蒸汽及烟中的铅及其化合物。急性铅中毒主要是通过消化道摄入。铅中毒主要表现神经系统、消化系统和贫血症状。慢性铅中毒可表现为头痛、头晕、乏力、失眠、烦躁、多梦、记忆力减退、四肢麻木、腹痛、食欲减退、便秘等。急性铅中毒可表现为恶心、呕吐、口内有金属味、腹胀、腹绞痛、便秘或腹泻、血压升高，但是腹部没有明显的压痛点和肌紧。

铅中毒主要有两类解毒剂。

1. 含巯基的解毒剂 如二巯基丙醇（对砷、汞中毒，反复用药）、二巯基丙磺酸钠（对汞中毒）、二巯基丁二酸钠（对锑等中毒）、青霉胺（铜、锌、汞、铅的有效结合剂）等。它们是一种竞争性解毒剂，所含巯基易与金属及类金属络合成无毒、难离解的环状化合物，由尿排出，因其与金属及类金属的亲和力比酶强，不仅可防止金属及类金属与含巯基的酶结合，还能夺取与酶结合的金属、类金属，使酶系统的巯基释放出来恢复活性，可起解毒作用。

2. 金属络合解毒剂 为一种强力络合剂，如依地酸钙钠（用于铅中毒）、依地酸二钠，能与多种金属离子形成无毒性、相当稳定、不离解、但可溶解的络合物，由尿排出。应当注意，作为金属解毒剂时，并不使用依地酸或依地酸二钠，因可与血中的Ca^{2+}络合，使血中Ca^{2+}急剧下降，重者可引起抽搐或心搏骤停。依地酸钙钠不会进一步与Ca^{2+}络合而降低血钙，主要用于铅中毒。

谷胱甘肽（Glutathione）

【药理作用】

本品是甘油醛磷酸脱氢酶的辅基，又是乙二醛酶及磷酸丙糖脱氢酶的辅酶，参与体内三羧酸循环及糖代谢，使人体获得高能量。它能激活各种酶，从而促进糖类、脂肪及蛋白质代谢，也能影响细胞的代谢过程。

【临床应用】

1. 解毒 对丙烯腈、氟化物、一氧化碳、重金属及有机溶剂等的中毒均有解毒作用。对红细胞膜有保护作用，故可防止溶血，从而减少高铁血红蛋白。

2. 保护肝脏 能抑制脂肪肝的形成，也能改善中毒性肝炎和感染性肝炎的症状。

3. 抗过敏 能纠正乙酰胆碱、胆碱酯酶的不平衡，从而消除这种不平衡所引起的过敏。

4. 改善某些疾病症状 对缺氧血症的不适、恶心、呕吐、瘙痒等症状以及由肝脏疾病引起的其他症状，均有改善作用。

5. 防治皮肤色素沉着 可防止新的黑色素形成并减少其氧化。

6. 眼科疾病 可抑制晶体蛋白质疏基的不稳定，因而可抑制进行性白内障及控制角膜及视网膜疾病的发展等。

二巯丙醇（Dimercaprol，BAL）

本品分子中具有两个活性疏基，与金属亲和力大，能夺取已与组织中酶系统结合的金属，形成不易解离的无毒性络合物而由尿排出，使疏基酶恢复活性，从而解除金属引起的中毒症状。主要用于砷、汞中毒，也用于锑、铋、铬、锌、金、铜中毒，但对铅、锰、钒等中毒疗效较差。不良反应较多，常见恶心、呕吐、腹痛、视物模糊、头痛、头晕、乏力、四肢酸痛等，大剂量可收缩小动脉，引起血压升高、心搏加快，多次注射还可引起肝肾损害。老年人（心、肾代偿功能减退）及有心脏病、高血压、肝肾功能不良者慎用。禁用于铁、硒、镉中毒，因与这些物质形成的化合物毒性更大。应用本品前后，应注意监测血压和心率。治疗过程中要检查尿常规及肾功能。

同类药物还有二疏丁二钠（Sodium Dimercaptosuccinate）和二疏丙磺钠（Sodium 2, 3 – Dimercaptopropane Sulfonate）。前者对锑中毒的解毒作用较后者强 10 倍，治疗肝豆状核变性病有明显排铜和改善症状作用；后者对砷、汞中毒的疗效强于二疏丙醇。两药的毒性均低于二疏丙醇。

二巯丁二钠（Sodium Dimercaptosuccinate）

本品作用大致与二疏丙醇相同，对酒石酸锑钾的解毒效力较之强 10 倍，且毒性较小。用于治疗锑、铅、汞、砷的中毒（治疗汞中毒的效果不如二疏丙磺钠）及预防镉、钴、镍中毒，对肝豆状核变性病有驱铜及减轻症状的效果。不良反应主要有口臭、头痛、恶心、乏力、四肢酸痛等。粉剂溶解后立即使用，水溶液不稳定，不可久置，也不可加热。正常为无色或微红色，如呈土黄色或浑浊，则不可用。

依地酸钙钠（EDTA – Ca – Na，解铅乐）

本品能与多种金属结合成为稳定而可溶的络合物，由尿中排泄，故用于一些金属的中毒，尤其是对无机铅中毒效果好（但对四乙基铅中毒无效），对铬、铜、钴、锰及放射性元素（如镭、铀）均有解毒作用，但对锶无效。故临床上主要用于铅中毒的解救。大剂量可损伤肾小管，出现蛋白尿及红细胞、白细胞等管型尿等。故用药期间应进行尿常规检查，肾病患者忌用。

青霉胺（Penicillamine）

青霉胺为青霉素水解产物，为含疏基的氨基酸，对铜、汞、铅等金属离子有较强的络合作用，广泛用于肝豆状核变性病（本病由于铜在脑组织中沉积所引起），用药后可使尿铜排出量增加 5~20 倍，症状也随之得到改善，其作用比二疏丙醇强。而对铅、汞中毒的解毒作用不如依地酸钙钠和二疏丙磺钠。此外，本品还可用于治疗某些免疫性疾病如类风湿关节炎、慢性活动性肝炎等。不良反应有恶心、呕吐、腹痛，偶有头痛、咽痛、乏力、肾脏损害。本品与青霉素之间有交叉过敏反应，故用药前应做青霉素皮肤过敏试验，对青霉素过敏者禁用；长期使用本品者，补充维生素 B_6 以免引起视神经炎。

甲磺酸去铁胺（Deferoxamine Mesylate，去铁敏）

本品为铁的络合剂，与 Fe^{3+} 络合成无毒物排出，用作铁盐中毒的解毒剂。口服吸收差，必须肌内注射或静脉注射。注射局部有疼痛，并可有腹泻、视物模糊、腹部不适、腿肌震颤等。

第四节 有机氟农药中毒的解毒药

目前较常用的有机氟农药为氟乙酰胺，曾应用于防治棉蚜、棉红蜘蛛和松干疥等病虫害；本品常作为杀鼠剂用于扑灭农田、草原和仓库鼠害。故有机氟农药中毒常指氟乙酰胺中毒。有机氟农药中毒常见氟乙酰胺及氟乙酸钠。氟乙酰胺是高效、剧毒、内吸性强的有机氟农药，用其 5096 水溶液驱除果树害虫。氟乙酸钠是内吸性杀虫剂，常配成毒饵 1% 水溶液用来毒杀虫鼠，对人、畜毒性极大。氟乙酸钠经呼吸道、消化道及皮肤侵入人体后，经体内酰胺酶的作用可分解为氟乙酸，可导致中枢神经系统及心血管、消化系统损害。目前，有机氟化物中毒，以畜禽误食（饮）被氟乙酰胺处理或污染的植物、种子、饲料、毒饵、饮水而中毒的较为多见。氟乙酰胺又称灭鼠灵、三步倒或敌蚜胺，白色针状结晶，无臭、无味，易溶于水，水溶液无色透明，化学性质稳定。由于氟乙酰胺在体内代谢、分解和排泄较慢，易在体内蓄积而发生中毒。

氟乙酰胺急性中毒时，可出现中枢神经系统障碍和心血管系统障碍两大症候群。前者称神经型，后者称心脏型。中毒后，潜伏期较短（30~120 分钟）。口服者有明显的上腹部灼痛、恶心、呕吐、口渴、头痛、心率加快；重者可出现烦躁不安、全身强直性或间歇性痉挛、抽搐、昏迷、二便失禁、瞳孔缩小、发绀、血压降低、心室颤动或心搏骤停等。抽搐是氟乙酰胺中毒最突出的表现，来势凶猛，反复发作。

乙酰胺（Acetamide，解氟灵）

乙酰胺为有机氟农药中毒的有效解毒剂。在体内与氟乙酰胺争夺酰胺酶，使氟乙酰胺不能转变成氟乙酸，阻断了氟乙酰胺对三羧酸循环的影响，恢复其正常生化代谢过程而解除中毒症状。临床主要用于解救氟乙酰胺的中毒，也可用作氟乙酸钠和氟硅酸钠中毒的解救。有机氟中毒的发展迅速，故应尽早使用足够剂量的乙酰胺，并配合使用氯丙嗪等镇静药以对抗中枢神经过度兴奋的症状，方可取得满意的疗效。一般在中毒早期应给足药量，首次剂量须达全日总量的一半，亦可用 50% 乙酰胺 5ml 肌内注射，每 6~8 小时一次；连用 5~7 天。

第五节 蛇毒中毒的解毒药

蛇毒是毒蛇分泌的有毒物质，主要含神经毒素、血循毒、心脏毒素等，各含多少或有无，随蛇种而异。机体被毒蛇咬伤后，蛇毒侵入导致一系列中毒症状，表现有肌肉瘫痪、呼吸麻痹、心律失常甚至心力衰竭、出血甚至失血性休克等，可死于呼吸麻痹或休克。被毒蛇咬伤后必须及时解救，除一般处理外，还需以抗毒血清治疗。

一、有毒成分及毒理

神经毒可引起肌肉瘫痪、呼吸麻痹等；血液毒可引起出血，甚至大量失血而导致休克。人被毒蛇咬伤后，蛇毒可通过血液循环，分布至全身而引起局部和全身中毒症状，如不及时抢救，可因呼吸麻痹或休克而死亡。因此，被毒蛇咬伤必须早期治疗，积极抢救，迅速排出毒液防止吸收与扩散，除进行一般处理外，注射抗蛇毒血清及全身的支持疗法。抗蛇毒血清可中和相应的蛇毒。我国已生产治疗蝮蛇、五步蛇、银环蛇、眼镜蛇、金环蛇、蝰蛇等咬伤的精制抗蛇毒血清。在鉴别蛇伤的蛇种后，应尽快使用特异的抗蛇毒血清。注射后可迅速起效，约30分钟至数小时后神经症状和出血有好转。一般抗蛇毒血清需连用3~4天。

二、蛇毒中毒的致死原因

1. 呼吸肌麻痹　常见于银环蛇、金环蛇、海蛇蛇伤；也可见于眼镜蛇、眼镜王蛇中毒，若抢救不及时，发展为缺氧性脑病，窒息死亡。

2. 循环衰竭　常见于蝰蛇、五步蛇、烙铁头等毒蛇伤，因出凝血障碍所致，也可见于眼镜蛇、眼镜王蛇等蛇毒的心脏毒引起心力衰竭而造成。

3. 急性肾功能衰竭　常见于蝰蛇毒溶血产生大量血红蛋白，其次是五步蛇、蝮蛇和海蛇毒损害骨骼肌所产生的大量肌红蛋白，在酸性尿中沉积于肾小管，产生肾小管阻塞，引起急性肾功能衰竭。

4. 出血及凝血障碍　常见于蝰蛇蛇伤、五步蛇伤引起的广泛内、外出血和溶血，特别是心肌、肺及脑出血而死亡。

5. 感染　创面坏死感染、气性坏疽、败血症及创口合并破伤风，呼吸麻痹后可引起积聚性肺炎、吸入性肺炎、真菌感染等而致死。

6. 严重中毒者，引起肾上腺皮质功能衰竭是蛇伤中毒死亡的辅因。

三、毒蛇咬后出现的症状

1. 银环蛇咬伤（神经毒类）

（1）局部症状　伤口疼痛不明显，有麻木感，无红、肿，无出血或出血不多，症状不易被患者所留意，应重视。

（2）全身症状　早期无症状，表情自如，易被忽视。伤后1~4小时，开始出现头晕、眼花、视物模糊、咽部有异物感，懒言嗜睡，困倦乏力，常有呕吐，肠蠕动先短暂亢进后为抑制，病情迅速恶化，出现眼睑下垂、口不能张、伸舌不灵、吞咽困难、流涎、声嘶、呼吸困难，神志清，但不能讲话，可用手势表达。危重患者出现呼吸变慢变浅，口唇、指甲发绀，肋间肌麻痹，膈肌活动困难，胸式呼吸减弱，呼吸变浅变慢，腹式呼吸减弱，呼吸不规则，呼吸停止，眼球固定，瞳孔散大，对光反射消失，四肢瘫痪，肌力消失，胃肠麻痹，甚至昏迷。呼吸刚停，血压可短暂升高，心搏加快，若及时人工呼吸，进行抢救，仍有挽救的希望，否则可因呼吸衰竭，继之循环衰竭而死亡。此类患者，往往在呼吸停止后仍存在意识，故在抢救时，应注意采取保护性医疗措施。

2. 蝰蛇咬伤（血循毒类）

（1）局部症状　咬伤后即感灼痛，持续性逐渐加剧，一般有两个较大牙痕，牙痕间距为 1.0～1.5cm，伤口可有少许出血，并有瘀斑。伤肢肿胀明显，迅速向外蔓延，伤周附近有水泡、血泡。局部组织坏死、溃烂，可深达骨质。

（2）全身症状　全身不适，畏寒发热，肌肉、骨骼疼痛，皮肤感觉过敏，早期可出现血尿，全身皮下有散在性出血点，可融合成片状瘀斑。齿龈出血，鼻衄，眼结膜下出血，咯血、呕血、便血，经期妇女阴道流血过多。严重时可肺间质广泛出血，并有啰音，溶血性黄疸，心脏出血，引起心律不齐、传导阻滞及心肌炎的改变。由于失血、溶血过多而面色苍白，手足冷，表情淡漠或烦躁不安，脉细数，血压下降以致休克。早期可出现蛋白尿、管型尿，甚至血尿，尿少，尿闭而发生急性肾功能衰竭。患者多因休克、急性肾功能衰竭、广泛出血而死亡。经抢救脱险后恢复较慢。

精制抗蛇毒血清

【药理作用和临床应用】

精制抗毒蛇血清包括精制抗蝮蛇毒血清、精制抗眼镜蛇毒血清、精制抗银环蛇毒血清和精制抗五步蛇毒血清等，是相应的毒蛇咬伤中毒的特异性解毒药。

【不良反应】

可引起血清过敏反应，如发热、麻疹样皮疹、荨麻疹、胸闷气短、恶心、呕吐、腹痛、抽搐等。

【用药指导】

①为预防血清过敏反应，用前应做皮试。方法：取本品 0.1ml 加 1.9ml 生理盐水稀释，在前臂掌侧皮内注射 0.1ml 观察 15～20 分钟，周围无红晕及蜘蛛足者为阴性。但皮试亦有假阴性或假阳性。②注射本品前肌内注射苯海拉明 20mg 或将地塞米松 5mg 加于 25%～50% 葡萄糖液 20ml 内静脉注射，15 分钟后再注射本品也可防止过敏反应。

目标检测

一、单项选择题

1. 氰化物中毒的特效解毒药是
　　A. 二巯丙醇　　　B. 硫代硫酸钠　　　C. 依地酸钙钠　　　D. 青霉胺
2. 有机磷酸酯类中毒处理原则不包括
　　A. 足量应用阿托品

B. 及时吸氧，使用升压药

C. 对症治疗

D. 若误服敌百虫时最好用 2% $NaHCO_3$，洗胃

3. 碘解磷定对以下何种磷酰化胆碱酯酶有效

    A. 早期形成　　　B. 老化　　　　　C. 形成数小时后　　　D. 形成 2 天后

4. 以下药物中对铅中毒疗效最好的是

    A. 二巯丙醇　　　B. 硫代硫酸钠　　C. 依地酸钙钠　　　D. 二巯丁二钠

5. 以下哪个药物不是金属解毒剂

    A. 二巯丙醇　　　B. 硫代硫酸钠　　C. 依地酸钙钠　　　D. 碘解磷定

6. 有机磷中毒的原理是

    A. 抑制 ChE　　　　　　　　　　B. 激活 ChE

    C. 抑制磷酸二酯酶　　　　　　　D. 激活磷酸二酯酶

7. 在临床上小剂量用于治疗高铁血红蛋白血症，大剂量用于轻度氰化物的解毒药是

    A. 亚甲蓝　　　　B. 二巯丙醇　　　C. 谷胱甘肽　　　　D. 亚硝酸钠

8. 能扩张血管平滑肌，静脉注射时能引起血压骤降的解毒药是

    A. 亚甲蓝　　　　B. 二巯丙醇　　　C. 谷胱甘肽　　　　D. 亚硝酸钠

9. 以下症状与有机磷中毒无关的是

    A. 肌肉震颤　　　B. 多汗　　　　　C. 瞳孔缩小　　　　D. 呕吐物有酸酵味

10. 加速已经进入肠道的毒物排泄的方法不包括

    A. 洗胃　　　　　B. 导泻　　　　　C. 洗肠　　　　　　D. 利尿

11. 女性，26 岁，病史不清，昏迷不醒、抽搐来就诊，查体：呼吸困难、皮肤湿冷、瞳孔明显缩小，下列哪种诊断可能性大

    A. CO 中毒　　　　　　　　　　　B. 阿托品中毒

    C. 巴比妥类药物中毒　　　　　　D. 有机磷中毒

12. 中毒的一般处理方法不包括

    A. 清除未吸收的毒物　　　　　　B. 加速毒物排泄，减少毒物吸收

    C. 对昏迷患者催吐　　　　　　　D. 使用特殊解毒剂

二、简答题

1. 简述有机磷酸酯类中毒的机制及临床表现。

2. 简述碘解磷定解救有机磷酸酯类中毒的机制及原则。

▶▶ 第十九章　临床部分科室常用药物

学习目标

知识要求

1. **掌握**　皮肤科、五官科常见疾病的用药指导。
2. **熟悉**　皮肤科、五官科常用药物的应用。
3. **了解**　放射科常用药物的应用。

能力要求

1. 熟练掌握根据患者所患皮肤疾病、五官科疾病推荐合适药品的技能。
2. 学会指导患者正确使用皮肤科常用药，五官科常用药、并交代用药注意事项。
3. 会运用皮肤科常用药、五官科常用药的理论知识，解决患者的合理用药咨询。

📖 第一节　皮肤科常用药

📋 案例分析

案例　患者李某，男，42 岁，因全身红斑、丘疹、糜烂、结痂伴瘙痒半月加重 3 天，门诊以"泛发性湿疹"收入院。既往无高血压、糖尿病等病史，无药物及食物过敏史。查体：体温 36.5℃，脉搏 90 次/分，血压 110/80mmHg，颈背部、四肢见弥漫性红斑、丘疹、丘疱疹，部分皮疹上覆盖淡黄色结痂，部分皮疹糜烂渗出，腹部多发红斑、丘疹，红色抓痕明显。

给予左氧氟沙星葡萄糖注射液 100ml，2 次/天，静脉滴注；甲泼尼龙 40mg 配 5% 葡萄糖 250ml 静脉滴注，1 次/天；10% 葡萄糖酸钙 10ml，维生素 C 3g 配 5% 葡萄糖 100ml 静脉滴注，1 次/天；氯苯那敏片 4mg，口服，3 次/天；炉甘石洗剂加左氧氟沙星软膏外用。治疗 10 天后明显好转出院。

问题　湿疹治疗原则是什么？

皮肤疾病是发生在皮肤和皮肤附属器官疾病的总称，种类繁多。免疫反应、遗传、维生素缺乏、感染、内分泌失调、神经精神、环境等因素均可引起皮肤疾病。因此，在治疗方面必须从整体出发，考虑内在和外在的联系。皮肤病的药物治疗，可分为系统用药及局部用药两大类。系统用药如抗菌药、抗组胺药、免疫抑制药、糖皮质激素等，在其他章节已介绍。皮肤病的外用药物治疗在皮肤病治疗学中占有重要地位，通过不同剂型的有效药物可以发挥安抚、镇静、止痒、收敛、腐蚀、滑润等作用而使损害消退。因此，正确、合理的选用外用药是治疗皮肤病的重要手段。

一、皮肤疾病的用药指导

1. 药物选择　根据皮肤病的不同性质，选择不同的对因、对症治疗药物，单用或联合应用。常用的药物有抗菌药、抗真菌药、抗病毒药、抗寄生虫药、抗免疫药、消炎药、维生素，以及清洁药、消毒药、局麻药、止痒药、收敛药、皮肤保护药等。

2. 外用药应用注意事项

（1）外用药一般是依据皮损的性质和病期选择合适的剂型，合理使用有效药物。如：①一般急性期局部有红、肿、水疱、糜烂时，多选用溶液湿敷，可起到消炎作用，有渗液者，先用溶液湿敷，后用油剂；②亚急性期时，红、肿减轻，渗液减少，可酌情选用糊剂、粉剂和洗剂，以发挥其消炎、止痒、收敛、保护作用；③结痂、糜烂、溃疡等宜选择油剂、软膏；④慢性炎症中的鳞屑、干燥、苔藓化等宜选择软膏、乳剂等。

（2）掌握药物浓度。有些外用药物常因其浓度不同，而导致治疗作用差别大。例如水杨酸，浓度为3%时具有消毒和杀菌作用，达10%时具有软化和溶解角质作用，20%以上时则为腐蚀药。因此，在治疗时必须熟悉掌握外用药物的浓度。特别是有刺激性的药物，应先用低浓度，然后根据病情需要和患者耐受程度，逐渐增加浓度。同时注意，在皮肤娇嫩和黏膜处用药浓度宜稍低。皮损较大处避免使用强刺激性药物。

（3）对症用药，准确选药。如患皮炎、湿疹等症，用抗癣药水涂搽，可使炎症、皮损加重；而皮肤癣疾用激素类药膏治疗，会促使病菌繁殖，病情加重；本来是磺胺药造成的药物疹，若用磺胺嘧啶湿敷，则更是雪上加霜。有的药物如雄黄膏、硫黄膏仅一字之差，而用途迥异，前者用于牛皮癣（银屑病），后者用于疥疮、湿疹、痤疮等，切不可混淆。

（4）为避免过敏反应，必要时可局部试用。易透皮吸收的药物应避免长期使用，防止产生其他不良反应。刺激性强的药物勿用于皮肤薄嫩处，婴幼儿更不可应用。

（5）注意用法。用药前，除要清洗患部外，对于痂皮，应先消毒并用食物油软化后拭去。皮损处若见直径大于0.5cm的水疱，要以消毒空针筒抽出内容物，保留疱壁。有毛发的部位用药前，应先剃去毛发，然后再上药。另外，洗剂每天涂擦数次；用药部位、湿敷方法等必须向患者详细说明，必要时予以示教。

二、部分常用药物

皮肤科用药按照给药方法分为外用和内服两大类。本节仅介绍外用药物，这也是治疗皮肤疾病的主要手段。治疗皮肤疾病常用药物的种类很多，如抗感染、抗过敏、抗炎等药物在其他章节已叙述。下面仅简述部分其他皮肤疾病用药。

过氧苯甲酰（Benzoyl Peroxide）

本品是强氧化剂，极易分解，遇有机物分解出新生态氧而发挥杀菌除臭作用，对厌氧菌感染有效。国内外多配成乳液、霜剂、洗剂等供皮肤科患者治疗皮脂腺分泌过多而引起的痤疮。夏季可用于防治疖肿、痱子等。不良反应主要有：①用药后局部可有轻度痒感或烧灼感，也可发生轻度红斑、脱皮和皮肤干燥等。②偶有接触性皮炎发生。皮肤有急性炎症及破溃者禁用。

维 A 酸（Tretinoin，维甲酸）

本品主要影响骨的生长和上皮代谢，可能具有促进上皮细胞增生分化、角质溶解等作用。适用于寻常型痤疮、苔藓、白斑、面部单纯糠疹等。本品还可作银屑病（牛皮癣）的辅助治疗药物，亦可用于治疗多发性寻常疣以及角化异常的各种皮肤病。外用应避免使用于皮肤较薄的皱褶部位，并注意浓度不宜过高（0.3%以下较为适宜），以免引起红斑、脱皮、灼烧感及微痛等局部刺激。本品宜夜间睡前使用，用药部位应避免强光照晒。

地蒽酚（Dithranol）

本品通过抑制酶代谢、降低增生表皮的有丝分裂活动，使表皮细胞生成速度和皮肤角化速度恢复正常，缩小和消退皮损。主要用于寻常型斑块状银屑病、斑秃等。常用方法：开始治疗时，使用低浓度至少 5 天，待皮肤适应后，再增加浓度，递增浓度依次为 0.05%、0.1%、0.25%、0.5%、0.8%、1.0% ~ 3%。一天一次，入睡前涂药，第二天清晨用肥皂洗去，白天涂润肤剂以保持皮肤润滑。主要的不良反应是对皮肤有刺激作用，引起发红、灼热、瘙痒等症状。急性皮炎、有糜烂或渗出的皮损部位、面部、外生殖器、皱褶部位及对本品过敏者禁用。本品可将皮肤、头发、衣服染成红色。

阿达帕林（Adapalene）

阿达帕林是一种维 A 酸类化合物。具有抑制角质形成细胞过度增生并促使其分化的作用，可溶解粉刺，还具有抗炎作用。适用于以粉刺、丘疹和脓疱为主要表现的寻常型痤疮的皮肤治疗。不良反应主要是皮肤刺激症状，如红斑、烧灼感。多出现于用药 1 ~ 2 周内，减少用药次数或暂时停药可以减轻。不能用于有显著渗出的皮肤损害、有创伤的皮肤或湿疹、皮炎部位。孕妇禁用。不能同时使用乙醇或香水。用药期间避免过度日晒。

甲氧沙林（Methoxsalen）

甲氧沙林为补骨脂素的衍生物，有光感活力（光敏剂）。使用本品并配合日晒或长波紫外线（UVA）照射，可以产生以下光感活性：提高酪氨酸酶活性，促进表皮黑色素形成，促使毛囊中的黑色素细胞向表皮移动，从而使皮肤上出现色素沉着，用于治疗白癜风；抗表皮增殖作用，抑制银屑病（牛皮癣）等症的表皮细胞增生，使皮损消退；亦可用于治疗斑秃、异位性皮炎、扁平苔藓、掌跖脓疱病等。本药毒性较低。过度照射可引起发红、水疱等类似晒伤症状，此时需停药至症状消除后再使用。有白内障及光敏性疾病患者，如红斑狼疮、皮肌炎、卟啉症、多形性日光疹、着色性干皮病等患者禁用。

克罗米通（Crotamiton）

本品具有局部麻醉作用，可治疗各型瘙痒症。并有特异性杀灭疥螨作用，可作用于疥螨的神经系统，从而使疥螨麻痹死亡。另外，对链球菌和葡萄球菌的生长也有抑制作用。用于治疗疥疮、皮肤瘙痒及继发性皮肤感染。急性炎症性、糜烂性或渗出性皮炎损害及对本品过敏者禁用。

多磺酸黏多糖（Mucopolysaccharide Polysulfate，喜辽妥）

多磺酸黏多糖能迅速透过皮肤，在患处发挥作用。具有抗炎、促进水肿和血肿吸收、抑制血栓形成和生长、促进局部血液循环、刺激受损组织再生的功能，可迅速缓解疼痛和压迫感，减轻水肿和血肿，使腿部沉重感迅速消失。主要用于浅表性静脉炎、静脉曲张性静脉炎；静脉曲张和硬化术后的辅助治疗；血肿、挫伤、肿胀和水肿；血栓性静脉炎，由静脉输液和注射引起的渗出；抑制瘢痕的形成和软化瘢痕等。不良反应偶见局部皮肤反应或接触性皮炎。

重组人表皮生长因子（Recombinant Human Epidermal Growth Factor）

重组人表皮生长因子能促进皮肤创面组织修复，诱导分化成熟的表皮细胞逆转化为表皮干细胞，加速创面肉芽组织的生长和上皮细胞的增殖，从而缩短创面的愈合时间，提高创面修复质量。主要用于烧伤、烫伤、灼伤创面（包括浅Ⅱ度和深Ⅱ度创面），残余小创面，供皮区创面等的治疗；各类慢性溃疡创面、新鲜及难愈性皮肤创面的治疗；普通创面、足坏疽、角膜炎、鼓膜穿孔、压疮、口腔溃疡、黄褐斑、激光手术防护等。用法：将溶剂倒入相应冻干粉瓶中，再将无菌喷嘴扣至冻干粉瓶上，摇匀溶解后喷至患处。应注意清创、除痂；对感染性创面，用药同时应外敷1%磺胺嘧啶银乳膏纱布，或与其他合适的抗感染药物配合使用；供皮区创伤创面，用药同时可外敷凡士林油纱布。不宜与蛋白变性剂或蛋白水解酶类外用药物同时使用。

第二节 五官科常用药

一、眼科疾病用药 微课

眼部常见疾病有感染性疾病及青光眼、白内障、角膜病、视网膜病、视神经炎等。药物在眼部疾病的诊疗中占有重要的地位。

由于存在血-眼屏障，有些药物不容易分布于眼组织。因此，眼部疾病用药除了采用口服、注射给药以外，常采用局部冲洗、滴眼药水、涂眼药膏、局部注射（结膜下注射、前房内注射、球后注射、球筋膜下注射）等多种局部给药方法。

眼部疾病局部用药剂型主要有滴眼液、眼膏剂。新研制的长效滴眼液、膜控释药系统、眼用脂质体、眼用凝胶制剂等已逐步在临床上应用。

请你想一想

为什么地匹福林禁用于闭角型青光眼及窄房角患者？

眼病常用药物主要有抗感染药、降低眼压药、激素类抗炎药、维生素等在相关章节已详述。其他眼部治疗药物见表 19 - 1。

表 19 - 1　其他眼部治疗药物

药物	作用用途	用药指导
地匹福林	本身无生物活性，在眼内角膜酯酶的作用下，迅速水解生成肾上腺素而发挥生物效应，产生散瞳、降眼压作用。主要适用于控制慢性开角型青光眼的眼压	滴后常有烧灼或刺痛感，有的患者还畏光、目眩和对光敏感而感到不适。禁用于闭角型青光眼及窄房角患者
吡诺克辛（白内停酸、卡林优）	竞争性抑制色氨酸的异常代谢物对晶状体可溶蛋白质的变性作用，从而抑制白内障的发展；并能减少白内障囊外摘除术后后囊膜混浊的发生率。主要治疗初期老年性白内障、轻度糖尿病性白内障或并发性白内障等	使用前须将药片投入溶剂中，待药物完全溶解后滴眼
玻璃酸钠	为大分子黏多糖。本品用作白内障手术、人工晶状体植入术、青光眼手术、角膜移植和视网膜手术中的房水和玻璃体的代用品	手术不宜使用过多，以能充盈前房为度，手术结束时用平衡盐溶液取代
羟苄唑	使微小 RNA 病毒的 RNA 合成受阻，从而发挥抑制病毒作用。主要用于急性流行性出血性结膜炎（俗称"红眼病"）	偶可致过敏反应，有荨麻疹及药物热等，对头孢菌素过敏者禁用。过敏体质或对青霉素过敏者慎用
普罗碘铵	为有机碘化物，促进病理性浑浊物吸收的辅助治疗药。用于晚期肉芽肿或非肉芽肿性虹膜睫状体炎、视网膜脉络膜炎、眼底出血、玻璃体浑浊、半陈旧性角膜白斑、斑翳，亦可作为视神经炎的辅助治疗	本品能刺激组织水肿，一般不用于病变早期。不得与甘汞制剂合并使用，以防生成碘化高汞毒物

二、耳鼻喉科疾病常用药

耳鼻喉科疾病种类较多，常见感染性、过敏性、创伤性、功能性等疾病。药物治疗除一般的全身给药方法以外，常采用局部给药。根据耳鼻喉科解剖学特点，主要局部给药方法有：滴鼻、滴耳、雾化吸入；鼻窦穿刺；鼻窦、鼻腔、耳道冲洗；含漱等。局部应用的剂型主要有滴剂、油剂、软膏剂、酊剂、喷雾剂、溶液剂等。根据具体病情采用全身用药或局部、全身配合用药。

治疗耳鼻喉科疾病常用药物在相关章节已述。本节仅简介其他药物（表 19 - 2）。

三、口腔科常用药物

口腔科疾病常见有感染性、创伤性疾病以及牙体相关疾病。除了手术、修补等治疗方法以外，药物治疗同样发挥重要作用。口腔科药物应用的主要剂型有溶液剂、散剂、

表 19 - 2 其他治疗耳鼻喉科疾病常用药物

药物	作用用途	用药指导
酚甘油	有杀菌、止痛、消肿作用。用于急性及慢性中耳炎、外耳道炎	滴耳,一天 3 次
赛洛唑啉	有直接激动 α_1 受体而引起血管收缩的作用,从而减轻炎症所致的充血和水肿。用于减轻各种鼻炎所致的鼻塞症状	连续滴鼻不得超过 7 天。少数人有鼻黏膜干燥以及头痛、头晕、心率加快等反应
羟甲唑啉	本品具有良好的外周血管收缩作用,从而减轻炎症所致的充血和水肿。用于急性鼻炎、慢性肥厚性鼻炎、鼻息肉、变态反应性鼻炎、鼻阻塞打鼾等	孕妇、哺乳期妇女及 3 岁以下幼儿禁用。本品不适于萎缩性鼻炎、干燥性鼻炎
左卡巴斯汀	具有高度选择性的 H_1 受体拮抗作用。局部应用于鼻部,几乎立刻起效,消除过敏性鼻炎的典型症状(喷嚏、鼻痒、流涕),作用可维持数小时。用于过敏性鼻炎的症状治疗	鼻喷雾剂为微悬浮液,用前必须摇匀。每鼻孔每次喷两下,2 次/天
复方硼砂	含硼砂、碳酸氢钠、液化酚、甘油等。消毒防腐药。用于口腔炎、咽喉炎与扁桃腺炎等症的口腔消毒	加 5 倍量温水稀释后漱口用,慎勿咽下,一天数次
度米芬	用于咽喉炎、扁桃体炎、鹅口疮、溃疡性口炎等	口含,一天 4~6 次

口含片、膜剂、凝胶剂等。常用的药物有抗微生物药、抗过敏药、止血药及其他口腔科药物等。本节仅简介其他口腔科药物(表 19 - 3)。

表 19 - 3 其他口腔科药物

药物	作用用途	用药指导
西地碘	活性成分为分子碘,在唾液作用下迅速释放,直接卤化菌体蛋白质,杀灭各种微生物。用于慢性咽喉炎、口腔溃疡、慢性牙龈炎、牙周炎	口含,一次 1 片,3~5 次/天。对碘制剂过敏者禁用。长期含服可导致舌背染色,停药后可清退
复方氯己定	其中葡萄糖酸氯己定抗菌范围广、作用强;而甲硝唑对厌氧菌具有强大抗菌作用。用于牙龈炎、冠周炎、口腔黏膜炎等所致的牙龈出血、牙周肿痛及溢脓性口臭、口腔溃疡等	早晚刷牙后口腔内含漱。一次 15ml,5~10 天为一个疗程。氯己定可使牙齿表面着色
西吡氯铵	为阳离子季铵化合物,作为表面活性剂,主要通过降低表面张力而抑制和杀灭微生物。治疗白色念珠菌感染,对菌斑形成有一定抑制作用,也可用作日常口腔护理及清洁口腔	漱口剂,刷牙前后或需要使用时,每次 15ml,强力漱口 1 分钟,每天至少 2 次
碘甘油	消毒防腐剂,对细菌、真菌、病毒均有杀灭作用。用于口腔黏膜溃疡、牙龈炎及冠周炎	外用,用棉签蘸取少量本品涂于患处,2~4 次/天。对含碘药品过敏者禁用
糠甾醇	有防氧化及抑制牙周细菌生长,从而起到改善牙齿的病理性松动、抗牙龈出血作用。用于牙周病引起的牙龈出血、牙周脓肿等病症	口服,治疗量一次 6~8 片,3 次/天;维持量每次 2~4 片,3 次/天。牙周炎症状控制后需继续服用一定时期的维持量以巩固疗效

第三节　放射科常用药

随着影像诊断仪器设备的迅速发展，不仅有了 X 线造影剂，还有超声造影剂、磁共振成像等所用的特殊造影剂。本节主要介绍以碘造影剂为主的 X 线造影剂。

你知道吗

造影剂

造影剂（又称对比剂，Contrast Media）是为增强影像观察效果而注入（或服用）到人体组织或器官的化学制品。这些制品的密度高于或低于周围组织，形成对比，用某些器械显示图像。如 X 线观察常用的碘制剂、硫酸钡等。

碘普罗胺（Iopromide，优维显）

【药理作用和临床应用】

本品为单聚体非离子型造影剂。可用于血管造影，如脑血管、CT 增强扫描；泌尿系统造影；除脊髓以外的各种体腔造影，如子宫、输卵管、关节腔和窦道造影。静脉注射时，无血管疼痛，造影清晰度良好。

【不良反应和用药指导】

1. 偶有短暂一过性的皮肤潮红、发热感的反应，罕见恶心、呕吐等不良反应。

2. 对碘过敏；肝、肾功能不全，糖尿病患者，潜在性甲亢和良性甲状腺结节者及多发性脊髓瘤患者均应慎用。

3. 甲状腺功能亢进症患者和孕妇禁用，急性盆腔炎患者忌做子宫、输卵管造影。

碘帕醇（Iopamidol，碘必乐）

本品为单体非离子型造影剂，对血管及神经的毒性均低，局部及全身的耐受性均好，渗透压低，注射液也很稳定。主要用于腰、胸及颈段脊髓造影，脑血管、冠状动脉、周围动静脉造影等血管造影，尿路、关节造影及 CT 增强扫描等。不良反应主要有头痛、脱水等，有时发生眩晕、恶心、呕吐及精神症状，鞘内给药罕见轻度癫痫发作。对碘过敏者，甲亢、心功能不全及癫痫患者忌用。肝、肾功能不全，患有心血管疾病、糖尿病者，老年人及有过敏、哮喘者慎用。孕妇不宜做腹部造影。

硫酸钡（Barium Sulfate）

本品为无味、白色、无定型粉末，性质稳定，难溶于水、酸、碱或有机溶剂。灌肠或口服均不被吸收，全部以原型随粪便排出体外。灌肠用于结肠或者直肠的造影，口服用于食管、胃、十二指肠等的造影。

因为它不溶于水和脂质，所以不会被胃肠道黏膜吸收，因此对人基本无毒性。应用时应注意，检查前 24 小时禁用泻药、钙剂、阿托品等药物，检查前一天晚餐后禁食；灌肠者应在检查前一天晚上和当天清晨清洁灌肠各一次。食管大出血或破裂、急性胃肠出血或者穿孔者禁用。

目标检测

一、单项选择题

1. 有水疱、糜烂、渗出的皮损适宜的外用药物剂型为
   A. 溶液　　　　　B. 糊剂　　　　　C. 乳剂　　　　　D. 洗剂

2. 增厚无渗出的皮损应该选用
   A. 溶液　　　　　B. 软膏　　　　　C. 粉剂　　　　　D. 洗剂

3. 下列哪一种药物一般不用于寻常性痤疮的治疗
   A. 泼尼松　　　　　　　　　　B. 红霉素
   C. 维 A 酸　　　　　　　　　　D. 2.5%～10% 的过氧苯甲酰

4. 下列哪种药物用于"红眼病"的治疗
   A. 吡诺克辛　　　B. 玻璃酸钠　　　C. 普罗碘铵　　　D. 羟苄唑

5. 用于消化道的常规造影剂是
   A. 碘油　　　　　B. 碘番酸　　　　C. 12.5% 碘化钠　　D. 硫酸钡

6. 可用于治疗咽炎的药物是
   A. 西地碘　　　　B. 复方硼砂溶液　　C. 复方碘甘油　　D. 以上均可

7. 下列哪种药物用于急性及慢性中耳炎、外耳道炎的治疗
   A. 吡诺克辛　　　B. 羟甲唑啉　　　C. 酚甘油　　　　D. 糠甾醇

8. 下列哪种药物主要适用于控制慢性开角型青光眼的眼压
   A. 吡诺克辛　　　B. 地匹福林　　　C. 玻璃酸钠　　　D. 羟苄唑

9. 下列哪种药物可用于浅表性静脉炎、静脉曲张性静脉炎、静脉曲张和硬化术后的辅助治疗
   A. 多磺酸黏多糖　　　　　　　B. 克罗米通
   C. 甲氧沙林　　　　　　　　　D. 重组人表皮生长因子

10. 下列哪种药物用于斑秃、异位性皮炎、扁平苔藓、掌跖脓疱病的治疗
    A. 多磺酸黏多糖　　　　　　　B. 克罗米通
    C. 甲氧沙林　　　　　　　　　D. 重组人表皮生长因子

11. 下列哪种药物用于寻常型斑块状银屑病、斑秃的治疗
    A. 地蒽酚　　　　B. 克罗米通　　　C. 甲氧沙林　　　D. 阿达帕林

12. 皮肤慢性炎症中的鳞屑、干燥、苔藓化等宜选择
    A. 溶液　　　　　B. 洗剂　　　　　C. 粉剂　　　　　D. 软膏剂

书网融合……

 微课　　　 划重点　　　 自测题

第二十章　社区合理用药

学习目标

知识要求

1. **掌握**　社区合理用药的重要性。
2. **熟悉**　社区合理用药原则。
3. **了解**　特殊人群的合理用药。

能力要求

1. 指导患者如何准确用药，并交代注意事项。
2. 能熟练运用药物的联合作用。

第一节　社区合理用药指导的目的和意义

一、合理用药的定义

合理用药是以当代药物和疾病的系统知识和理论为基础，安全、有效、经济地使用药物。

二、合理用药的前提

1. **遵医嘱**　选的药是对的。
2. **说明书**　适应证，注意事项，药物相互作用。
3. **依从性**　漏服不能叠加，不能自行加减药。

三、合理用药应注意的问题

1. 掌握适应证，正确选用药物。
2. 了解既往用药史。
3. 结合患者状况选用药物。
4. 根据病变部位选用药物。
5. 注意合并用药时药物间的相互作用。
6. 在有效、安全的前提下，能用廉价药不用昂贵药。

所以，药品是一把双刃剑，药物用得合理，可以防治疾病；反之，不但不能治病，还会影响身体健康。用药不合理时轻者可增加患者痛苦、提高医疗费用，重者可能使患者致残甚至死亡。只有正确合理地使用药物，才能避免和减少这种些情况的发生。

四、社区合理用药的重要性

据世界卫生组织（WHO）统计，全球有 1/7 的老年人不是死于自然衰老或疾病，而是死于不合理用药，各国住院患者发生药品不良反应的比率在10%～20%，其中5%的患者会因为严重的药品不良反应而死亡，全世界死亡的患者中，约有1/3死于用药不当。在美国因用药不当死亡人数居心脏病、癌症、中风之后，排名第四。

在我国不合理用药占用药总数的11%～26%。我国每年有5000多万人次住院，其中因药物不良反应住院的有250多万，死亡者近20万。因滥用抗生素引起的中毒性耳聋上百万，药物瘾癖、致畸、致盲、肝肾损害、致细胞突变等药源性疾病的发病率已达30%。因此"安全、有效、经济、合理用药"已经成为医务系统的当务之急。医疗改革方案中，建立国家基本药物制度，其目标一是提高贫困人群对基本药物的可及性，二是促进合理用药。随着我国经济的发展，基本药物的可及性得到解决后，合理用药的问题将被关注。

在社区卫生服务中，要合理使用药品，提高辖区居民的安全用药意识和水平，进一步维护和保障居民基本健康权利，提高辖区居民合理用药科学素养。

合理用药的关键点：用药安全是其前提，有效是其关键，用药要求经济性，意义在于用最小的治疗风险和花费最少的钱让患者获得最大的治疗效果。

综上所述，这不禁引发人们思考，为什么经过严格审批的药品，在质量检查合格、用法、用量正常的情况下，还会发生不良反应？总结原因如下。

1. 医师因素　合理用药的临床基础是正确诊断，充分了解疾病的病理生理状况，掌握药物及其代谢物在正常与疾病时的药理学、生物化学特点和药动学性质，制定正确的药物治疗方案和目标，正确实施药物治疗，获得预定的治疗结果。

不合理用药的主要原因：①医术和治疗学水平不高；②缺乏药物和治疗学知识；③知识信息更新不及时；④责任心不强；⑤临床用药监控不力；⑥医德医风不正。

2. 药师因素　①审查处方不严；②调剂配发错误；③用药指导不力；④协作和交流不够。

3. 护士因素　①未正确执行医嘱；②使用了质量不合格的药品；③临床观察、监测、报告不力；④给药操作失当。

4. 患者因素　依从性差。

第二节　开展社区合理用药指导的主要方法

一、开展社区合理用药指导的方法

开展社区合理用药指导的方法主要是充分利用媒体进行用药指导、借助社区宣传进行用药指导、药师主动宣传合理用药。

1. 做好科普宣传　药物知识的科普宣传，张贴图文并茂的宣传资料，发放健康用药知识手册，介绍合理用药与疾病防治知识，并随季节更换内容。如高血压病的防治知识及服药方法；一些常用药物介绍、功能主治、使用范围等。

2. 设置药物咨询服务平台 实行 24 小时药品咨询服务，患者通过面谈、电话可以咨询药物的正确使用方法、药物疗效、保健等相关药物知识。

3. 全员药物知识培训 定期、不定期组织社区居民进行药物知识的培训讲座，使社区居民学习掌握药学知识，更好地保护自己的健康。

4. 推进合理用药的措施 ①推行药物基本政策；②开展用药监护；③加强药品上市后的再评价工作。

5. 发挥执业药师的作用 ①保证药品质量；②向患者宣传药物在治疗过程中的治疗作用和不良反应；③协助医师制定最佳给药方案；④有针对性地向临床医师推荐和提供安全有效的药物和提供医学情报；⑤定期进行处方和病历分析，找出不合理用药的原因和实例供临床医师参考。

二、社区合理用药健康教育内容

1. 普及社区常见病、多发病知识 社区医生应就社区常见病如高血压、糖尿病、冠心病等疾病及其相关知识进行讲解，提高社区居民对疾病的认识，可以有效地提高对疾病的预防及治疗，提高社区健康水平。如在高血压合理用药的健康教育中，应使患者认识到高血压是心脑血管病最主要的危险因素，脑卒中、心肌梗死、心力衰竭及慢性肾脏病是其主要并发症，高血压是可以预防和控制的疾病。降低高血压患者的血压水平，可明显减少脑卒中及心脏病事件，显著改善患者的生存质量，有效降低疾病负担。高血压的危害性除与患者的血压水平相关外，还取决于同时存在的其他心血管病危险因素、靶器官损伤以及合并其他疾病的情况。高血压的治疗，大多数患者需长期甚至终身坚持治疗，定期测量血压，除了坚持药物治疗外，还应控制身体重量、注意饮食、戒烟、适当的体育锻炼等生活方式干预。患病时应去专业的医院进行检查和治疗，不要相信虚假广告宣传，以免浪费财力、物力，甚至延误疾病的治疗。

2. 就药物知识及用药原则进行指导 居民药物专业知识缺乏，导致患者药物滥用现象，用药剂量难以把握，用药量过高或过低。用药剂量低时，不能有效控制疾病，治疗效果不佳，用药剂量高时，会增加不良反应的概率。且患者对用药时间的把握也相知甚少，无法达到最佳效果，甚至有些患者错误地进行药物匹配，可导致药物疗效拮抗。据报道，每年平均有 20 万人死于药品不良反应，其中 40% 死于滥用抗生素。很多患者认为只要感冒发烧了就要口服或输入抗生素，应努力纠正患者这种认识，指导患者正确认识感冒，并正确使用抗感冒药物，使人们认识到如果为病毒引起的感冒，服用抗生素是无效的，只需对症支持治疗，注意多喝水、多休息；只有细菌感染时，才可按医嘱使用抗生素。患者治疗的第一选择是口服药物，当口服达不到治疗效果时才需要肌内注射或者静脉输液。

3. 宣传药物知识并正确评估患者、指导居民用药 正确评估患者及其用药问题，应首先就患者病情和治疗情况及能否坚持合理用药进行详细了解。了解患者对自身疾病的认识程度、正在使用的药物的了解程度、用药方法及治疗的期望值。及时发现能够影响患者治疗效果的用药情况和可能会影响治疗效果的不确定因素，药师直接与患者及其家属当面交流，解答患者用药疑问，介绍疾病的相关知识及药物的使用方法，提供用药咨询。对社区居民进行合理用药知识的宣传教育，与社区居民共同合作才能够使用药各环节合理。对社区患者进行合理用药的教育，是传播合理用药的重要途径，可以有效改善医患关系，改变患者的用药习惯，提高患者用药能力及对医嘱的依从性，增进患者自我保健能力，对提高患者的生活质量有重要作用。

第三节 合理用药原则

合理用药的基本原则如下。

1. 安全性 是指按规定的适应证和用法、用量使用药品后，人体产生毒副反应的程度。

2. 有效性 是指在规定的适应证、用法和用量的条件下，能满足预防、治疗、诊断疾病，有目的地调节人体生理功能的要求。

3. 经济性 是指获得单位用药效果所投入的成本尽可能低，即支付尽可能少的药品费用取得尽可能大的治疗效益。

4. 适当性 是指将适当药品，以适当的剂量，在适当的时间，经适当的途径，给适当的患者，使用适当的疗程，最终达到合理的治疗目的。

用药要遵循能不用就不用、能少用就不多用、能口服不肌注、能肌注不输液的原则。注意婴幼儿例外，因为小儿体内脂肪、肌肉含量低，皮下或肌内注射吸收较差，且风险增加，因此，婴幼儿肠外给药时应首选静脉给药。

合理用药遵循的三个原则：①能口服就不注射原则。口服用药比注射给药简便安全，易于被患者接受；缺点在于起效相对较慢，可能会引起胃肠道不适等症状。注射的优点在于用药剂量准确，吸收迅速，见效快，可以避免消化液对药物成分的破坏；缺点在于将药物直接输入血液，越过了人体的天然防护屏障，容易引起很多副作用。②能不用就不用原则。任何药物都有不同程度的毒副反应，而有些疾病不需要服用药物即可自愈。例如流感，只要注意休息、戒烟、多饮水、保持口腔和鼻腔清洁、进食易消化食物，同时经常开窗，保持室内空气清新，一般 5~7 天即可自愈。③能少用就不多用原则。服药时应避免同时服用多种药物。药物的各种成分之间会发生相互作用，可表现为效果的"相加"或"相减"，即疗效增强或无效。相应地，副作用也可能相加，危害身体健康。

第四节 特殊人群合理用药

实例分析

实例 男性，50 岁，患原发性高血压，平均血压 160/90mmHg，心电图示 ST-T

改变，医生开始使用硝苯地平片 10mg，p. o.，t. i. d.，2 天后，患者血压降至 130/80mmHg。第 3 天，医生给该患者停用硝苯地平片，换用氨氯地平。第 4 天查房时，发现该患者血压再次上升到 158/90mmHg，药师建议继续服用硝苯地平 10mg，2 天后，血压控制良好。

问题　此案例中的用药是否合理？分析原因。

常见特殊人群包括：①特殊生理状态人群，如老年人、小儿、妊娠期及哺乳期妇女；②特殊病理状态人群，如肝功能不全、肾功能不全者；③高危工作人群，如操纵机械、驾驶等工作人群。

1. 老年人用药　随着年龄的不断增长，老年人各器官功能逐渐衰退，对药物的吸收、分布、代谢、排泄及其作用与青壮年人有很大差异；尤其老年人又往往患有多种疾病，用药种类较多，药物不良反应（ADR）及药源性疾病亦随之增加。据调查，住院老年人 ADR 发生率为 27.3%，是成年人的 4~8 倍。

药物的选择：在诊断明确之后，配伍用药一般不宜超过 3~4 种。

剂量的选择：老年人原则上不但应使用最少的药物进行治疗，而且应从最低有效剂量开始治疗，或者是由小剂量逐渐加大，以求找到最合适的剂量，一般采用成人的 1/2~2/3 或 3/4 的剂量，最好是剂量个体化。

给药方法的选择：尽量简化治疗方案，使老年人易于领会与接受。

2. 儿童用药　儿童处于生长发育阶段，机体尚未发育成熟。儿童用药的选择无论从品种，还是剂型、剂量，都需考虑该年龄段人体发育的特点，不能随意参照成人标准用药。

家长在给孩子用药前，要认真阅读药品说明书的各项内容。对明确规定儿童禁用的药品，决不服用；对没有明确规定儿童禁用的药品，则需要在医生或药师指导下，选用适宜的剂型和剂量，并在患儿服药期间注意观察。

3. 妊娠期妇女用药　妊娠期妇女用药需有明确指征，应采用疗效肯定、不良反应小且已清楚的适用药，并且注意用药时间、疗程和剂量的个体化，必要时需测定血药浓度以及时调整剂量；对尚未搞清是否有致畸危险的新药，尽量使用小剂量有效的，避免用大剂量，单药有效的避免联合用药（对致病菌不明的重症感染患者使用抗菌药时例外）；用药时需清楚地了解妊娠周数，妊娠期前 3 个月是胚胎器官形成期，此期应尽量避免使用药物。

4. 哺乳期妇女用药　哺乳期妇女用药宜选择正确的用药方式：应选用乳汁排出少，相对比较安全的药物；服药时间应该在哺乳后 30 分钟至下一次哺乳前 3~4 小时，最安全的办法是在服药期间暂时不哺乳或少哺乳。

5. 肝功能不良者用药　肝功能不良可影响药物的体内过程，进而影响临床用药的安全性和有效性。对肝功能不良者用药时要考虑患者肝功能的情况，还要考虑药物对肝脏的毒性。许多药物对肝脏有不同程度的毒性作用，应慎重选择药物，并注意给药方式。

6. 高危工作人群用药　在从事驾驶、操纵机器和高空作业前避免使用感冒药、抗过敏药和镇静催眠药等药物。因为服用这类药物后会出现嗜睡、眩晕、反应迟钝、注意力分散等症状，严重影响工作，危害人身安全。

目标检测

一、单项选择题

1. 用药安全性的确切含义是
   - A. 无毒副作用
   - B. 不良反应轻微
   - C. 风险/效果尽可能小
   - D. 不良反应发生率低

2. 合理用药的定义是
   - A. 以当代药物和疾病的系统知识和理论为基础，安全、有效、经济、适当地使用药物
   - B. 以客观实际或科学知识为基础的高层次的用药方法
   - C. 使用价格低廉的药物
   - D. 用药必须有效，质量合格

3. 合理用药的首要条件是
   - A. 安全性
   - B. 有效性
   - C. 经济性
   - D. 适当性

4. 合理用药中不应包含下列哪项
   - A. 适宜的适应证
   - B. 适宜的药物
   - C. 适宜的价格
   - D. 适宜的信息

5. 患者出现不良反应后，下述哪种做法是不对的
   - A. 停止服用药物
   - B. 到正规医院就诊
   - C. 自行更换其他药物
   - D. 上报给药监部门

6. 药物治疗时出现过敏反应应适当
   - A. 减量并对症处理
   - B. 停药并对症处理
   - C. 继续用药同时对症处理
   - D. 逐渐减量至最小剂量，待过敏反应消失后，再逐渐增加剂量

7. 孕妇需用解热镇痛药时可选用
   - A. 对乙酰氨基酚
   - B. 阿司匹林
   - C. 吲哚美辛
   - D. 可的松

8. 以下说法正确的是
   - A. 只有西药有不良反应
   - B. 中药没有不良反应
   - C. 只有假冒伪劣药品才会有不良反应
   - D. 中药和西药服用后均可能出现不良反应

二、多项选择题

9. 孕妇用药应遵守以下哪些原则

　　A. 根据孕妇病情需要，选择疗效确实且对胎儿比较安全的药物

　　B. 恰当掌握用药剂量、时间和给药途径

　　C. 妊娠晚期、分娩期用药要考虑到药物对新生儿的影响

　　D. 哺乳期不要随便用药

　　E. 防止孕期滥用药和不敢用药两种偏向

10. 不合理用药产生的后果表现在

　　A. 延误疾病治疗　　　　　　　　B. 浪费医药资源

　　C. 影响药物吸收利用　　　　　　D. 产生药源性疾病

　　E. 导致药物研究失败

书网融合……

　　微课　　　　　　划重点　　　　　　自测题

第二十一章 处方及处方分析

学习目标

知识要求

1. **掌握** 处方的基本知识及处方中常用外文缩写及中文含义。
2. **熟悉** 处方的调配程序和处方审核、调配的注意事项。
3. **了解** 常见处方不规范、不合理现象。

能力要求

1. 能够熟练地辨识各种不同类型的处方。
2. 学会指导患者正确地使用处方药物，并交代用药注意事项。
3. 会运用所学的处方知识辨别常见的处方不规范、不合理现象。

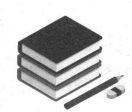

第一节 处方的知识

PPT

处方是指由注册的执业医师和执业助理医师（以下简称医师）在诊疗活动中为患者开具的、由取得药学专业技术职务任职资格的药学专业技术人员（以下简称药师）审核、调配、核对，并作为患者用药凭证的医疗文书。处方包括医疗机构病区用药医嘱单。处方是医生对患者用药的书面文件，是药剂人员调配药品的依据，具有法律、技术、经济意义。

一、处方的结构

（一）处方格式

处方由各医疗机构按规定的格式统一印刷。不同类别的处方在处方右上角以文字注明并以颜色加以区分。

普通处方及二类精神药品处方：白色。

急诊处方：淡黄色。

儿科处方：淡绿色。

麻醉药品及一类精神药品处方：淡红色。

（二）处方组成

处方由三部分组成：处方前记、处方正文、处方后记（图 21-1）。

1. 前记 包括医疗、预防、保健机构名称，处方编号，费别，患者姓名、性别、

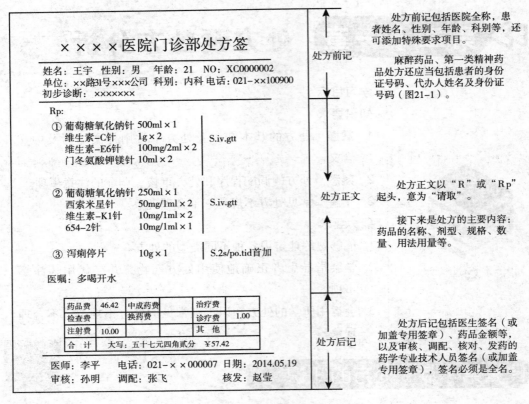

处方前记包括医院全称，患者姓名、性别、年龄、科别等，还可添加特殊要求项目。

麻醉药品、第一类精神药品处方还应当包括患者的身份证号码、代办人姓名及身份证号码（图21-1）。

处方正文以"R"或"Rp"起头，意为"请取"。

接下来是处方的主要内容：药品的名称、剂型、规格、数量、用法用量等。

处方后记包括医生签名（或加盖专用签章）、药品金额等，以及审核、调配、核对、发药的药学专业技术人员签名（或加盖专用签章），签名必须是全名。

图 21 – 1　处方的组成

年龄、门诊或住院病历号、科别或病室和床位、临床诊断，开具日期等，并可添列专科要求的项目。

麻醉药品和第一类精神药品处方还应当包括患者身份证明编号，代办人姓名、身份证明编号。

2. 正文　以 Rp 或 R 标示，分列药品名称、规格、数量、用法用量。

3. 后记　医师签名和（或）加盖专用签章，药品金额以及审核、调配、核对、发药的药学专业技术人员签字。

（三）处方的书写要求

1. 记载患者一般情况、临床诊断应清晰、完整，并与病历记载相一致。

2. 每张处方限于一名患者的用药。

3. 字迹清楚，不得涂改；如需修改，应当在修改处签名并注明修改日期。

4. 处方一律用规范的中文或英文名称书写。

（1）医疗机构或者医师、药师不得自行编制药品缩写名称或者使用代号。

（2）药品剂量、规格、用法、用量要准确规范；

（3）药品的用法可用规范的中文、英文、拉丁文或者缩写体书写。

5. 患者年龄应当填写实足年龄，新生儿、婴幼儿写日、月龄，必要时要注明体重。

6. 西药和中成药可以分别开具处方，也可以开具一张处方，中药饮片应当单独开具处方。

7. 无论西药、中成药处方，每一种药品应当另起一行，每张处方不得超过 5 种药品。

8. 中药饮片处方的书写，一般应当按照"君、臣、佐、使"的顺序排列；调剂、煎煮的特殊要求（如布包、先煎、后下）要注明在药品右上方，并加括号；对饮片的产地、炮制有特殊要求的，应当在药品名称之前写明。

9. 药品用法用量应当按照药品说明书规定的常规用法用量使用，特殊情况需要超剂量使用时，应当注明原因并再次签名。

10. 除特殊情况外，应当注明临床诊断。

11. 开具处方后的空白处画一斜线以示处方完毕。

12. 处方医师的签名式样和专用签章应当与院内药学部门留样备查的式样相一致，不得任意改动，否则应当重新登记留样备案。

13. 药品剂量与数量用阿拉伯数字书写。

剂量应当使用法定剂量单位：重量以克（g）、毫克（mg）、微克（μg）、纳克（ng）为单位；容量以升（L）、毫升（ml）为单位；有些以国际单位（IU）、单位（U）为单位；中药饮片以克（g）为单位。片剂、丸剂、胶囊剂、颗粒剂分别以片、丸、粒、袋为单位；溶液剂以支、瓶为单位；软膏及乳膏剂以支、盒为单位；注射剂以支、瓶为单位，应当注明含量；中药饮片以剂为单位。

你知道吗

处方的分类

1. 法定处方　是指经国家法定部门审核批准发布的如《国家药典》《制剂规范》中的处方，法定处方具有法律约束力，在制造或医师开写法定制剂时，均需遵照其规定。

2. 医师处方　是医师对个别患者用药的书面文件。处方除了作为发给患者药剂的书面文件外，还具有法律上、技术上和经济上的意义。由处方而造成的医疗事故，医师或药剂人员均可能负有法律责任。处方的技术意义，在于它写明了药物名称、数量、剂型及用法、用量等，保证了药剂的规格和安全有效。从经济观点来看，按照处方检查和统计药品的消耗量及经济价值，尤其是贵重药品、毒药和麻醉药品，供作报销、采购、预算、生产投料和成本核算的依据。

3. 处方审核结果分类　处方审核结果分为合理处方和不合理处方。不合理处方包括不规范处方、用药不适宜处方及超常处方。

（四）处方的开具

1. 医师应当根据医疗、预防、保健需要，按照诊疗规范、药品说明书中的药品适应证、药理作用、用法、用量、禁忌、不良反应和注意事项等开具处方。

2. 医疗用毒性药品、放射性药品的处方用量应当严格按照国家有关规定执行。

3. 医师开具处方应当使用经药品监督管理部门批准并公布的药品通用名称、新活性化合物的专利药品名称和复方制剂药品名称。

4. 医师开具院内制剂处方时应当使用经省级卫生行政部门审核、药品监督管理部门批准的名称。

5. 医师可以使用由卫生部公布的药品习惯名称开具处方。

6. 药师核发药品时，应当核对打印的纸质处方，无误后发给药品，并将打印的纸质处方与计算机传递处方同时收存备查。

（五）处方的保存

1. 普通处方、儿科处方、急诊处方，保存一年。

2. 医疗用毒性药品、精神药品及戒毒药品处方，保存两年。

3. 麻醉药品处方，保存三年。

4. 保存期满后，经医疗、预防、保健机构或药品零售企业主管领导批准、登记备案，方可销毁。

二、处方的规则

处方原则上不得涂改，如有涂改，处方人必须在涂改处签字以示负责。

从 2004 年 9 月一天起，卫生部和国家中医药管理局公布的最新制定的《处方管理办法（试行）》正式实施，医院医生在使用处方时将要更加规范，出现了四大变化。

红、黄、绿、白区分处方，新的《处方管理办法（试行）》规定，处方由各医疗机构按规定的格式统一印制，其中必须包括机构名称、处方编号、患者资料、药品金额等 10 多个项目。麻醉药品处方、急诊处方、儿科处方、普通处方的印刷用纸应分别为淡红色、淡黄色、淡绿色和白色，并在处方右上角以文字注明。

禁止不规范开具处方，医生必须用规范的中文或英文名称书写，药品名称、剂量、规格、用法、用量要准确规范，药品剂量与数量一律用阿拉伯数字书写，而且西药、中成药、中药饮片处方要分别开具，其中西药和中成药处方每张不得超过 5种药品。

处方药量不超 7 天，对于处方的药量，规定医生一般不得开出超过 7 天的用量；急诊处方一般不得超过 3 天用量；特殊情况，处方用量可适当延长，但医师必须注明理由。而且处方仅在开具当天有效，需延长有效期的由开具处方的医师注明有效期限，但最长不得超过 3 天。

处方一般是当天有效，特殊情况需要延长时间，必须有医师注明签字。可以是电子版的，但是只有打印出来后医师签名后才有效。

三、处方中常用的缩写词

1. 常用的拉丁文缩写

缩写	中文含义	缩写	中文含义
a. c	饭前	q. o. d	隔日一次
p. c	饭后	q. d	每天一次
p. r. n	必要时	q. i. d	每天四次
a. m	上午	t. i. d	每天三次
p. m	下午	b. i. d	每天两次
q. h	每小时一次	q. w	每周一次

2. 常用缩写对应的中文意思

缩写	中文含义	缩写	中文含义
Aq	水剂	i. h.	皮下注射
Caps.	胶囊	i. m.	肌内注射
Inj.	注射剂	i. v.	静脉注射
Liq.	液体	i. v. gtt.	静脉滴注
Msit.	合剂	p. o.	口服
Sol.	溶液	Ns.	生理盐水
Tab.	片剂	OTC.	非处方药
Ung.	软膏剂	Rp.	取

你知道吗

处方中的其他缩写

（1）q. m.，q. n.，q. s.，h. s.，s. s.，s. o. s.（每晨，每晚，适量，临睡时，一半，必要时）

（2）Sig.，Sol.，St.，Ns.（标明用法，溶液，立即，生理盐水）

（3）U，OU，OS/OL，OD，Dos，Dil（单位，双眼，左眼，右眼，剂量，稀释）

第二节 处方分析

PPT

处方分析是根据相关法律法规、技术规范，对处方书写的规范性及药物临床使用的适宜性，如药物选择、给药途径、用法用量、药物相互作用、配伍禁忌等进行评价，以促进合理用药。

一、常见处方不规范、不合理现象

处方审核结果分为合理处方和不合理处方。不合理处方包括不规范处方、用药不适宜处方及超常处方。

（一）有下列情况之一的，应当判定为不规范处方

1. 处方的前记、正文、后记内容缺项，书写不规范或者字迹难以辨认的。

2. 医师签名、签章不规范或者与签名、签章的留样不一致的。

3. 药师未对处方进行适宜性审核的（处方后记的审核、调配、核对、发药栏目无审核调配药师及核对发药药师签名，或者单人值班调剂未执行双签名规定）。

4. 早产儿、新生儿、婴幼儿处方未写明体重或日、月龄的。

5. 化学药、中成药与中药饮片未分别开具处方的。

6. 未使用药品规范名称开具处方的。

7. 药品的剂量、规格、数量、单位等书写不规范或不清楚的。

8. 用法、用量使用"遵医嘱""自用"等含糊不清字句的。

9. 处方修改未签名并注明修改日期，或药品超剂量使用未注明原因和再次签名的。

10. 开具处方未写临床诊断或临床诊断书写不全的。

11. 医师未按照抗菌药物临床应用管理规定开具抗菌药物处方的。

（二）有下列情况之一的，应当判定为用药不适宜处方

1. 适应证不适宜的。

2. 药品剂型或给药途径不适宜的。

3. 无正当理由不首选国家基本药物的。

4. 用法、用量不适宜的。

5. 有配伍禁忌或者不良相互作用的。

（三）有下列情况之一的，应当判定为超常处方

1. 无适应证用药。

2. 无正当理由开具高价药的。

3. 无正当理由超说明书用药的。

4. 无正当理由为同一患者同时开具 2 种以上药理作用机制相同药物的。

二、处方实例分析

1. 有一位充血性心力衰竭的患者，医生开写了下列处方。请分析是否合理，为什么？

R：

tab. 地高辛片　0.25mg×10

　　　　　　Sig. 0.25mg　t. i. d

tab. 泼尼松片　5mg×30

　　　　　　Sig. 5mg　t. i. d

tab. 氢氯噻嗪25mg×30

Sig. 5mg   t. i. d

分析：（1）此处方不合理。

（2）由于泼尼松属于糖皮质激素，通过对水、盐代谢的影响，具有排钾的作用，引起低钾血症；同时氢氯噻嗪属于中效能利尿药，也具有排钾的作用而引起低钾血症。二者合用容易诱发强心苷中毒。故此处方不合理。

2. 医生为呼吸道感染的患者开写了下列处方。请分析是否合理？为什么？

R：

tab. 复方新诺明片   20 片

Sig. 1 片   b. i. d

tab. 碳酸氢钠片   0.5g×20

Sig. 0. 5g   b. i. d

分析：（1）此处方合理。

（2）由于碳酸氢钠属于碱性药物，碱化了尿液，增加了复方新诺明及其乙酰化物的溶解度，从而减轻了复方新诺明对肾脏的损害。

3. 有一位 13 岁儿童，患有癫痫小发作，因丙戊酸钠不能完全控制癫痫发作，医生又加用了氯硝西泮，处方如下。请分析是否合理？为什么？

R：

tab. 丙戊酸钠片   0. 2g×30

Sig. 0. 1g   t. i. d

tab. 氯硝西泮   2mg×30

Sig. 2mg   t. i. d

分析：（1）此处方合理。

（2）由于丙戊酸钠属于广谱抗癫痫药物，对各型癫痫均有效，而氯硝西泮可用于治疗儿童癫痫小发作，因此处方合理。

4. 李某，女，40 岁，诊断为胆绞痛，所开处方如下。请分析处方是否合理？为什么？

R：

tab. 盐酸哌替啶注射液   50mg×1

Sig. 50mg   i. m

tab. 硫酸阿托品   0. 5mg×1

Sig. 0. 5mg   i. m

分析：（1）此处方合理。

（2）对于胆绞痛患者的治疗，仅用哌替啶止痛会因其兴奋胆管括约肌、升高胆内压而影响（减弱）止痛效果；若单用阿托品止痛，其解痉止痛效果较差（对于括约肌松弛作用不恒定）。二者合用可取长补短，既解痉又止痛，可产生协同作用。

5. 患者，男，20 岁，哮喘复发 3 天，有 8 年哮喘史。伴有轻度咳嗽，痰显泡沫状，量不多。诊断为支气管哮喘。请判断下列处方是否合理？为什么？

R：

tab. 醋酸泼尼松片　5mg×30

　　　　　　　　　Sig. 5mg　t. i. d

tab. 氨茶碱片　0.1g×20

　　　　　　　　Sig. 0.1g　t. i. d

tab. 溴己新片　8mg×40

　　　　　　　　Sig. 16mg　t. i. d

分析：（1）此处方合理。

（2）醋酸泼尼松为抗炎平喘药，适用于哮喘急性发作及其他平喘药无效的重症患者；氨茶碱为疗效可靠的平喘药并与糖皮质激素有协同作用；溴己新有祛痰、镇咳作用，可以帮助畅通呼吸道、缓解哮喘，三药合用疗效增强。

6. 李某，男，50岁，近半年来经常出现上腹部隐痛，多在饭后半小时左右发生，没有泛酸现象。诊断为胃溃疡。请判断下列处方是否合理？为什么？

R：

tab. 雷尼替丁片　0.15g×50

　　　　　　　　　Sig. 0.15g　b. i. d

tab. 硫糖铝片　0.25g×100

　　　　　　　　Sig. 1.0g　q. i. d

分析：（1）此处方不够合理。

（2）此为胃酸溃疡患者，胃酸并不高甚至可能偏低，用抑酸剂显然是不妥的，而应服用黏膜保护剂；硫糖铝需要在酸性环境中起保护胃黏膜作用，而雷尼替丁为抑酸剂，可使胃内 pH 升高而削弱硫糖铝的胃黏膜保护作用。

目标检测

一、单项选择题

1. 下列对处方的描述，不正确的是

　　A. 患者购处方药必须出具的凭据　　　　B. 制备药剂的书面文件

　　C. 用药说明指导依据　　　　　　　　　D. 就医报销凭据

2. 发药时，药师必须向患者详细交代用法、用量及用药的注意事项，原因是

　　A. 增加患者用药的依从性　　　　　　　B. 增加患者用药的水平

　　C. 防止患者服错药　　　　　　　　　　D. 增强为患者服务的意识

3. 对晚期癌症患者为止痛使用的麻醉药应注意

　　A. 放开使用

　　B. 严格控制使用，避免成瘾

C. 口服用药开放，注射用药严控

D. 凭麻醉药品专用卡，到指定医院按规定开方取药

4. 处方中开具新药的剂量应以何为标准

A. 药品广告宣传材料为准　　　　　B. 医药学术论文为主

C. 医药公司建议的材料为准　　　　D. 法定说明书为准

5. 麻醉药品处方颜色是

A. 淡红色　　　　B. 淡黄色　　　　C. 淡绿色　　　　D. 白色

6. 处方是由何种医师开具

A. 执业医师　　　　　　　　　　　B. 药师

C. 执业医师和执业助理医师　　　　D. 主治医师

7. 一般处方限量为

A. 当日剂量　　　　　　　　　　　B. 三天剂量

C. 一星期剂量　　　　　　　　　　D. 半个月剂量

8. 一般处方保存期限为

A. 半年　　　　B. 一年　　　　C. 二年　　　　D. 三年

9. 处方书写规定，药品数量一律用何种文字书写

A. 中文　　　　B. 英文　　　　C. 拉丁文　　　　D. 阿拉伯数字

10. 为防止发生麻醉药品成瘾，缓控释制剂每张处方不得超过

A. 10 天　　　　B. 7 天　　　　C. 5 天　　　　D. 3 天

书网融合……

 微课　　　　划重点　　　　自测题

参考答案

[第一章]

1. C 2. A 3. B 4. A 5. C 6. A 7. C 8. D 9. A 10. A 11. D 12. C 13. D
14. B 15. C 16. D 17. B 18. B 19. A 20. C 21. BD 22. ABDE 23. ACE

[第二章]

1. D 2. D 3. C 4. C 5. D 6. A 7. B 8. B 9. D 10. C 11. D 12. B 13. D
14. C 15. C 16. B 17. C 18. D 19. A 20. D 21. B 22. B 23. D 24. A 25. C
26. C 27. A 28. D 29. B 30. B

[第三章]

1. A 2. A 3. A 4. D 5. B 6. C 7. D 8. B 9. D 10. B 11. A 12. C 13. D
14. C 15. A 16. C 17. B 18. D 19. B 20. A 21. ABE 22. CD 23. AE

[第四章]

1. D 2. B 3. B 4. C 5. A 6. A 7. A 8. D 9. D 10. D 11. C 12. C 13. D
14. B 15. D 16. A 17. D 18. C 19. C 20. B 21. B 22. C 23. A 24. A 25. D
26. C 27. B 28. C 29. D 30. B

[第五章]

1. D 2. D 3. C 4. B 5. B 6. B 7. C 8. C 9. A 10. B

[第六章]

1. B 2. B 3. A 4. C 5. D 6. C 7. C 8. D 9. A 10. C 11. B 12. C 13. D
14. C 15. D 16. D 17. D 18. D 19. C 20. B 21. D 22. D 23. D 24. C 25. A
26. C 27. D 28. D 29. A 30. B

[第七章]

1. B 2. C 3. A 4. A 5. D 6. B 7. B 8. A 9. B 10. A 11. C 12. D 13. C

[第八章]

1. C 2. D 3. A 4. C 5. B 6. A 7. A 8. C 9. D 10. B

[第九章]

1. D 2. D 3. A 4. A 5. D 6. A 7. B 8. C

[第十章]

1. D 2. D 3. B 4. B 5. D 6. D 7. D 8. D 9. A 10. D 11. C 12. D 13. C
14. A 15. A 16. ABE 17. AB 18. ABCDE 19. ABCDE 20. BCE

[第十一章]

1. D 2. A 3. C 4. A 5. C

[第十二章]

1. D   2. B   3. D   4. A   5. D   6. D   7. A   8. C   9. C   10. C   11. C   12. D   13. A
14. D   15. D   16. A   17. B   18. C   19. B   20. D

[第十三章]

1. A   2. A   3. C   4. A   5. C   6. D   7. C

[第十四章]

1. D   2. D   3. A   4. C   5. D   6. C   7. A   8. A   9. A   10. D   11. B   12. A   13. B
14. C   15. B   16. B   17. B   18. A   19. B   20. D   21. A   22. A   23. D   24. C   25. B
26. D   27. D   28. C   29. D   30. D   31. C   32. A   33. D   34. A   35. B   36. D   37. B
38. A   39. C   40. B

[第十五章]

1. D   2. D   3. C   4. A   5. B   6. C   7. B   8. C   9. A   10. A

[第十六章]

1. D   2. B   3. B   4. B   5. B   6. C   7. A   8. C   9. C   10. B

[第十七章]

1. D   2. A   3. A   4. B   5. B   6. C   7. D   8. C   9. C   10. B   11. A   12. B   13. B
14. B   15. ABCD   16. ABCE   17. AC   18. BCE   19. ABCE   20. ABCD

[第十八章]

1. B   2. D   3. A   4. C   5. D   6. A   7. A   8. D   9. D   10. A   11. D   12. C

[第十九章]

1. A   2. B   3. A   4. D   5. D   6. D   7. C   8. B   9. A   10. C   11. A   12. D

[第二十章]

1. C   2. A   3. A   4. C   5. C   6. B   7. A   8. D   9. ABCDE   10. ABCD

[第二十一章]

1. B   2. A   3. D   4. D   5. A   6. C   7. C   8. B   9. D   10. B

参考文献

[1] 国家药典委员会. 中华人民共和国药典：2020 年版. 二部 [S]. 北京：中国医药科技出版社，2020.

[2] 国家药典委员会. 中华人民共和国药典临床用药须知：2015 年版. 化学药和生物制品卷 [M]. 北京：中国医药科技出版社，2017.

[3] 《中国国家处方集》编委会. 中国国家处方集（化学药品与生物制品卷）：2010 年版 [M]. 北京：人民军医出版社，2010.

[4] 赵海霞. 药理学与药物治疗学基础 [M]. 北京：科学出版社，2014.

[5] 张庆，糜涛. 药理学与药物治疗学基础 [M]. 北京：人民卫生出版社，2019.

[6] 李君艳，邱建波. 药理学与药物治疗学基础 [M]. 北京：中国医药科技出版社，2015.

[7] 温敏华. 常用治疗哮喘药物和治疗方案 [J]. 保健文汇，2020，(4)：4.

[8] 黄薇，戴助. 恶性肿瘤患者靶向药物治疗的药学监护及研究进展 [J]. 中南药学，2018，16 (8)：1115–1117.

[9] 陈新谦，金有豫，汤光. 新编药物学 [M]. 18 版. 北京：人民卫生出版社，2018.

[10] 杨宝峰，陈建国. 药理学 [M]. 北京：人民卫生出版社，2018.

[11] 王学娅. 药理学 [M]. 北京：中国中医药出版社，2015.

[12] 张庆，陈达林. 药理学 [M]. 北京：人民卫生出版社，2015.

[13] 古曼德，吉尔曼. 治疗学的药理学基础 [M]. 北京：人民卫生出版社，2004.